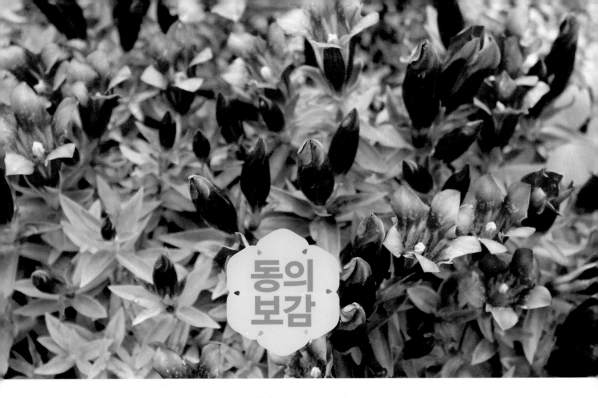

동의보감

질환 질병 치료 약초 백과

2

곽준수·성환길 공저

도서출판 대가

책머리 •

  이 책은 어떤 질환이 있을 때 가정에서 손쉽게 구하여 사용할 수 있는 우리 주변의 약초들을 주 사용부위를 중심으로 분류하고, 각각의 약초를 일반인들도 쉽게 사용할 수 있도록 정리하였다.

  코로나19에 겹쳐 질환 질병에 취약계층은 물론 산업현장에서 땀 흘리는 분들의 노고가 더없이 고맙고 미안한 계절이 계속되고 있다. 이럴 때일수록 적극적인 건강관리가 필요하며, 온도 변화에 따른 우리 몸의 변화를 면밀하게 관찰하면서 대책을 세워야 할 것이다.

  하나의 약초가 인체의 여러 경락으로 작용한다는 점을 고려할 때 "어떤 질환에는 어떤 약초"라는 고정관념을 가지게 될까 염려스럽다. 예를 들어 '근골격계 질환'에 소개하는 우슬은 전통적으로 허리나 무릎의 통증이나 관절염 등에 이용되어 이 분야의 약초로 분류하였으나 이뇨, 통경, 월경불순을 다스리는 데도 사용하는 사례이다.

  주말에는 차라리 숲으로 또는 계곡으로 가자. 친근한 약초 한그루 찾아 대화를 나누고 오자. 그래서 준비했다. 질환별로 쉽게 찾아서 사용할 수 있는 약초 책 한권쯤 곁에 두고 내 건강을 챙기기를 원하는 분들을 위하여 땀 흘리며 정성을 기울였다.

  또한, 이해를 돕기 위하여 식물 이름 앞에 대표적인 용도를 간단하게 부제로 달았다. 또한 맨 앞에 각각의 식물에 대한 필수 항목을 총괄하여 정리하였는데, 생약재의 기원과 학술적 분류를 돕기 위하여 학명을 정리하고, 이명(異名)과 과명(科名)을 정리하였다. 야생에서의 관찰을 쉽게 하기 위하여 개화기, 채취 시기와 함께 간단한 가공포제방법을 기재하였고, 주요 성분 및 성질과 맛

(성미)을 개괄하였다.

　생약명은 "식품의약품안전처 식품의약품안전평가원 생약정보시스템(http://www.mfds.go.kr)"을 기준으로 공정서인 『대한약전』, 『대한약전외한약(생약)규격집』의 명칭을 우선하였으며, 생약명 공정서에 수재되지 않은 민간생약 또는 민간약재들은 [민간]이라고 표기하였다. 식물명과 학명은 국가생물종지식정보시스템(http://www.nature.go.kr)에 따랐으나, 공정서의 명칭이 국생종과 서로 다른 경우에는 '국생종'의 학명을 기준으로 정리하였다.

　본문에서는 "생육특성", "약효", "효능과 주치", "용법과 용량", "작용 부위" 등에 관한 내용을 꼭 필요한 내용만을 정리하여 최대한 간단하게 서술하려 노력하였다. 모든 용어는 가능한 쉬운 우리말로 풀어 썼으며, 이해를 돕기 위한 최소한의 용어들은 한자어를 병기하고 괄호 속에 해설을 곁들였다. 성분도 사용 부위별로 우리말 이름과 외래어 이름을 병기하였다. 또 모든 식물들은 전체사진을 맨 앞에 싣고, 사계절 어느 때나 분류 관찰이 가능하도록 각각의 꽃, 열매, 뿌리, 잎(앞, 뒤) 등 분류에 도움이 되는 부위별 사진을 최대한 많이 실어 초보자들에게도 도움이 될 수 있도록 세심한 배려를 하였다.

　아무쪼록 이 작은 정성이 건강장수를 염원하는 많은 독자들께 크게 쓰임받기를 기대한다. 그러나 지면 관계상 아직 미흡함과 아쉬움이 있음을 인정하고 이 부분은 지속적으로 수정 보완해 나갈 것을 약속드린다.

2021년 5월
저자 씀

차 례 ·

🪙 질환 · 질병 약초

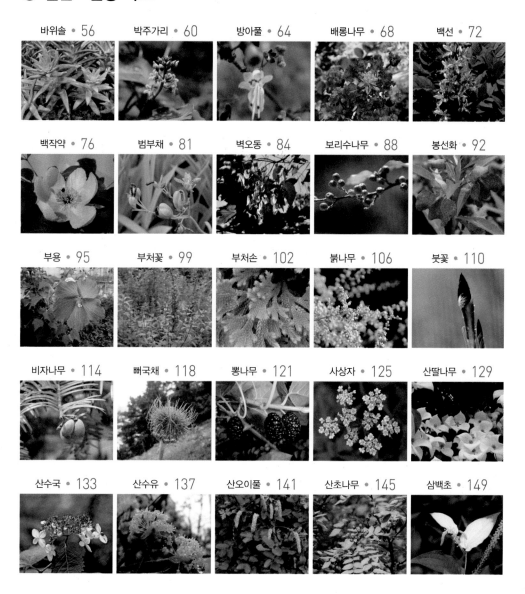

차 례 •

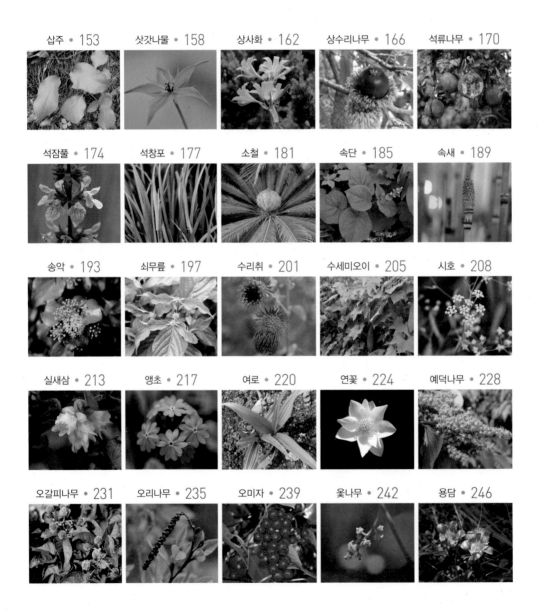

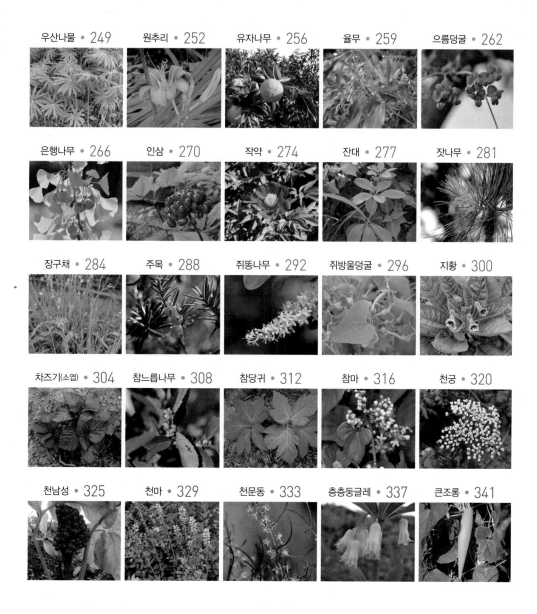

차례 ·

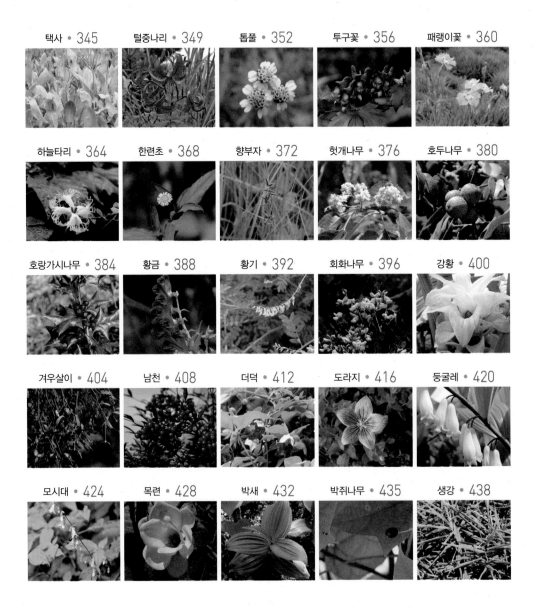

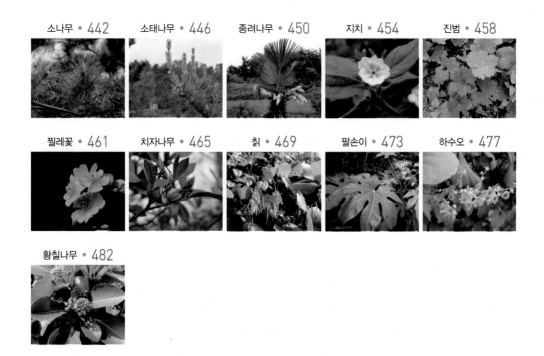

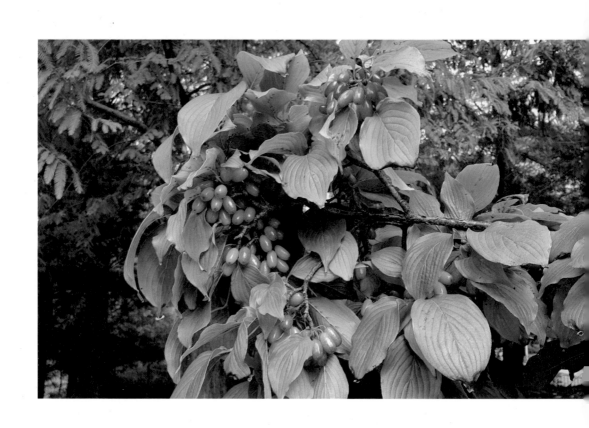

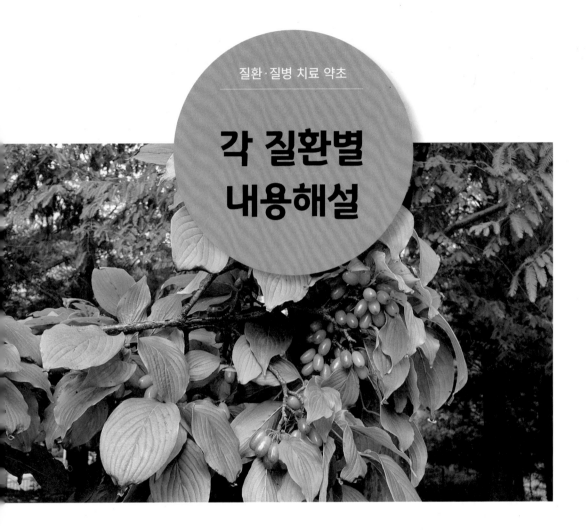

질환·질병 치료 약초

각 질환별 내용해설

1 근골격계 질환

　인체의 골격은 총 206개로 구성되어 있으며 이들 골격은 관절을 형성하여 서로 연결되어 있다. 골격은 살아 있는 구조물로서 개체 특유의 체격을 형성하고 지지하며 생명 영위에 중요한 내부 장기들을 보호한다. 또한 근육의 능동 작용에 의한 운동의 수동기관이며 혈액을 생산하고 무기물의 저장 장소로도 활용된다.

　인체의 운동은 아무리 단순한 것이라도 한 개의 근육에 의해서 이루어지는 것이 아니고 몇개의 협동근이 필요하다. 어떤 운동이든지 직접 관여하여 주된 운동근으로 작용하는 근을 주동근이라 하고, 주동근을 도와 같이 작용하는 근을 보조근이라 한다. 또한 주동근이 수축할 때 동시에 수축하는 근들로서 주동근의 운동을 보조하는 근을 협력근이라 하고, 어떤 운동을 하기 위해 주동근이 수축할 때 반대로 이완하는 근들을 길항근이라고 한다. 최근의 재활의학에서는 이것을 규명하기 위하여 근전도 EMG 검사법을 많이 이용하고 있다.

　일상적으로 우리가 행하는 의식적 또는 무의식적인 운동은 신체의 어떤 부위를 움직이기 위한 협력근의 운동이며 개개의 근육 작용이 아니다. 어떤 부위가 움직이는 운동은 여러 근육의 협력작용이나 길항작용이 목적에 맞게 조절되어 일어난다. 뼈·관절 및 골격근은 운동기관으로 해서 총괄되는데, 뼈와 관절은 수동적 운동기관이며 골격근은 능동적 운동기관이다.

관절염

관절염은 관절 안에 여러 세균이 침투하여 일어난 관절의 염증으로, 노인성 관절염이나 무릎 관절통과 관절염, 그리고 뼈가 쑤시는 관절염 등 여러 관절염이 있다.

외상 부위가 붓고 통증이 나며 열과 함께 관절의 운동 장애가 생겨 움직이기가 힘들고 움직일 때마다 통증이 있다. 나중에는 관절 속에 고름이 고여 결국에는 뼈까지 손상을 입게 된다. 또한 관절이 변형되거나 관절 속에 물이 고이기도 한다. 병이 계속되면 관절은 더욱 굳어지고 나중에는 완전히 굳어 제대로 서거나 걷지 못하는 경우까지 발생한다.

급성일 경우에는 무거운 것을 들지 말고, 환부를 고정시키고 안정을 취하는 게 좋다. 증상에 차도가 있으면 조금씩 관절운동을 한다. 급성기가 지난 후에는 운동을 조금씩 해주는 것이 좋다.

신경통

신경통은 신경이나 신경섬유를 둘러싸고 있는 막(신경초)에 염증이 생기거나 신경에 영양을 공급하는 혈관에 장애가 생겨 발병한다. 신경이 늘어나거나 당겨질 때 주위의 종창 때문에 신경이 밀려나면서 통증이 일어나게 된다. 주로 중년 이후에 많이 오며 남자는 좌골 신경통이 많다.

여자는 임신, 출산, 폐경기, 갱년기에 주로 나타난다. 신경통이란 병명이 아니라 단지 신경에 통증이 나타나는 증상이다. 신경통은 몇 가지 여타 질병과는 다른 특징이 있다.

신경통의 특징으로는 첫째 통증을 참기가 힘들고, 둘째 통증이 발작적으로 생기며, 셋째 아픈 부위나 또는 그 범위가 일정한 신경이 지배하는 영역에 한정되어 있고, 넷째 압통점(통증이 시작된 부위, 즉 신경이 신체 표면 가까이 지나는 부위)을 누르면 아프다는 것이다. 아울러 신경통이 잘 일어나는 연령은 50대 이후이고, 얼굴이나 팔, 늑골 사이, 허리, 다리 등에서 잘 발생한다.

타박상

피부에는 손상이 없으나 외상에 의하여 피하조직과 근육, 장기 등에 손상이 있는 것을 타박상이라고 한다. 혈액이 조직 속으로 스며들어 피부색이 퍼렇게 되거나 부어오르고 심하게 타박을 당했을 때는 창상과 골절, 내출혈 등 여러 가지 증상들이 함께 나타난다. 1주일이 지나도 부기나 통증이 가라앉지 않으면 병원에 가서 진찰을 받는다.

확실하게 치료하지 않으면 나중에 신경통, 류머티즘, 관절염 같은 후유증이 생길 수가 있다. 우선 멍든 부위의 통증과 열감을 완화시키기 위해 수건을 차게 만들어 부위에 대고, 며칠 지난 후에는 냉찜질 대신 온습포를 이용한다.

2 내분비계 질환

개체가 전신의 정상 기능을 영위하고 정상적인 발육을 하기 위해서는 각종 장기 및 조직 상호간에 일정한 협조가 필요한데 이러한 상관관계는 신경계 또는 내분비선이 조절하고 있다.

내분비선은 일정한 해부학적 계통을 형성하지 않고 소화기·호흡기·비뇨생식기·신경·맥관 등의 여러 곳에 존재하며 도관이 없고 다혈관성이며 각종 특수 분비물, 즉 호르몬을 직접 맥관계통에 내보내어 체내를 순환한다. 그 분비물은 내분비선에 따라 다르며 또 대체로 관련 있는 장기, 즉 표적기관(target organ)에 작용하는 것이 많으나 어떤 것은 신체 내 모든 세포의 대사 기능에 관여하기도 한다.

이들은 체내 각 장기의 활동을 조화롭게 하고 신경계 특히 자율신경계통과 협력하여 인체의 기능을 완전하게 수행하는 데 중대한 역할을 한다. 내분비선으로 알려진 것으로는 갑상선(thyroid gland), 부갑상선(parathyroid), 흉선(thymus), 부신(adrenal gland), 뇌하수체(hypophysis), 송과체(pineal body), 췌장 내의 랑게르한스섬(islet of Langerhans), 고환 내의 레이디그(leydig) 세포와 세르톨리(sertoli) 세포, 난소 내의 황체 및 난포 등이 있다.

호르몬은 신진대사를 조절하고 형태 발생에 관여하며 정신 및 신경 발육에도 관여한다. 또한 생식 및 적응·순응, 소화작용에 관여하며 피드백 시스템을 조절하는 기능이 있고 협동작용을 한다. 아울러 신경이나 다른 화학물질과 협동하여 신체의 작용을 조절한다. 이러한 호르몬을 생산하는 기관을 내분비계라 하는데, 생식선을 제외하고는 남녀 모두 같은 장소에 분포한다.

간장병

간장병은 간장에 생기는 질환의 총칭으로 간 질환, 간장 질환이라고도 한다. 바이러스감염(A. B. C형 바이러스), 급·만성간염(간장염), 간경변증(간경화) 등이 가장 많으며 모두 중한 간장 질환들이다. 약물로 인한 간 장애가 생겨 황달을 일으키는 경우가 많아지고 있는 것이 특징이다. 우리나라에서는 원발성 간암이 많지만 위장, 췌장, 폐 등의 암이 간에 전이된 속발성(전이성) 간암도 많다.

그 밖에 간농양, 간매독이 있고, 대사성 질환으로 지방간, 아미로이드증, 당원축적증 등도 있다. 또 기생충에 의한 간장병으로 간흡충증(간디스토마)이 있으며, 이 밖에도 문맥혈전증, 문맥염 등이 있다.

간장병은 이처럼 많은 종류가 있으나 그 증상은 대개 전신권태감, 식욕부진, 미열, 황달, 피부의 혈관종, 손톱의 변화, 손바닥이 빨개지는 수장홍반 등이 공통적으로 나타난다. 또한 증상이 더 진행되면 출혈, 복수, 소화관 출혈, 간성 혼수 등이 나타는 것이 보통이다. 간장병(간장 질환)의 치료에는 안정, 식이요법, 배변의 조정 등이 중요하고 약물요법도 병행해야 한다.

당뇨병

우리가 섭취한 음식물은 소화액의 작용에 의하여 포도당이라는 당으로 분해되는데, 이 당은 몸의 성장과 에너지원으로 사용된다. 포도당을 혈액에서 세포로 이동시키기 위해서는 인슐린이 필요한데, 이는 췌장에서 자동적으로 생산, 분비한다. 췌장에 문제가 생겨서 인슐린을 거의 생산하지 못하거나 세포가 인슐린에 반응하지 않아 포도당이 세포로 들어가지 못하고 혈액에 지나치게 많이 남아 소변으로 배출되는 것이 바로 당뇨병이다. 즉 당뇨병은 탄수화물의 신진대사 장애로 인하여 혈당수치가 높아지고 이로 인하여 소변으로 포도당이 다량 배설되는 상태로, 결국 인슐린의 생산, 분비 혹은 이용의 이상으로 발생하는 질병이다.

당뇨병의 증상으로는 다뇨(빈뇨), 구갈, 다식, 체중감소, 전신권태, 음부소양감, 요당(당뇨) 등이 대표적이고 그 밖에 눈이 침침하다거나 손발 저림이나 통증, 장딴지의 경련, 구취, 잇몸 출혈, 성욕 감퇴, 월경 이상 증세도 볼 수 있다. 이러한 증세들이 다 나타난다고 할 수는 없으나 처음부터 뚜렷한 형태로 나타나는 일도 드물기 때문에 당뇨병을 깨닫기는 힘들다. 당뇨병을 방치하면 생명에 관계되는 합병증을 일으키므로 의심스러울 때 빨리 의사의 진찰을 받아야 한다.

부종·수종

온몸이 붓는 것은 심장질환(심장판막증. 심막염), 얼굴이 붓는 것은 신염 및 네프로제 때문이다. 발이 붓는 것은 심장질환, 간기능 장애, 복막염, 임신 중독증 등이 그 원인이다.

부종이 있을 때는 중증 원인일 수 있으므로 우선 전문가에게 진찰을 받아야 한다. 부종이 있으면 체내의 수분조절이 어려워 비·폐·신을 비롯한 모든 장기의 기능이 나빠진다. 또한 혈액순환에도 지장이 많다. 따라서 심장이나 신장에 질환이 있는 사람은 수분, 식염, 화학조미료의 섭취를 제한하여 수독(水毒)이 쌓이지 않도록 조심해야 한다.

항암

암은 일반적으로 악성종양을 일컫는 말이다. 암을 정의하기는 어려우나, 정상조직과 다르게 분화되지 않고, 그 성장을 조절할 수 없으며, 주위 조직으로 침투하고, 멀리 떨어져 있는 조직으로 퍼져나가면서 성장하는 특징이 있다. 즉 스스로 걷잡을 수 없이 성장하여 치료하지 않으면 결국 환자를 사망에 이르게 하는 비정상적인 종괴(腫塊)이다. 그러나 이러한 특징이 모든 암에서 보이는 것은 아니다. 암의 원인은 대부분 알려져 있지 않다. 여러 화학물질(벤조피렌, 아플라톡신, 비소, 석면)이나 바이러스, 방사선이나 자외선 등의 물리적인 자극이 발암물질로 알려져 있다. 그중 흡연이 가장 중요하며 구미(歐美)에서 발생하는 암의 1/3이 흡연과 관련이 있다. 술은 흡연이 식도암이나 인두암, 후두암을 일으킬 때 보조적인 역할을 하며 간암과 관련이 있다. 그 밖에 여러 가지 약물이나 중금속도 암을 일으킬 수 있다. 암의 발생은 개인에 따라 차이가 있어서, 같은 발암물질에 노출되어도 어떤 사람은 암에 걸리고 어떤 사람은 걸리지 않는다. 이것은 유전적인 영향 때문이거나 사람마다 발암물질의 대사 과정에 차이가 있기 때문일 것으로 추정된다.

❮3❯ 소화기계 질환

인체가 정상적인 기능을 수행하기 위해서는 음식물을 섭취하고 이를 물리적, 화학적으로 분해하여 영양분을 흡수하고 찌꺼기는 몸 밖으로 배출하여야 한다. 이와 관련된 일련의 기관계를 소화기계라 하며 소화관과 소화선으로 구분한다.

소화관은 구강(oral cavity), 인두(pharynx), 식도(esophagus), 위(stomach), 소장(small intestine), 대장(large intestine), 항문(anus)으로 구성되며, 소화선은 타액선(salivary gland)과 간(liver), 췌장(pancreas)으로 구성된다.

건위제

건위제는 위장을 튼튼하게 하는 약제이다. 소화액의 분비를 왕성하게 하고 위장의 운동을 촉진시켜서 소화, 흡수작용을 돕는다.

딸꾹질

딸꾹질이란 횡경막의 불수의적 운동에 의해 성문(聲門)이 갑자기 닫히면서 특이한 소리가 들리는 것을 말하는데, 음식을 갑자기 먹었을 때나 수술 후, 그리고 뇌막염 등에 의해서 흔하게 유발된다. 딸꾹질은 대개 수분 이내에 저절로 멈추지만, 자주 재발되거나 장시간 지속되는 경우도 있다. 딸꾹질은 여자보다 남자에게 흔하다고 하며 심한 경우 진정제 투여가 도움이 된다. 딸꾹질이 생겼을 때 찬물로 세수를 한다든지 혀를 잡아당긴다든지 숨을 멈춘다든지 귀를 간지럽히는 등의 민간요법이 있는데 매우 효과적이다. 민간요법으로 잘 해결되지 않는 경우 임의로 약을 쓰지 말고 병원을 찾아 원인을 밝히고 치료하도록 한다.

변비

변비는 변이 순조롭게 나오지 않는 증세로서 식사성 변비, 기능성 변비(경련성 변비, 이완성 변비), 기질성 변비 등이 있다. 병적인 변비가 아닐 경우, 즉 수분이나 섬유질이 부족하여 생기는 식사성 변비는 식사나 운동, 생활습관을 바꿔 개선시킬 수 있다. 그러나 스트레스로 인한 장 경련(과민성 대장증상) 변비나 고령자에게서 많이 볼 수 있는 장 기능 또는 운동 부족으로 인한 이완성 변비, 그리고 장 협착증 및 폴립, 직장·결장암으로 인한 기질성 변비증도 있을 수 있으므로, 만병의 근원인 변비를 간단히 생각하면 안 된다. 현대의학에서는 조금씩 변비가 있는 것은 병의 범주에 넣지 않고 있으며, 치료법으로는 관장과 하제를 사용한다. 병적인 원인이 없는 이른바 기능성 변비나 스트레스가 원인이 되어 생긴 변비로서 건강 상태가 의심이 되는 경우 한방약은 아주 효과적이다.

소화불량

소화불량이란 음식섭취 후 일어나는 소화장애 증세를 총칭한다. 한 가지 증상만을 일컫는 것이 아니고 속쓰림, 트림, 구역질, 상복부 불쾌감, 위장의 팽만감, 고창(鼓脹) 등의 소화기 증세와 아울러 복통까지 동반되어 일어나는 제반 증상을 포함한다.

소화불량은 좋지 않은 음식물을 섭취했을 때나 좋은 음식이라도 몸에 맞지 않는 음식을 먹어 체내에서 자연스럽게 용해되지 않을 때 일어난다. 스트레스와 긴장도 원인이 된다.

소화불량일 때는 동반되는 증상, 음식과의 관계, 음식섭취 후 증상이 나타난 시간, 지속시간, 스트레스와의 관계 등을 면밀히 살펴야 한다.

지사 · 정장

지사(止瀉)란 설사 중에서도 물이 쏟아지는 것처럼 묽게 나오나 복통을 동반하지 않은 설사를 멈추게 하는 것을 말한다. 설사는 원인에 따라 생리적 설사(과식, 과음, 추운 데서 잠을 잘 경우), 알레르기성 설사(우유, 달걀 등 특정식품을 섭취한 경우), 신경성 설사(과민성 대장증상), 감염성 설사(세균, 바이러스 감염, 식중독 등), 장의 기질적 장애 등이 있다.

증상으로는 무력감, 피로, 트림, 구역질, 구토, 손발이 찬 증세, 식욕부진, 배가 무지근함, 배에서 소리가 남, 배변 양이 적고 잔류감이 있음, 배가 아픔, 변비와 설사의 반복 그리고 소변 양이 줄어드는 현상이 나타난다.

4 순환기계 질환

인체의 모든 장기와 조직 들은 항상 물질대사를 하고 있기 때문에 소화기관에서 흡수한 영양분과 호흡기관에서 교환된 산소를 신체 내의 모든 조직에 공급하고, 각 조직에서 발생된 노폐물과 CO_2는 폐와 신장을 통해 체외로 내보낸다. 이러한 영양물과 산소, 노폐물과 CO_2 등을 수송하는 데는 매개체인 액체 성분을 필요로 하게 되고 그 액체를 수송할 관이 형성되어 있어야 한다. 인체 내에 존재하는 액체를 수송하는 역할을 하는 것을 순환계 또는 맥관계라 한다. 순환계는 혈액을 운반하는 혈관계와 림프액을 운반하는 림프계로 구성된다. 혈관계는 혈액순환의 중추적 펌프 역할을 하는 심장, 영양물과 산소를 신체 여러 곳에 운반하는 동맥, 노폐물과 CO_2를 체외로 배출하기 위하여 운반하는 정맥으로 구성되며 동맥과 정맥은 모세혈관에 의해 연결되어 있다. 림프계는 모세림프관에서 시작하여 림프관, 림프절과 림프성 조직을 거쳐 정맥으로 유입되는 일련의 계통이다.

혈액은 전신을 순환하면서 모든 조직에 여러 가지 물질을 공급해야 하기 때문에 그 주된 기능은 운반이며 그 외에도 호흡가스 운반, 영양물질 운반, 노폐물 운반, 세포 생산물의 운반, 항상성 유지, 생체 보호작용, 체액의 다량 손실 방지 기능을 한다.

고혈압

고혈압이란 보통 수축기 혈압이 160mmHg 이상, 확장기 혈압이 95mmHg 이상인 경우를 말한다. 혈압이 높으면 두통 외에도 어지럼증, 심계항진(가슴이 두근거리는 것), 피로 등이 나타나기도 한다. 고혈압에 의해 동맥경화가 진행되면 비출혈(코피), 혈뇨, 어지럼증, 시야 흐림 등이 나타나며 심부전에 의한 협심증, 호흡곤란 등의 증상이 나타나기도 한다. 특히 당뇨병과 동반되는 고혈압의 경우를 조심하여야 하는데, 당뇨병이 있는 사람이 혈압이 높으면 당뇨병의 미세혈관 합병증과 대혈관 합병증을 촉발하거나 심하게 할 수 있기 때문에 고혈압을 치료하는 것이 매우 중요하다.

동맥경화

어떤 원인에 의해서 혈관 내벽이 두꺼워지고 석회가 침착되어 혈관에 석회가 끼게되면 탄력을 잃고 좁아져 혈관이 터지거나 혈액순환에 방해를 받게 된다. 지질대사 장애가 중요한 원인으로 작용하나 고지혈증, 고혈압, 비만증 등을 주된 촉진 인자로 보고 있다. 그 밖에 당뇨병, 운동부족, 정신적 긴장 등도 동맥경화를 유발하는 원인으로 본다. 증상은 어느 장기의 동맥이 더 많이 굳어졌는가에 따라 차이가 있다.

심장동맥경화(관상동맥경화)일 때에는 심장부의 통증을 주 증상으로 하는 협심증, 심근경색증을 일으킬 수 있고, 뇌동맥경화증일 때에는 두통, 기억력 장애, 이명이 있으며 머리가 몹시 아프다.

또 말초동맥경화증일 때에는 팔다리가 저리고 땀이 적게 나며 감각이 달라지면서 걸음을 오래 걸으면 다리나 장딴지가 아파 오며 더 이상 걸음을 걷기가 힘들어진다.

심장병

심장병은 운동한 다음, 술을 마신 후, 걱정거리가 있어서 긴장될 때, 불안과 공포, 정신적 긴장(심장 신경증 등), 심장 질환(허혈성 심장병 외) 등의 원인으로 생긴다. 전혀 증상이 없는 경우도 있고 가슴이 답답하거나 가슴이 죄어지는 듯하다. '지금 바로 죽는 것은 아닌가?'하는 공포감에 사로잡히고 안절부절못한다. 한밤중에 자다가 갑자기 심장이 답답하고 심하게 두근거리며, 얼굴이 창백해지고 손발이 차가워지고, 호흡곤란에 빠지는 등 원인에 따라 갖가지 증상이 나타난다.

증상이 나타났을 때 맥박을 재어보면 강약이 있거나, 맥의 세기가 불규칙하다. 부정맥 증상이 있을 때에는 자가진단을 하는 것은 위험하다. 반드시 전문가에게 심전도나 '홀터심전도' 등의 진찰을 받아야 한다.

중풍

중풍은 뇌출혈, 지주막하 출혈, 뇌혈전 등에 의한 뇌혈관 장애로 일어나며 음주, 흡연, 정신적 스트레스, 과로, 오한, 고혈압, 심장병 등이 원인이다. 중풍은 갑자기 심한 두통이 찾아오면서 의식을 잃고 반신불수가 되어 구토, 경련을 일으키는 병이다. 다만 소뇌로 출혈된 경우이거나 경증인 경우에는 의식이 확실하다. 지주막하 출혈은 갑자기 심한 두통과 구역질이 나타나고 의식을 잃을 수도 있다. 뇌혈전의 증상은 대부분 갑자기 나타나는 것이 아니라 몇 시간에 걸쳐 서서히 나타난다. 먼저 손발이 마비되고 말을 하지 못하며 일반적으로 두통이 생기지만 의식을 잃는 경우는 거의 없다.

중풍은 빠른 시간 내에 의사의 진찰을 받아 치료해야 한다. 치료는 주로 지혈제나 항응고제 같은 약물 요법으로 행한다. 의사의 판단에 따라 수술을 하기도 하며, 의료기술이 발달하여 예전에는 사망할 만한 경우도 요즘에는 충분히 살릴 수가 있다.

지혈

혈액은 산소의 운반책이다. 출혈량이 많으면 에너지와 산소부족으로 신체 각 조직은 기능부전을 일으키고 뇌빈혈을 비롯해, 쇼크 증세, 의식장애가 되며 심할 경우 사망하기도 한다. 출혈에는 체표에 출혈하는 외출혈과 체강 내나 조직 틈새 내로 출혈하는 내출혈이 있다. 출혈을 멎게 하는 방법을 지혈법이라고 하는데, 외출혈에 대한 지혈법에는 국소안정(필요 시 부목 고정)과 환부의 거상, 냉엄법(冷罨法: 찬물에 적신 천이나 차가운 성질의 약품 따위를 사용하는 찜질)을 병행하여 행한다. 지혈법에는 직접지혈법, 지압지혈법, 지혈대에 의한 지혈법 등 세 가지가 있다.

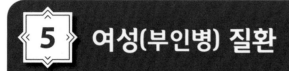

5 여성(부인병) 질환

여성 생식기(Female reproductive organ)는 난소, 난관, 자궁이 주체가 되며, 교접기 및 산도(産道)로서의 질과 유선이 포함된다. 난소에서 성숙한 난세포는 복강 내에 배란되지만, 이것은 곧 난관체에 의해 난관 내로 도입되어 자궁 속으로 수송된다. 수정은 보통 난관 팽대부에서 이루어지며 수정란은 자궁으로 이동하여 착상한 후 발육한다. 난소에 있는 여포세포가 FSH(난포자극 호르몬)와 LH(황체형성 호르몬)의 자극으로 성장하면 난자를 배란한다.

임신한 여성의 소변에는 발정 물질인 에스트로겐(estrogen)이 포함되어 있다. 에스트로겐은 태반에서도 분비되고, 소량이지만 고환과 부신피질에서도 분비된다. 에스트로겐은 난포를 자극하여 난자의 성장을 촉진시키고 난관의 운동성을 높여서 난자의 수송을 돕고, 자궁근의 형태 및 기능 발달에 쓰인다. 그리고 근 수축력을 증가시켜 운동성을 크게 하고, 피하지방의 침착, 모발 분포 양식, 골격의 규모, 짧은 성대 등 2차 성징에도 관여한다. 그 밖에 전해질 대사에도 영향을 미친다.

난소에서 배란이 일어난 후에는 난포가 황체로 되는데 난소는 프로게스테론(progesterone)을 분비하여 난자가 자궁벽에 착상할 수 있게 자궁을 변화시키고 임신을 유지시키는데, 이것은 황체 이외에 태반, 부신피질 및 일반 동물세포에서도 분비된다.

부인병

부인병은 여성에만 있는 병으로, 좁은 뜻으로는 여성 생식기에 일어나는 질환의 총칭이다. 여자는 임신과 출산 및 출산한 아기를 기르기 위하여 필요한 수유도 한다. 여성의 체내 기관은 이들 목적에 부합한 구조와 기능을 가지고 있다. 난소나 자궁의 주기적 변화도 수정이나 수태에 대한 준비체제이며, 월경(생리적 출혈)은 수태가 이루어지지 않았을 경우에 떨어져 나온 자궁 내막의 배출이다.

여성은 초경으로 청춘기에 들어서고 그 후 약 30년간 정기적으로 월경이 나타나며, 폐경으로 갱년기를 맞이하는 생리적 연대가 구획되어 있는 것이 특징이다. 또한 월경이 있는 연대에 난소와 자궁의 생리적인 주기성 변화가 이루어지고 있는 점도 특징이다.

여성의 몸은 위와 같은 독특한 기능과 현상을 영위하고 있는 반면, 이에 관련된 이상을 일으키기 쉽다. 따라서 여성의 질환에는 이들 기관의 이상이나 조직의 변화와 관련된 것이 많다. 성기의 염증이나 종양도 남성에 비하면 훨씬 많다. 더욱이 그것이 각 연령대에 따라 생기기 쉬운 질환에 각각 그 특징이 나타난다. 또한 일반적으로 내과에서 다루는 질환이기는 하나, 호르몬이나 자율신경실조로 인한 여성 특유의 증세도 부인병이라 한다. 이 외에도 불임증, 비만증, 피부질환 등도 대표적인 부인병으로 볼 수 있다.

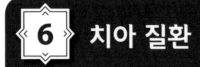

6 치아 질환

치아는 점막으로 덮인 상·하악골의 치조(이틀) 내에 박혀 있다. 치조 내에 매몰된 부위는 치근이며, 치근과 치관 사이의 점막인 치은(잇몸)에 싸인 부위를 치경, 외부에 나타나 있는 부위를 치관이라고 한다. 치아는 인체에서 가장 단단한 조직인데 그 경도는 에나멜질, 상아질, 시멘트질의 순이다.

영구치의 수와 명칭은 치식으로 표시할 수 있다. 영구치에서는 상하, 중앙에 날카로운 절치(앞니)가 있고, 그 외측에 가장 길고 날카로운 견치(송곳니)가 있으며, 그 외측에는 소구치(작은어금니)와 대구치(큰어금니)가 있다.

유치는 태생 2~3개월에 상·하악부의 구강점막에서 발생하기 시작하여, 생후 6~7개월에는 잇몸을 뚫고 절치가 나온다. 이어서 제1유구치(첫째어금니), 견치(송곳니), 제2유구치(둘째 어금니)의 순서로 나오며, 2~3세에는 거의 다 나온다. 영구치는 태생 후반기에 이미 발생하기 시작하며, 나오는 것은 6~7세의 제1대구치(첫째큰어금니)가 최초이다. 최후에 나오는 것은 제3대구치(셋째큰어금니)로서 20세경이다. 따라서 흔히 사랑니(지치)라고 한다. 치아의 나오는 순서와 시기는 아래와 같지만 유치, 영구치 모두 일반적으로 하악치가 상악치보다 먼저 나온다.

- 영구치(permanent teeth) 32개 : 절치(앞니, incisors) 8개, 견치(송곳니, canines) 4개, 소구치(작은어금니, p remolars) 8개, 대구치(큰어금니, molars) 12개.
- 유치(젖니, 탈락치아, deciduous) 20개 : 절치(앞니, incisors) 8개, 견치(송곳니, canines) 4개, 구치(어금니, molars) 8개.

치통

치통의 가장 흔한 증세는 충치이다. 충치의 초기에는 치아 표면의 에나멜질이 침해당했을 뿐이다. 에나멜질에는 신경이 통하지 않으므로 이 단계에서는 그다지 아프지 않다. 그런데 입안을 들여다보면 새까맣게 변색되어 있다. 에나멜질 아래인 상아질까지 침범을 받으면 점차 통증을 수반하고 찬물, 뜨거운 물, 신맛이 나는 것을 먹으면 이가 시리게 된다. 더욱 진행되어 상아질 깊숙이 침범을 받으면 더욱더 이가 아프게 되고 치수염(齒髓炎. pulpitis)이 생기기도 한다. 초기 단계에서 발견하여 치과의에게 치료를 받는 것이 중요하다. 아직 통증이 없는 때라면 충치 부분을 갈아살균을 하고, 갈아낸 구멍을 충진하는 간단한 방법만으로 치료할 수 있으나, 너무 심해지면 치수까지 제거해야 한다.

충치를 예방하기 위해서는 입안을 청결하게 유지시키는 것이 중요하다. 특히 요즘 아이들은 세끼 식사 외에도 군것질을 많이 하므로 입안이 항상 지저분하다. 저녁식사를 한 뒤 이를 닦은 후에는 아무것도 먹지 않는 습관을 갖도록 해야 한다. 오렌지 주스 등 산성 과즙도 충치의 유인이 되므로 주스를 마신 뒤에는 반드시 입을 헹구어 깨끗이 해야 한다. 또 이를 튼튼하게 하기 위해서는 젖니가 나왔을 때 씹을 수 있는 것을 먹이는 것도 중요하다. 충치는 한 번 걸리면 자연적으로 치유되는 일은 절대 없으므로 미리 예방하는 것이 중요하다.

7 피부·비뇨기계 질환

일반적으로 외피는 인체를 덮고 있는 피부와 여기에 포함되어 있는 털, 손발톱 및 피지선(기름샘), 한선(땀샘), 유선(젖샘)과 같은 각종 피부샘을 포함하고 있다. 이러한 외피는 인체의 보호, 일반 감각 기능, 비타민 D 및 지방의 저장 기능, 수분 및 기타 분비물의 배설 기능, 체온조절 기능 등 다양한 역할을 수행하고 있다.

피부는 표피와 진피로 구성된다. 진피의 아래쪽은 피하지방조직으로 구성되어 있는데, 이는 피부에 속하지 않는다. 피부에는 촉각, 압각, 통각 및 냉·온각 등의 일반 감각에 대한 센서 역할을 담당하는 각종 신경종말이 분포하고 있으며, 이 때문에 감각기로서의 역할도 수행한다. 피부의 두께는 부위에 따라 차이가 있지만 일반적으로 1~4mm이다.

무사마귀

무사마귀는 바이러스의 감염, 피부 노화 등의 원인으로 나타나고, 보통 사마귀는 나이에 상관없이 주로 손발이나 입 주위, 코에 생긴다. 크기와 색도 여러 가지이고 다른 사람에게까지 옮긴다. 종류는 청년성 사마귀와 노인성 사마귀가 있다. 사마귀가 생기면 자주 긁거나 만지면 안 되고 그 부위를 깨끗하게 해야 한다. 사마귀가 발바닥이나 발가락에 생기면 다른 부위와 달리 신발에 의해 지속적으로 압박을 받으므로 겉으로 튀어나오는 것이 아니라 발의 피부 속으로 파고들어서 걸을 때마다 아프게 된다. 그래서 발바닥에 사마귀가 생기면 십중팔구 티눈이라고 오해하게 된다. 그러나 사마귀는 티눈과 달리 옮기고 번지는 경향이 있다. 사마귀는 보통 면역이 약한 어린이들에게 생기기 쉬우며 번지기도 쉽다. 물론 타인에게 옮길 수도 있다. 그러나 대개의 경우, 2~3년 지나면서 저절로 면역이 형성되어 자연적으로 소실되는 경향이 있다. 그러나 신체 다른 부위로 옮기기도 하고 다른 사람에게 전염될 수도 있으므로 반드시 치료해야 하며, 특히 아프거나 증세가 있으면 즉시 치료하는 것이 낫다.

무좀

무좀균이 피부의 각질층을 침범하여 각질을 영양분으로 삼아 기생, 번식하는 피부병의 일종이다. 무좀균이 내뿜는 독소로 인한 염증 반응으로 피부가 빨갛게 되거나 물집이 생기고 몹시 가려워진다. 각질이 풍부하고 축축하며 따뜻한 발가락, 발바닥, 발톱, 손톱, 옆구리, 사타구니 주변, 살이 겹쳐지는 곳 등 신체 대부분의 부위에서 발병한다. 손, 발을 청결히 하고 건조시켜야 하며 특히 발가락 사이의 습기를 방지하기 위해 통풍이 잘되는 신발이나 양말을 신는다.

방광 · 요도염

방광염을 예방하려면 수면 부족이나 불규칙한 생활, 과음, 과도한 성생활을 피해야 하며, 과로를 피하는 것이 중요하다. 세균 감염을 막기 위해 청결에 유의해야 하며, 배뇨와 배변 후에는 앞에서 뒤로 항문을 닦는 습관을 갖는 것도 중요하다. 그리고 냉증이 있는 사람은 평소 운동을 통해 혈액순환을 좋게 하는 것이 방광염을 예방하는 방법이다.

정력 감퇴 · 강장

정력 감퇴란 일에 대한 의욕이 저하됨은 물론 남성으로서의 기능이 저하되는 것을 의미한다. 즉 성욕, 발기력, 발기 횟수 등이 눈에 띄게 감퇴되는 것이다. 정력 감퇴를 고치려면 우선 정신적인 스트레스를 제거하고, 정신 상태를 개선하는 것이 중요하다.

증상별로 한방 치료법을 보면 어깨가 결리고 명치가 당기며 흉협고만(胸脇苦滿: 가슴과 옆구리가 그득하고 누르면 저항감과 압통을 느끼는 상태)이 있고 평소 변비 경향이 있다. 체격이 좋고 비만형인 사람의 발기부전에는 대시호탕을 복용한다. 상기(上氣) 및 어깨결림, 명치가 결리는 증상이 있으며 체격이 좋고 체력은 중간 정도이며 신경과민인 사람의 정력 감퇴나 조루에는 시호가용골모려탕을 복용한다.

또한 명치가 결리고 긴장되며 비만 기미가 있고 체력이 중간 정도인 경우에는 사역산을 복용한다.

피부염

피부소양증은 피부가 가려운 것 외에는 다른 증상은 없다. 전신이 가려운 경우와 음부, 항문 등 부분적으로 가려운 경우가 있다. 정신을 못 차릴 정도로 가려워 긁어 부스럼이 되기도 하고, 독한 약을 발라 습진이 되는 경우도 있다. 원인을 제거하는 것이 우선이며, 병이 원인이라면 그 병을 빨리 치료해야 한다. 그러나 원인 불명인 경우도 많은데, 그럴 경우 항히스타민연고 등으로 치료한다.

농가진이라는 것은 대개 수포형인데, 주로 유아나 소아에게 많이 발생하고 여름에 유행한다. 수포형 농가진의 초기 증상은 여름에 갑자기 얼굴이나 손발에 아주 작은 빨간 입자가 생기는 것으로, 바로 수포가 되고, 점점 커져서 3~4일째는 새끼손가락 머리 정도에서 엄지손가락 머리만큼 커진다. 그 중에는 달걀만큼 커지는 것도 있다. 물집 속에는 투명한 물 같은 것이 있다. 이 물집은 가렵고 조금만 긁어도 금방 터져서 속의 장액이 흘러나와 눅눅하게 짓무르지만 금방 마르고 얇은 딱지가 앉는다. 입자가 생기고 7~10일이면 딱지도 떨어져 점점 낫게 된다. 그러나 이 장액 속에는 농가진의 원인이 되는 화농균이 있기 때문에 자칫 잘못하면 다른 피부로 옮겨질 수도 있다. 특히 목욕을 하면 하룻밤 사이에 온몸으로 번지는 경우도 있으므로 주의해야 한다.

8 항문 질환

항문은 소화관의 최하부로서 직장의 개구부에 해당하며, 체외로 이행하는 부분이다. 이행부에는 고리 모양의 융기부가 있는데, 이것을 치대, 치륜, 항문륜이라고 한다. 이 부분에서는 고리 모양의 민무늬근층이 두꺼워져서 내항문 괄약근이 되고, 그 바깥둘레에는 가로무늬근층이 발달하여 외항문 괄약근이 된다. 이들 항문괄약근의 긴장에 의하여 항문은 항상 닫혀있다.

외항문 괄약근은 수의근이므로 마음먹은 대로 조절할 수 있다. 치대의 부분에는 정맥총이 발달해 있어 치질의 원인이 된다. 치대의 위쪽에는 세로로 달리는 6~10가닥의 점막주름이 있고, 각 주름 사이는 점막이 오목하게 되어 항문을 이룬다. 항문주(점막주름)나 항문동 근처에서 점막은 단층원주상피에서 피부의 중층편평상피의 구조로 변한다. 항문부의 피부에는 흑색의 멜라닌 색소가 많고, 항문주위선이라고 하는 아포클린 한선이 있으며, 털이나 피지선도 있다.

동물의 경우, 소화관의 시작 부분인 입에 대하여 소화관의 개구부에 해당한다.

발생학적으로는 원장(原腸)의 개구부이며, 전구동물에서는 이곳이 장래 입이 되고, 그 후단은 맹단(盲端)에서 끝난다. 이 부분의 내배엽에 접해 있는 외배엽이 함입하여 항문도를 만든다. 후구동물에서는 원구가 항문이 되고 구도(口道)는 새로 생긴다. 포유류에서는 항문과 수뇨관, 생식수관의 말단은 각각 별개로 되어 있지만, 조류나 파충류, 양서류에서는 이들이 공통의 강소로 되어 있어 총배출강이라고 불린다.

치질

치핵은 항문부 정맥의 울혈과 확장으로 생긴 정맥류 때문에 생긴다. 치열은 배변으로 인한 항문부의 균열, 치루는 항문이나 항문 주위의 농양에서 농이 나오는 병이다. 탈항은 치핵이 진행되어 생기는 것, 선천적인 것, 출산으로 인한 것 등이 있다. 이들 질병을 예방하려면 배변을 규칙적으로 하고 배에 힘이 들어가는 운동을 피하는 것이 좋다. 어린이의 탈항은 경증으로, 자연히 낫는 경우가 대부분이지만 어른인 경우에는 중증이 되기 쉬우므로 주의해야 한다. 한방요법은 치질의 여러가지 증상을 완화시키는 동시에, 체력을 기르고 체질을 개선함으로써 병을 낫게 한다.

치질이 있는 사람은 특히 일상생활에 유의하여 진행을 예방해야 한다. 배변 후에는 항문과 주변을 씻어서 청결하게 하고, 목욕을 자주 하여 혈액순환이 잘되도록 해야 한다. 딱딱한 의자에 장기간 앉지 않아야 하며, 술처럼 자극성이 강한 것은 먹지 않는 등의 마음가짐이 중요하다. 또한 변비에 걸리지 않도록 채소와 과일을 많이 섭취해야 한다.

◇9◇ 호흡기계 질환

호흡기관(respiratory organ)은 호흡작용, 즉 공기 중으로부터 산소를 취해서 이것을 혈액에 주고, 혈액 중의 탄산가스를 공기 중으로 내보내는 작용을 하는 기관계이다. 호흡기를 통해 얻은 산소는 적혈구에 의해 각 조직에 운반되고 장으로 흡수되어 혈액에 의해 운반된 영양분을 연소시킨다. 연소에 의해 발생된 에너지는 조직 또는 기관이 그 기능을 수행하는 데에 쓰이고, 분해산물 중의 탄산가스는 다시 폐로, 함질소 성분은 신장으로 배설된다.

호흡기는 크게 상하로 나눈다. 상부는 비강이고 하부는 후두, 기관, 기관지, 폐라고 하는 일련의 기관계이다. 상부는 두부 소화기(구강)의 뒤에 있고 하부는 경흉부 소화기(식도)의 앞쪽에 있다. 즉 호흡기와 소화기는 도중에 교차하는 것으로, 그 교차부가 인두이다. 그러므로 인두는 소화기와 호흡기의 공동 통로로 작용한다.

감기 · 몸살

감기는 감기 바이러스나 인플루엔자 바이러스가 공기, 사람들 사이의 접촉 등으로 감염되는 것이다. 그리고 스트레스나 피로, 과로, 영양부족, 날씨 등에 의해서도 나타난다. 증상으로는 재채기, 콧물, 피로, 목소리 쉼, 미열, 두통, 식욕저하 등이 나타난다. 몸살은 몸이 몹시 피로하여 일어나는 질병이다. 감기가 원인이 되는 경우가 많고 과로를 한다든지 어떤 질병이나 심적 고통으로 심신이 괴로움을 당할 때 일어나는 증상으로, 몸이 나른하고 팔다리가 아프며 열이 나는 경우도 있고 입맛이 떨어지는 등 만사가 귀찮아진다. 몸살은 감기가 왔을 때 합병으로 오는 경우가 많으므로 한방생약에서의 치료 또한 감기, 몸살을 함께 취급하는 경우가 많다.

감기, 몸살은 만병의 근원이어서 소홀히 하면 폐렴, 중이염, 신장염, 축농증, 기타 질병 등의 합병증을 유발할 수 있으므로, 감기가 오래 계속되거나 고열이 계속될 때에는 의사의 진찰을 받고 치료를 받는 것이 좋다. 병원에서 진찰을 받을 때에 내과를 찾는 사람이 많은데, 비염이나 인두염, 편도선염, 후두염 등의 증세가 있을 때에는 이비인후과를 찾아야 하며, 인플루엔자, 기관지염, 폐렴 등은 내과를 찾아야 한다.

기관지염 · 천식

급성이나 만성 기관지염은 감기로 인한 인두염이나 기관지염이 폐 속까지 확장되거나 세균 감염, 먼지나 티끌 같은 이물질의 흡입, 알레르기원 등으로 인해 체내에 점액이 축적되어 나타나는 염증이다. 감기와 같은 증상이 나타나고 가래와 기침이 심하면 가슴에 통증이 오며 숨이 가빠지기도 한다. 또한 감기 증세가 오래되어 기침이 심하고, 가래는 나오지 않으나 몸의 마디 마디가 아프고 땀이 저절로 나오기도 한다. 또한 기침 소리가 개 짖는 소리처럼 나고 목에서 기관지까지 통증을 느낀다. 물론 감기의 증상일 수도 있지만 최근 몇 년 동안 1년에 3개월 이상 열이 나고

28

기침과 가래가 계속되면서 가래 색깔이 노랗게 변하면 만성기관지염의 가능성이 높다. 만약 더 심해지면 온몸에서 열이 나고 나른해지며 호흡곤란 증세까지 나타나 폐렴으로 발전할 수 있다.

천식은 한마디로 하면 여러 가지 원인으로 과민반응이 생겨서 기관지가 좁아져 숨쉬기가 힘들어지는 병이다. 기관지 내에 점막이 쌓여서 발생하는 호흡곤란으로, 유전이거나 알레르기, 과로, 스트레스, 대기오염 등이 발병의 원인이다. 천식 환자의 절반가량이 10세 이전에 발생하며, 나머지의 3분의 1은 40세 이전에 발생한다. 환경 인자에 영향을 많이 받는 병이라서 환경오염이나 식생활, 주거환경의 변화가 심할 경우 더 많아진다. 증상으로는 호흡곤란과 천명음(喘鳴音: 쌕쌕거리는 숨소리나 기침)이 있고, 특히 밤에 기침이 심하며 얼굴이 붓고 가래가 나오며 가슴이 답답하다. 발작이 일어나지 않은 평상시에는 전혀 아무런 증상이 없으나 발작이 일어나면 매우 고통스럽다. 평소에 가벼운 운동을 규칙적으로 하고 따뜻한 물을 자주 마시는 것이 좋다.

기침 · 가래

기침은 호흡기 내로 들어온 이물질을 밖으로 배출시키기 위한 이로운 작용이다.

기침이 있기 때문에 우리는 기관지를 계속 깨끗하게 유지할 수가 있다. 따라서 기침을 한다는 것이 꼭 병이 있다는 것을 말하는 것은 아니다. 먼지가 많거나 매연이 심한 곳에서 기침이 많아지는 것은 정상적인 방어반응이다. 하지만 기침은 거의 모든 호흡기 질환에서 보이는 가장 흔한 증상이기도 하다. 따라서 기침이 평소보다 유난히 증가하였을 경우에는 호흡기 계통에 이상이 있다는 신호로 받아들여야 한다.

가래는 담(痰) 또는 객담(喀痰)이라고도 한다. 가래는 기도의 분비물이 증가하여 그 조성(組成)이 변하고 여기에 기도나 폐포로부터 분비된 염증성 산물과 산출물, 세포조직의 붕괴변성물, 외부에서 침입한 세균이나 먼지 등의 이물질이 더해진 것으로서 기침에 의하여 입안으로 객출(喀出)되는 것을 말한다. 많은 가래가 기도에 머물러 있으면 폐의 환기가 나빠지고 병을 일으키는 미생물의 발육을 쉽게 하며 생체에 악영향을 끼쳐 병상을 악화시킨다. 기침은 가래의 색출을 촉진하지만 많은 가래가 머물러 있거나 몹시 끈끈한 가래일 경우 환자에게 객출할 힘이 없으면 객출이 쉬워지도록 수분을 공급하거나 거담제, 담 용해제, 기관지 확장제 등을 투여하면 효과를 볼 수 있다.

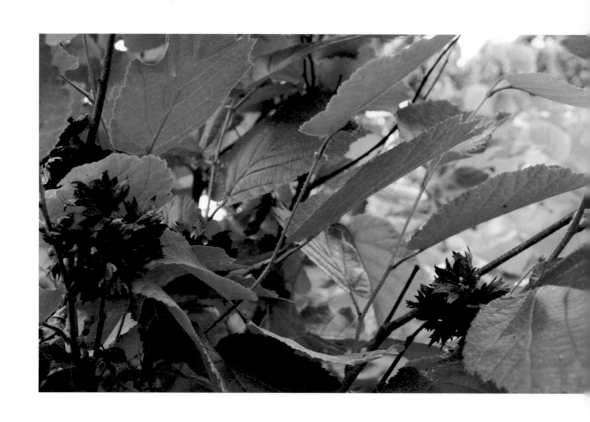

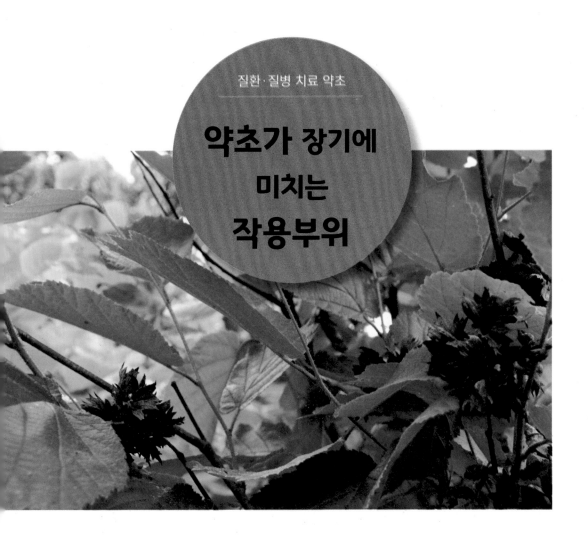

질환·질병 치료 약초

약초가 장기에 미치는 작용부위

약초의 기운이 장기에 미치는 부위

심장으로 가는 약초

1. 약성이 더운 약초

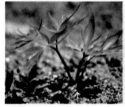
참당귀(당귀)

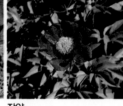
작약

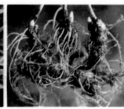
모창출(창출)

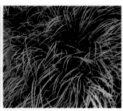
석창포(고창포)

2. 약성이 서늘한 약초 · 약재

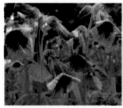
지황(생지황)

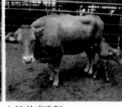
소의 쓸개(우황)

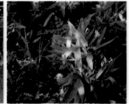
죽엽(산죽)

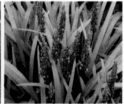
맥문동

3. 몸 안에 기운을 돕는 약초

원지(국내 생산 안됨)

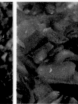
천문동(만세등)

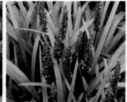
맥문동

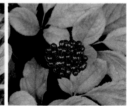
인삼석(황삼, 신초)

4. 몸 안에 기운을 없애는 약초

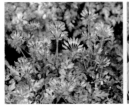
황련(왕련)

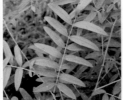
고삼(너삼)

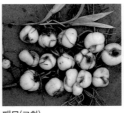
패모(고화)

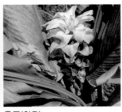
울금(황울)

간(肝)으로 가는 약초

1. 몸 안에 기운을 돕는 약초

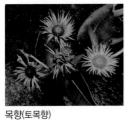
목향(토목향)

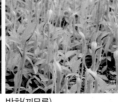
반하(끼무릇)

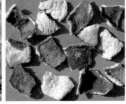
진피(귤 껍질 말린 것)

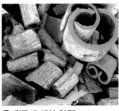
육계(국내 생산 안됨)

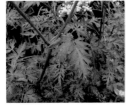
천궁(향과)

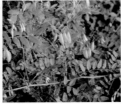
황기(백본)

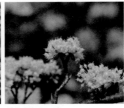
산수유(실조아)

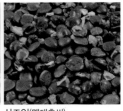
산조인(멧대추씨)

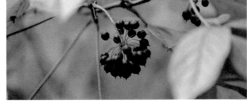
오갈피나무

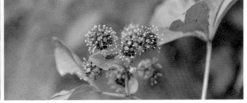
오갈피나무 열매

2. 몸 안에 기운을 없애는 약초

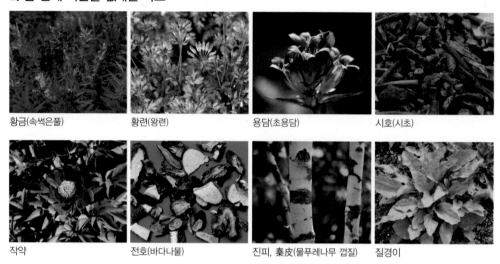

황금(속썩은풀)　　황련(왕련)　　용담(초용담)　　시호(시초)

작약　　전호(바디나물)　　진피, 秦皮(물푸레나무 껍질)　　질경이

담(쓸개)으로 가는 약초

1. 몸 안에 기운을 돕는 약초

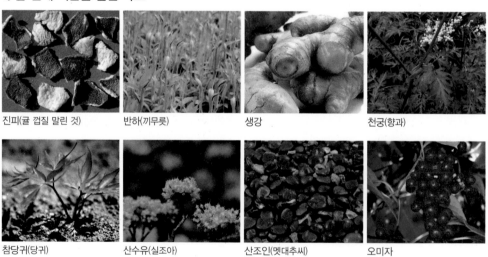

진피(귤 껍질 말린 것)　　반하(끼무릇)　　생강　　천궁(향과)

참당귀(당귀)　　산수유(실조아)　　산조인(멧대추씨)　　오미자

2. 몸 안에 기운을 없애는 약초

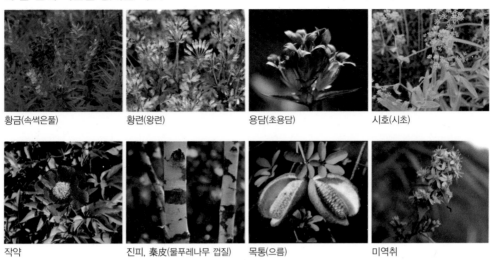

황금(속썩은풀)　　황련(왕련)　　용담(초용담)　　시호(시초)

작약　　진피, 秦皮(물푸레나무 껍질)　　목통(으름)　　미역취

비장(지라)으로 가는 약초

1. 몸 안에 기운을 돕는 약초

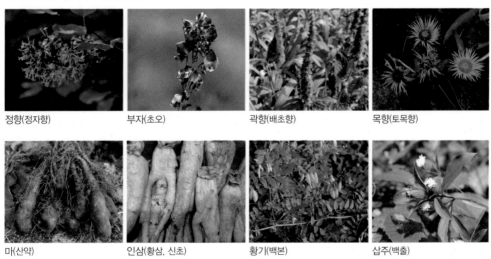

정향(정자향)　　부자(초오)　　곽향(배초향)　　목향(토목향)

마(산약)　　인삼(황삼, 신초)　　황기(백본)　　삽주(백출)

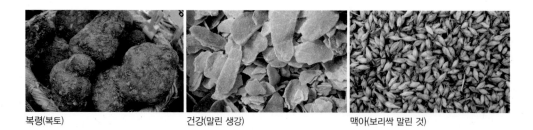

복령(복토)　　　　　　　건강(말린 생강)　　　　　　맥아(보리싹 말린 것)

2. 몸 안에 기운을 없애는 약초

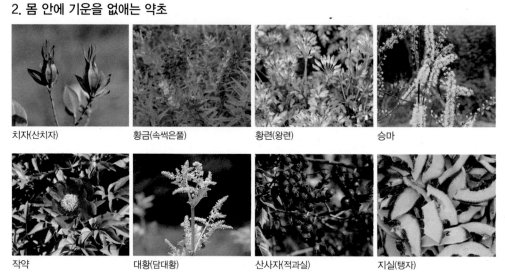

치자(산치자)　　　　황금(속썩은풀)　　　　황련(왕련)　　　　　승마

작약　　　　　　　　대황(담대황)　　　　산사자(적과실)　　　　지실(탱자)

위로 가는 약초

1. 몸 안에 기운을 돕는 약초

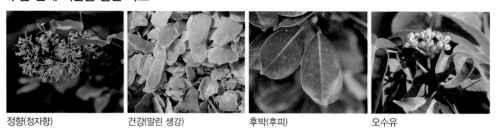

정향(정자향)　　　　건강(말린 생강)　　　　후박(후피)　　　　　오수유

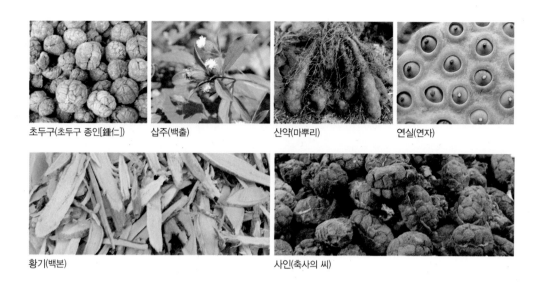

초두구(초두구 종인[鍾仁]) 삽주(백출) 산약(마뿌리) 연실(연자)

황기(백본) 사인(축사의 씨)

2. 몸 안에 기운을 없애는 약초

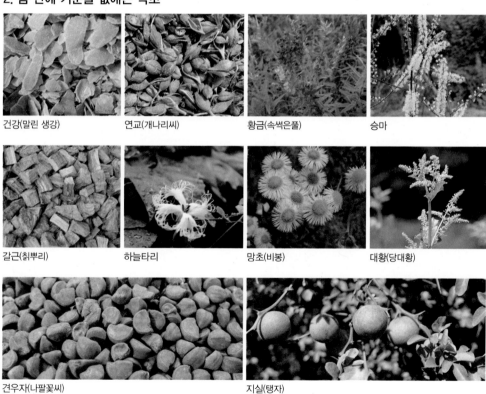

건강(말린 생강) 연교(개나리씨) 황금(속썩은풀) 승마

갈근(칡뿌리) 하늘타리 망초(비봉) 대황(당대황)

견우자(나팔꽃씨) 지실(탱자)

폐(허파)로 가는 약초

1. 몸 안에 기운을 돕는 약초

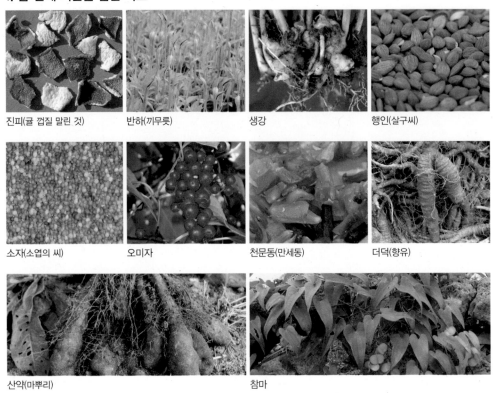

진피(귤 껍질 말린 것)　　반하(끼무릇)　　생강　　행인(살구씨)

소자(소엽의 씨)　　오미자　　천문동(만세동)　　더덕(향유)

산약(마뿌리)　　참마

2. 몸 안에 기운을 없애는 약초

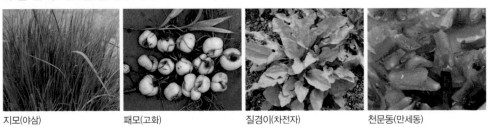

지모(야삼)　　패모(고화)　　질경이(차전자)　　천문동(만세동)

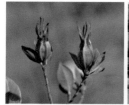

치자(산치자)

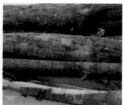

상백피(뽕나무껍질)

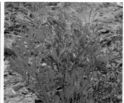

방풍(회초)

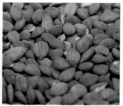

행인(살구씨)

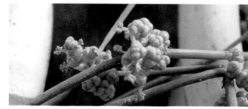

마황(초마황, 용사)

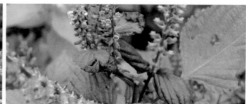

차즈기(자소엽)

신장(콩팥)으로 가는 약초

1. 몸 안에 기운을 돕는 약초

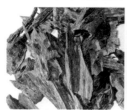

침향(국내 생산 안됨)

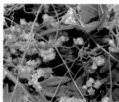

새삼(토사자)

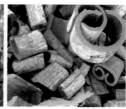

육계(육계나무 껍질)

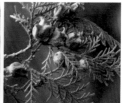

백자인(측백나무씨)

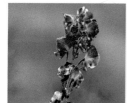

부자(초오)

숙지황(지황 찐 것)

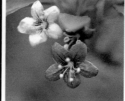

구기자

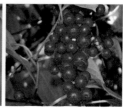

오미자

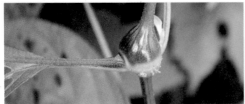
우슬(쇠무릎)

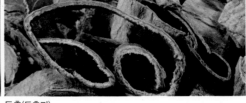
두충(두충피)

2. 몸 안에 기운을 없애는 약초

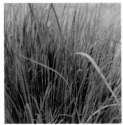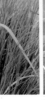
지모(야삼)

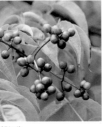
황백(황벽)

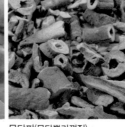
목단피(목단뿌리껍질)

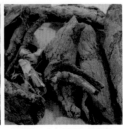
지골피(구기자나무 뿌리껍질)

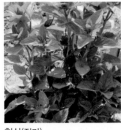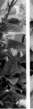
현삼(정마)

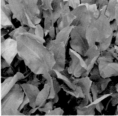
택사(쇠태나물)

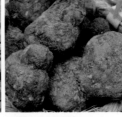
복령(소나무뿌리혹)

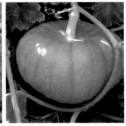
호박(남과)

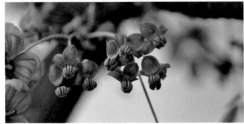
으름덩굴 수꽃

목통(으름)

방광으로 가는 약초

1. 몸 안에 기운을 돕는 약초

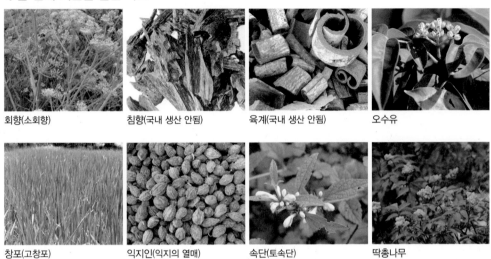

회향(소회향)　　침향(국내 생산 안됨)　　육계(국내 생산 안됨)　　오수유

창포(고창포)　　익지인(익지의 열매)　　속단(토속단)　　딱총나무

2. 몸 안에 기운을 없애는 약초

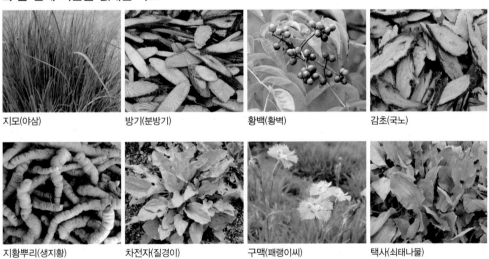

지모(야삼)　　방기(분방기)　　황백(황벽)　　감초(국노)

지황뿌리(생지황)　　차전자(질경이)　　구맥(패랭이씨)　　택사(쇠태나물)

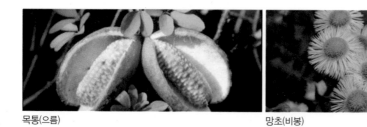

목통(으름)   망초(비봉)

소장(작은 창자)으로 가는 약초

1. 몸 안에 기운을 돕는 약초

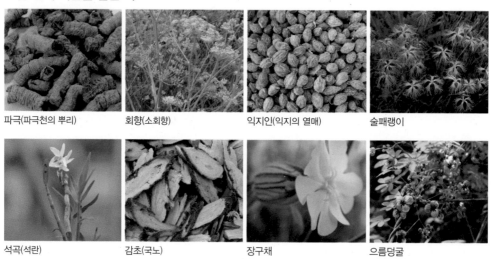

파극(파극천의 뿌리)   회향(소회향)   익지인(익지의 열매)   술패랭이

석곡(석란)   감초(국노)   장구채   으름덩굴

2. 몸 안에 기운을 없애는 약초

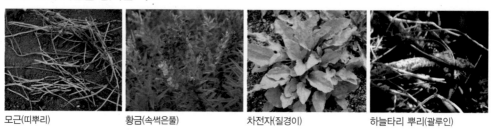

모근(띠뿌리)   황금(속썩은풀)   차전자(질경이)   하늘타리 뿌리(괄루인)

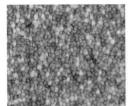
소자(소엽의 씨)

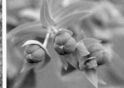
속수자(반자련)

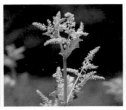
대황(당대황)

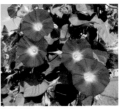
나팔꽃(견우자)

대장(큰 창자)으로 가는 약초

1. 몸 안에 기운을 돕는 약초

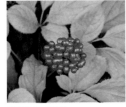
인삼(신초, 황삼)

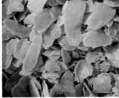
건강(말린 생강)

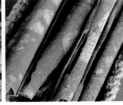
계피(자계)

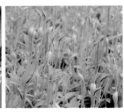
반하(끼무릇)

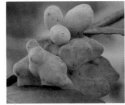
오배자(붉나무잎의 벌레집)

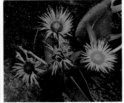
목향(토목향)

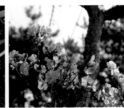
진달래

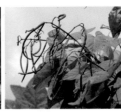
개오동

2. 몸 안에 기운을 없애는 약초

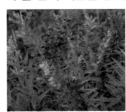
황금(속썩은풀)

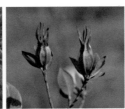
치자(산치자)

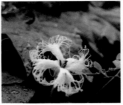
하늘타리(괄루)

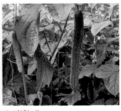
오이(황과)

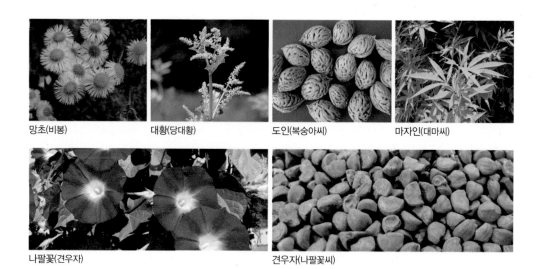

망초(비봉) 대황(당대황) 도인(복숭아씨) 마자인(대마씨)

나팔꽃(견우자) 견우자(나팔꽃씨)

2 맛을 통한 오장의 이상 유무 진단법

질병에 걸리기 직전에 이르면 그 자각 증상으로 입맛이 변하고, 건강을 유지하기 위하여 보약을 먹기도 하지만 무엇보다 식품을 통한 건강요법을 체득하면 인체내부 장기의 손상도 보완하게 된다.

정상적인 사람은 다섯 가지의 맛, 즉 오미(五味: 단맛, 신맛, 짠맛, 쓴맛, 매운맛)를 느낄 수 있으며, 오미가 입에 들어가면 각기 가는 곳도 다르다. 몸에 이상이 생기면 그 입맛이 어느 한 쪽으로 편중되므로 그 이상 부위에 따라 질병의 부위를 판별할 수 있다.

인체 내부에 있는 오장(五臟)의 기능은 청소년기보다 50대가 되면 약 50% 정도 떨어지게 되므로 나이에 따른 건강관리가 필요하다.

오미(五味)와 오장(五臟)의 상호관계

쓴맛은 심장과 연관되며, 신맛은 간장을 찾아가고, 단맛은 비장 속에 머무르고, 매운맛은 폐와 관련이 있고, 짠맛은 신장(콩팥)에 영향을 미친다.

쓴맛

심장(염통)에 영향을 끼치며, 모든 음식이 입에 들어가 쓰게 느껴질 때나 입 자체에 쓴맛이 돌 때, 심열이 있을 때, 담이 약하여 몸과 마음이 상기될 때, 쓴맛이 당길 때는 심장이 나쁘다고 판단 짐작할 수 있다.

신맛

간에 영향을 끼치며, 음식물이 소화가 잘 안될 때나 간에 화를 입었을 때, 신맛이 당길 때는 간이 나쁘다고 판단 짐작할 수 있다.

단맛

비장(지라)에 영향을 끼치며, 몸이 과로로 피로할 때와 비장이 약하거나 충격 받으면 입안이 달게 느껴지며, 단맛이 당길 때는 비장이 나쁘다고 판단 짐작할 수 있다.

짠맛

신장(콩팥)에 영향을 끼치며, 신장에 열이 오를 때나 짠맛이 당길 때는 신장이 나쁘다고 판단 짐작할 수 있다.

매운맛

폐(허파)에 영향을 끼치며, 폐에 열이 있을 때나, 이상이 있을 때 입 안에서 매운맛을 느끼게 되고, 매운맛이 당길 때는 폐가 나쁘다고 판단 짐작할 수 있다. 공복에 커피를 마시거나 지나치게 과음을 하면 위장이 쓴맛에 견딜 수 없기 때문에 식욕부진의 원인이 된다. 또한 단맛이 위장 속에서 오래 머무르면 위장 활동을 느리게 하여 소화장애를 일으키고, 인체 근육의 긴장을 이완시키기 때문에 지나친 섭취는 피해야 한다.

오장(五臟)의 기능을 보호하는 방법

비장(脾臟)과 위(胃)

단맛으로 보하고 쓴맛으로 조절하며, 성질이 더운 약으로 보하고 찬 약으로 다스려야 한다.

심장(心腸)과 소장(小腸)

짠맛으로 보하고 단맛으로 조절하며, 성질이 더운 약으로 보하고 찬 약으로 다스려야 한다.

간(肝)과 담(쓸개 : 膽)

매운 것으로 보하고 신맛으로 조절하며, 성질이 더운 약으로 보하고 찬약으로 다스려야 한다.

폐(肺)와 대장(大腸)

신맛으로 보하고 매운맛으로 조절하며, 성질이 찬 약으로 보하고 더운약으로 다스려야 한다.

신장(腎臟)과 방광(膀胱)

쓴맛으로 보하며 짠맛으로 조절하며, 성질이 찬 약으로 보하고 더운 약으로 다스려야 한다.

임산부가 삼가야 할 약초와 약재

SECTION 3

ㅣ임산부가 먹어서 안 되는 약초

독성이 강하거나 약성이 강하므로 주의해야 한다.

파두, 반묘(가뢰), 견우자(나팔꽃씨), 대극, 감수, 상륙(자리공 : 장록), 사향, 삼릉, 봉출, 수질(거머리), 맹충(등에).

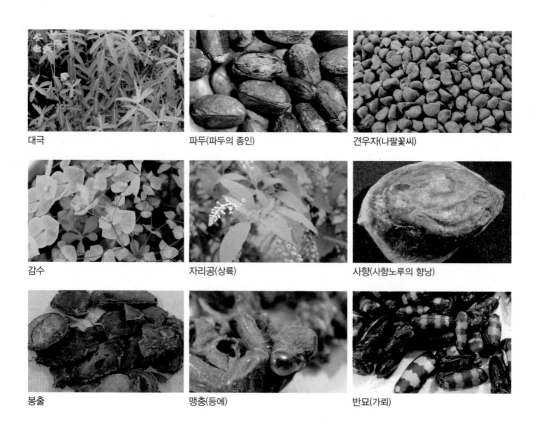

대극

파두(파두의 종인)

견우자(나팔꽃씨)

감수

자리공(상륙)

사향(사향노루의 향낭)

봉출

맹충(등에)

반묘(가뢰)

ㅣ먹을 때 신중을 기해야 하는 것

파혈(약을 써서 나쁜 피를 없애주는 작용), 파기(추후 개선하여 고쳐나감), 조열(매일 일정한 시기에 마음이 답답하고 몸에서 열이 남), 침강작용(가라앉아 내려감)이 있으므로 주의해야 한다.

도인(복숭아씨), 홍화(잇꽃), 대황(소리쟁이), 지실(탱자씨), 부자(초오뿌리), 건강(말린 생강), 동규자(아욱씨), 육계(계수나무껍질), 반하.

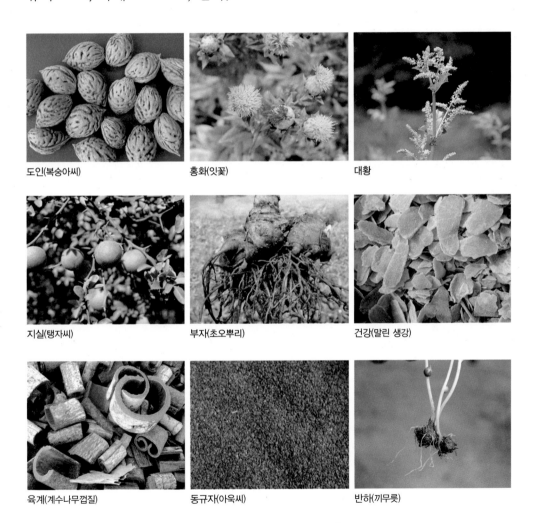

도인(복숭아씨)

홍화(잇꽃)

대황

지실(탱자씨)

부자(초오뿌리)

건강(말린 생강)

육계(계수나무껍질)

동규자(아욱씨)

반하(끼무릇)

SECTION 4 상반되어 함께 쓸 수 없는 약재

서로 상반되는 약재

I 서로 싫어하여 약효가 떨어지거나 없어지는 해로운 약재

• 감초와 상반되는 약재 ⇔ 대극, 원화(팥꽃나무꽃), 감수, 해조(바닷말)

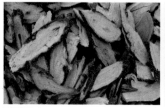
감초(국노)

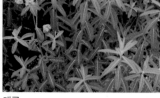
대극

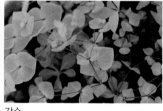
감수

• 여로(산총)와 상반되는 약재 ⇔ 인삼, 단삼, 작약, 더덕, 자삼, 배암차즈기,
세신(족도리풀), 고삼(도둑놈의지팡이)

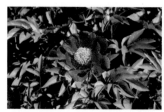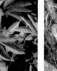
작약

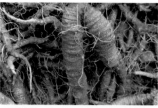
더덕(향유)

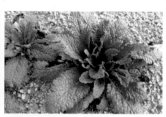
배암차즈기(여지초)

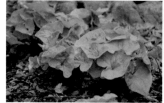
족도리풀

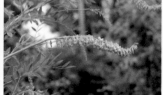
고삼 꽃

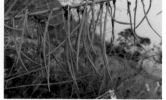
고삼 꼬투리

- 오두(천오)와 상반되는 약재 ⇔ 반하, 괄루인(하늘타리씨), 패모, 백렴(가회톱나무뿌리), 백급(자란뿌리), 서각(코뿔소뿔)

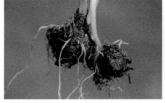
반하(끼무릇)

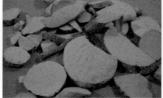
하늘타리 덩이뿌리 건조한 것(절편)

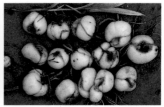
패모(고화)

- 위피(고슴도치가죽)와 상반되는 약재 ⇔ 길경(도라지), 맥문동

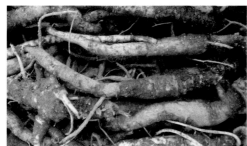
도라지뿌리

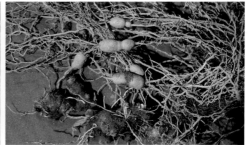
맥문동뿌리

- 파두 ⇔ 견우자

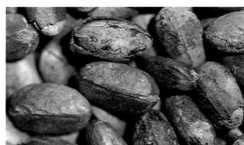
파두(파두의 종인)

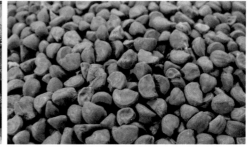
견우자(나팔꽃씨)

• 정향 ⇔ 울금

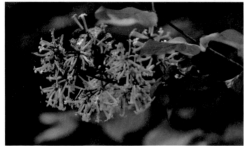 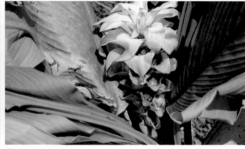

정향(정자향) 울금

• 유황 ⇔ 망초   • 인삼 ⇔ 오령지   • 육계 ⇔ 석지

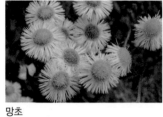 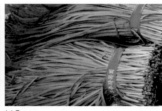 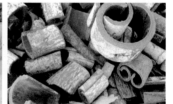

망초 인삼(황삼, 신초) 육계(국내 생산 안됨)

• 꿀과 상반되는 약재 ⇔ 파, 부추, 마늘, 양파

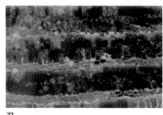 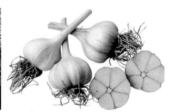

꿀 부추 마늘

• 여로 ⇔ 술

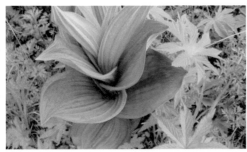 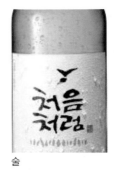 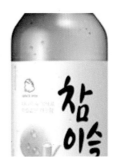

여로

술

• 전복껍질 ⇔ 운모

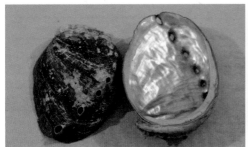 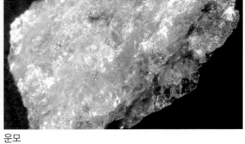

전복껍질

운모

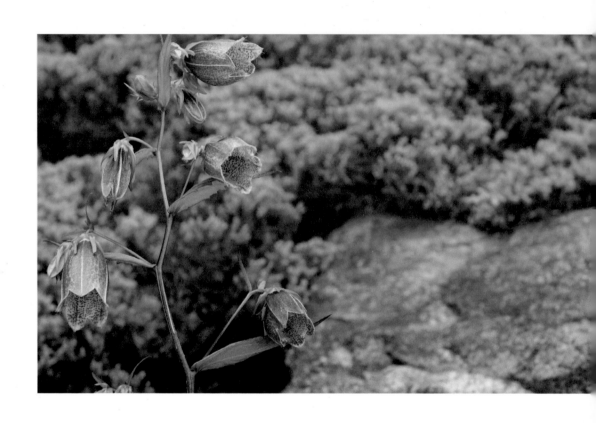

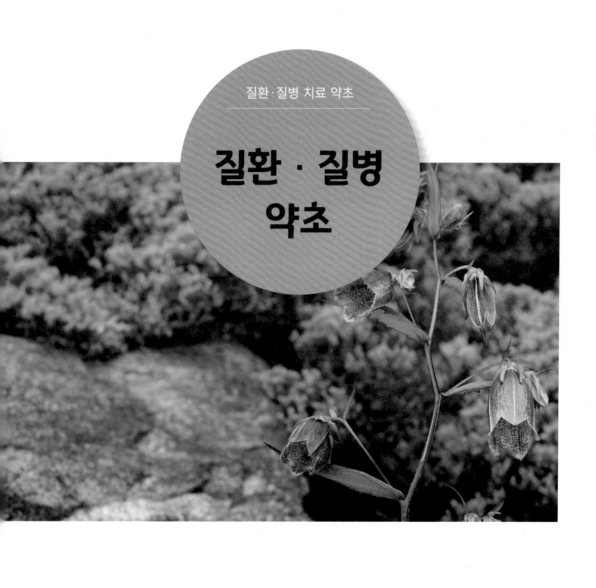

질환 · 질병 약초

바위솔

Orostachys japonica (Maxim.) A. Berger

내분비계 질환
항암, 간암, 화상

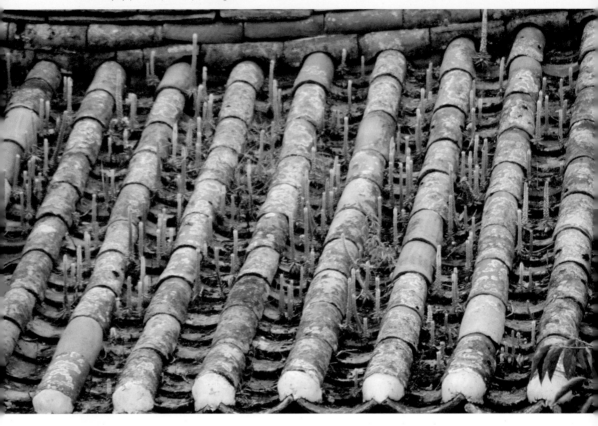

생약명 와송(瓦松)

이명 : 지붕직이, 와송, 넓은잎지붕지기, 오송, 넓은잎바위솔(북)
과명 : 돌나물과(Crassulaceae)
개화기 : 8~9월
채취시기 : 여름에서 가을에 걸쳐 전초를 뽑아 뿌리와 이물질을 제거하고 햇볕에 말린다.

사용부위 열매

성분 : 수산, 15-메틸-헵타데카노산(15-methyl-heptadecanoic acid), 1-헥사코신(1-hexacosene), 아라크산
(arachicacid), 베헨산(behenic acid), β-아미린(β-amyrin), 프리델린(friedelin), 글루티놀(glutinol), 글루티
논(glutinone), 헥사트리아콘탄올(hexatriacontanol), 스테아르산(stearicacid) 등을 함유한다.
성질과 맛 : 성질이 시원하고, 맛은 시고 쓰다.

🌿 생태적특성

전국 각지의 산지에 분포하는 여러해살이풀로, 햇볕이 잘 들어오는 바위나 집 주변의 기와 위에 붙어서 자란다. 높이는 20~40cm이고, 근생엽은 납작하게 퍼지며 끝이 굳어져 가시처럼 된다. 원줄기에 달린 잎과 여름에 나온 근생엽은 잎자루가 없고 끝이 굳어지지 않고 뾰족해진다. 잎은 주로 녹색이지만 더러는 백분을 바른 듯한 자주색을 띠는데, 두껍고 다닥다닥 붙어 있어 기와를 포갠 것처럼 보인다. 8~9월 흰색 꽃이 줄기 아랫부분에서 피어 위쪽으로 올라가며 총상꽃차례를 이룬다. 꽃대가 출현하면 아래에서 위로 촘촘하게 붙어 있던 잎들은 모두 줄기를 따라 올라가며 느슨해진다. 꽃이 피고 열매를 맺으면 잎은 모두 고사한다. 오래된 기와에서 흔히 볼 수 있어 '와송(瓦松)'이라고도 한다.

각 부위 생김새

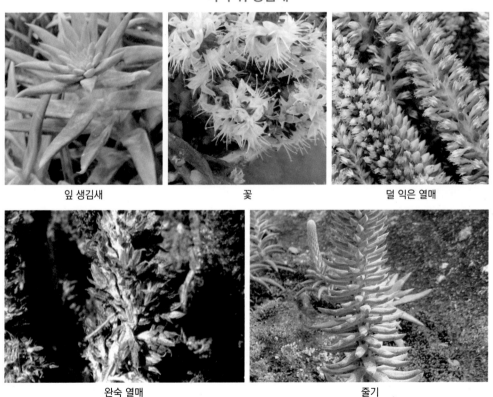

잎 생김새   꽃   덜 익은 열매

완숙 열매   줄기

약효와 효능주치

열을 내려주고 종기를 가라앉히며, 출혈을 멈추게 하고 하초의 수습을 소변으로 배출하는 등의 효능이 있어서 간염, 습진, 치창(痔瘡), 말라리아, 옹종(癰腫), 육혈 (衄血), 혈리(血痢), 화상(火傷) 등을 치료한다.

약재사용부위

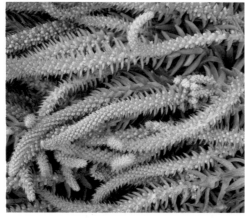
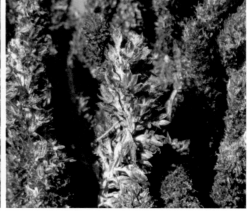

채취품   약재

처방 및 용법

하루에 15~30g을 사용하는데 물 1L 정도를 붓고 달여서 2~3회로 나누어 복용하거나 환을 만들어 먹기도 하고, 즙을 내어 복용하기도 한다. 외용할 때는 짓찧어서 또는 숯을 만들어서 분말로 환부에 바른다.

장기에 미치는 작용부위

간, 폐 경락으로 작용한다.

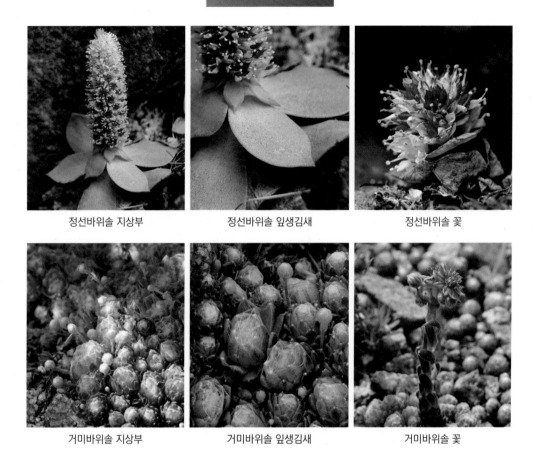

정선바위솔 지상부	정선바위솔 잎생김새	정선바위솔 꽃
거미바위솔 지상부	거미바위솔 잎생김새	거미바위솔 꽃

기능성물질 효능에 관한 특허자료

바위솔(와송)의 에틸아세테이트 분획물을 유효 성분으로 포함하는 간암의 예방 또는 치료용 조성물

본 발명에 따른 와송 에틸아세테이트 분획물은 세포 독성이 없고, 항세포 사멸 인자인 bcl-2, caspase-3, caspase-8 및 caspase-9를 억제하며 세포 사멸을 유도한다고 알려져 있는 시토크롬C의 발현을 촉진 또는 증가시켜 간암 세포의 세포 사멸을 유도하는 활성을 가지고 있어, 본 발명에 따른 와송의 에틸아세테이트 분획물을 유효 성분으로 포함하는 본 발명의 조성물은 간암의 치료 및 예방에 유용한 치료제 및 간암을 개선할 수 있는 기능성 식품의 제조에 사용할 수 있는 효과가 있다. 〈공개번호 : 10-2014-0065184, 출원인 : 인제대학교 산학협력단〉

박주가리

Metaplexis japonica (Thunb.) Makino

강정, 조루, 천식, 해수

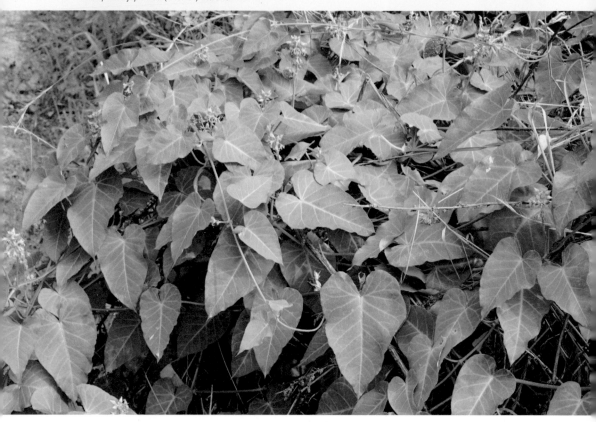

생약명 나마(蘿藦), 천장각(天漿殼)

이명 : 고환(苦丸), 작표(雀瓢), 백환등(白環藤), 세사등(細絲藤), 양각채(羊角菜)

과명 : 박주가리과(Asclepiadaceae)

개화기 : 7~8월

채취시기 : 가을에 과실이 성숙하였을 때 채취하여 햇볕에 말리거나 생으로 사용한다.

사용부위 전초 또는 뿌리, 열매껍질

성분 : 뿌리에 벤조일라마논(benzoylramanone), 메타플렉시게닌(metaplexigenin), 이소라마논(isoramanone), 사르코스틴(sarcostin)이 함유되어 있다. 잎과 줄기에는 디기톡소오스(digitoxose), 사르코스틴, 우텐딘(utendin), 메타플렉시게닌 등이 함유되어 있다.

성질과 맛 : 나마는 성질이 평하고, 맛은 달고 맵다. 천장각은 성질이 평하고, 맛은 짜며, 독은 없다.

🔵 생태적특성

전국 각지에 야생하는 덩굴성 여러해살이풀로, 양지의 건조한 곳에서 잘 자란다. 땅속줄기가 길게 뻗으며 줄기는 3m 이상 자란다. 줄기나 잎을 자르면 흰색 유즙(乳汁)이 나온다. 잎은 마주나고, 길이 2~5cm에 난상 심장형으로 잎끝은 뾰족하며 털이나 톱니가 없이 가장자리가 밋밋하다. 7~8월에 자주색 꽃이 잎겨드랑이에 총상꽃차례로 달리며 길이 2~5cm의 꽃대가 있다. 열매는 8~10월에 익는데, 뿔 모양의 골돌과이며 전면에 고르지 않은 돌기가 있다. 박주가리와 혼동하기 쉬운 식물로 큰조롱(Cynanchum wilfordii)과 하수오(Fallopia multiflora)가 있다. 박주가리과의 큰조롱은 생약명이 백수오이고 은조롱이나 하수오로도 불린다. 이 하수오라는 이명 때문에 마디풀과의 '하수오'와 혼동하곤 한다. 큰조롱은 박주가리처럼 줄기에서 유즙이 나오며 연한 황록색 꽃이 피는데, 하수오는 유즙이 없으며 흰색 꽃이 핀다.

각 부위 생김새

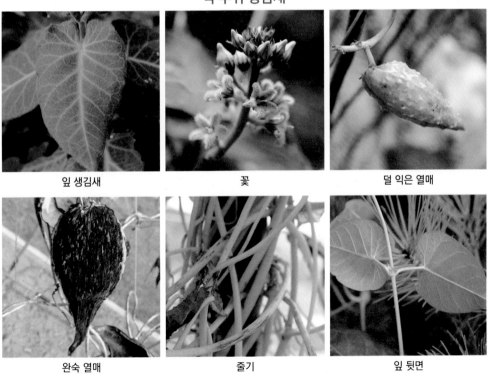

| 잎 생김새 | 꽃 | 덜 익은 열매 |
| 완숙 열매 | 줄기 | 잎 뒷면 |

전초 또는 뿌리는 생약명이 나마(蘿藦)이며, 여름에 채취하여 햇볕에 말리거나 생으로 사용한다. 정액과 기를 보하고 젖이 잘 나오게 하며 독을 풀어주는 등의 효능이 있어서 신장이 허해서 오는 유정(遺精), 방사를 지나치게 많이 하여 오는 기의 손상, 양도(陽道)가 위축되는 양위(陽萎), 여성의 냉이나 대하(帶下), 젖이 잘 나오지 않는 증상과 단독(丹毒), 창독(瘡毒) 등의 치료에 응용할 수 있으며, 뱀이나 벌레에 물린 상처 등에도 이용할 수 있다. 성숙한 과실의 열매껍질을 말린 것은 생약명이 천장각(天漿殼)이며, 폐의 기운을 깨끗하게 하고 가래를 없애며, 기침을 멈추고 천식을 다스리며 발진이 솟아나게 하는 등의 효능이 있어서 가래가 많은 기침, 백일해, 여러 가지 천식, 홍역에 걸렸는데 열꽃이 피지 않는 증상 등의 치료에 응용할 수 있다.

약재사용부위

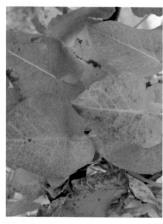
전초

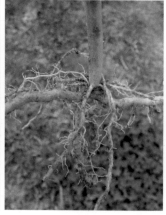
뿌리

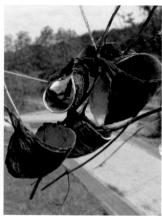
열매껍질

처방 및 용법

나마는 하루 15~60g, 천장각은 하루 6~9g을 사용한다. 건조시킨 뿌리 40g에 물 900mL 정도를 붓고 끓기 시작하면 불을 약하게 줄여서 200~300mL 정도로 달여 아침저녁 2회로 나누어 복용한다. 건조한 열매 10g에 물 700mL 정도를 붓고 끓기 시작하면 불을 약하게 줄여서 200~300mL 정도로 달여 아침저녁 2회로 나누어 복용한다. 외용할 때는 짓찧어 환부에 붙인다.

주의사항 : 변을 통하게 하고 장을 윤활하게 하며 수렴하는 성질이 있으므로 대변당설(大便溏泄: 곱이 섞인 묽은 대변을 누면서. 소변은 누렇고 가슴이 답답하면서 목이 마르는 증상) 및 습담(濕痰: 속에 수습이 오래 머물러 생긴 담증)이 있는 경우에는 부적당하며 무씨를 함께 사용할 수 없다.

🔴 장기에 미치는 작용부위

비장, 신장 경락으로 작용한다.

비슷한 약초

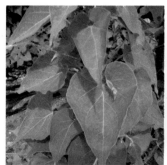

큰조롱이 지상부

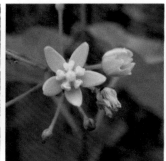

큰조롱이 꽃

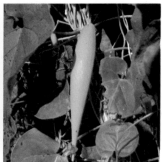

큰조롱이 열매

기능성물질 효능에 관한 특허자료

박주가리 추출물 또는 이의 분획물을 유효 성분으로 함유하는 퇴행성 뇌질환 예방 및 치료용 조성물
본 발명의 박주가리 추출물 또는 상기 추출물의 에틸 아세테이트 또는 부탄올 분획물은 뇌허혈에 의해 유도되는 뇌 신경 세포 손상을 보호하는 효과를 나타내고, 신경 행동학적 회복 효과 실험에서 뛰어난 회복 효과가 있으므로 퇴행성 뇌질환의 예방 및 치료용 조성물 또는 건강 기능 식품의 유효 성분으로 유용하게 사용될 수 있다.

〈공개번호 : 10-2010-0052119, 출원인 : 경희대학교 산학협력단〉

방아풀

Isodon japonicus (Burm.) Hara

소화기계 질환

건위, 항암, 해열, 진통

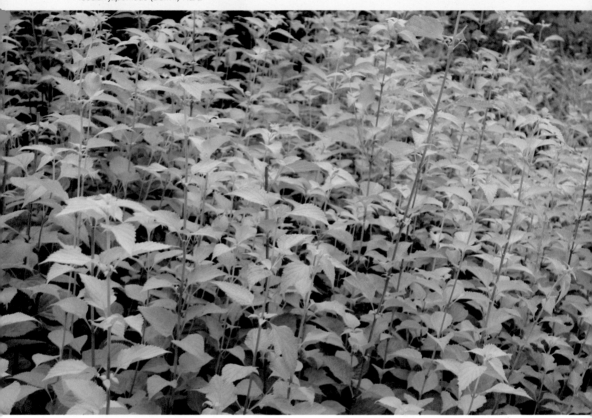

생 약 명 연명초(延命草)

이명 : 회채화(回菜花)
과명 : 꿀풀과(Labiatae)
개화기 : 8~9월
채취시기 : 개화기에 채취하여 햇볕이나 그늘에서 말린다. 그대로 잘게 썰어서 사용한다.

사용부위 전초

성분 : 전초에 쓴맛 성분인 카우렌(kaurene) 계통의 디테르페노이드(diterpenoid) 화합물인 디하이드로
엔메인(dihydroenmein), 엔메인(enmein), 엔메인-3-아세테이트(enmein-3-acetate), 이소도카르핀
(isodocarpin), 노도신(nodosin), 이소도트리신(isodotricin) 등이 함유되어 있다.

성질과 맛 : 성질이 차고, 맛은 쓰다.

🌿 생태적특성

전국 각지의 산과 들에 자생하는 여러해살이풀로, 농가에서 재배도 하고 있다. 높이는 50~100cm이며, 줄기가 곧게 서고 사각형에 부드러운 털이 아래를 향하여 나 있다. 잎은 마주나고, 길이 6~15cm에 광난형이며 잎끝이 뾰족하고 가장자리에는 톱니가 있다.

8~9월에 연한 자주색 꽃이 취산꽃차례로 피는데 전체적으로는 원추꽃차례를 이룬다. 열매는 10월에 익으며, 분열과로 편평한 타원형이고 윗부분에 점같은 선이 있다. 어린순은 나물로 먹고 성숙한 전초를 약용한다.

각 부위 생김새

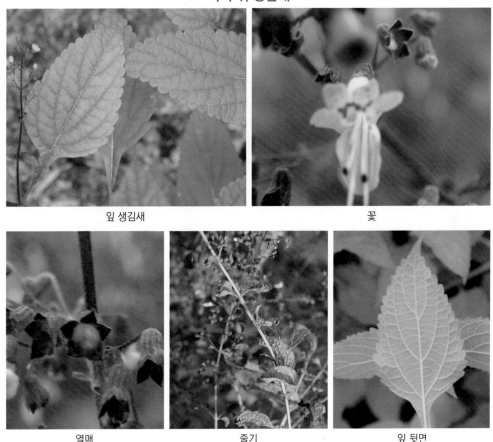

잎 생김새

꽃

열매

줄기

잎 뒷면

🏵 약효와 효능주치

통증을 멎게 하고 위(胃)를 튼튼하게 하며, 혈액을 맑게 하고 독을 풀어주며, 종기를 가라앉히고 열을 내려주는 등의 효능이 있어서 소화불량, 복통, 타박상, 옹종(癰腫), 암종(癌腫), 인후종통(咽喉腫痛), 뱀에 물린 상처 등의 치료에 이용할 수 있다. 항산화 작용과 항암 효능도 밝혀진 바 있다.

🏵 약재사용부위

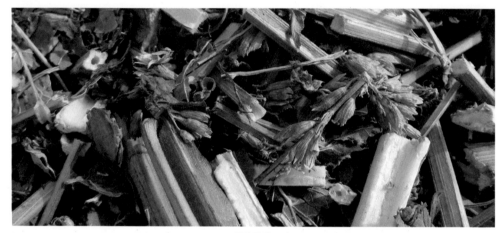

전초약재

🏵 처방 및 용법

말린 것으로 하루에 12~24g을 사용하는데, 보통 약재 15g에 물 700mL 정도를 붓고 끓기 시작하면 불을 약하게 줄여서 200~300mL 정도로 달여 아침저녁 2회로 나누어 복용한다. 또는 가루로 만들어 복용하기도 한다. 외용할 때는 짓찧어 환부에 붙인다.

> **주의사항** : 어떠한 병증에도 부작용이나 사용 시 금기는 없다. 다만 그 기원에 있어서 특히 영남 지방에서는 추어탕이나 보신탕에 넣어서 즐겨 먹는 방아잎이라는 식물이 있는데, 이는 배초향(곽향)이라는 식물로 그 기원이 방아풀과 다르다(배초향 참조). 배초향은 씹어보면 약간 쓴맛이 나면서도 강한 향기가 있는데, 방아풀은 강한 쓴맛이 나기 때문에 쉽게 구별할 수 있다.

🌿 장기에 미치는 작용부위

간, 심장, 비장 경락으로 작용한다.

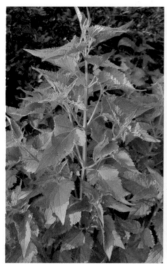

배초향 지상부

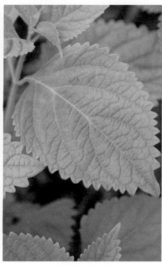

배초향 잎 생김새

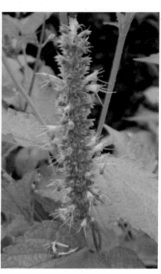

배초향 꽃

기능성물질 효능에 관한 특허자료

방아풀 추출물을 함유하는 신경 염증 예방 및 치료용 조성물, 그리고 방아풀 추출 방법
본 발명은 방아풀 추출물에서 정제한 천연 화합물인 Glaucocalyxin A(GLA)가 미세 교세포의 활성을 억제하는 효능을 가짐을 이용하여 미세 교세포를 매개로 하는 신경 염증을 예방 및 치료할 수 있는 조성물과, 이러한 방아풀 추출물을 추출하는 방법에 관한 것이다.

〈공개번호 : 10-2015-0017603, 출원인 : 건국대학교 산학협력단〉

배롱나무

Lagerstroemia indica L.

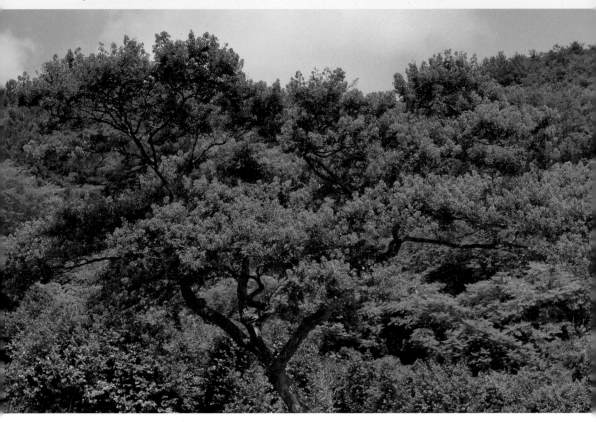

생약명 자미화(紫薇花), 자미근(紫薇根), 자미엽(紫薇葉)

이명 : 목백일홍(木百日紅), 오리향(五里香), 홍미화(紅微花)

과명 : 부처꽃과(Lythraceae) **개화기** : 7~9월

채취시기 : 꽃은 7~9월, 뿌리는 연중 수시, 잎은 봄부터 초가을에 채취한다.

사용부위 꽃, 뿌리, 잎

성분 : 꽃에는 델피니딘-3-아라비노시드(delphinidin-3-arabinoside), 페투니딘-3-아라비노시드(petunidin-3-arabinoside), 몰식자산, 몰식자산메틸에스테르, 엘라그산(ellagic acid) 등이 함유되어 있고, 알칼로이드의 메틸라게린(methyl lagerine)도 함유되어 있다. 뿌리에는 시토스테롤(sitosterol), 3, 3′, 4-트리메틸엘라그산(3, 3′, 4-trimethyl ellagic acid)이 함유되어 있으며, 잎에는 데시닌(decinine), 데카민(decamine), 라게르스트로에민(lagerstroemine), 라게린(lagerine), 디하이드로베르티실라틴(dihydroverticillatine), 데코딘(decodine) 등의 알칼로이드가 함유되어 있다.

성질과 맛 : 성질이 차고, 맛은 약간 시다.

68

🍃 생태적특성

중부·남부 지방의 정원이나 가로에 심어 가꾸는 낙엽활엽관목 또는 소교목으로, 높이는 5m 내외로 자란다. 가지는 윤기가 있고 매끄러우며, 햇가지에는 4개의 능선이 있다. 잎은 마주나거나 마주나기에 가까운데 위로 올라가면 서로 어긋나며, 잎의 길이는 2.5~7cm에 타원형 또는 도란형으로 앞면에는 윤이 나고 뒷면의 잎맥에는 털이 있으며 가장자리가 밋밋하다. 7~9월에 붉은색, 분홍색, 흰색, 형광색 등의 꽃이 가지 끝에 원추꽃차례로 피고, 삭과인 열매는 광타원형이며 10~11월에 익는다.

각 부위 생김새

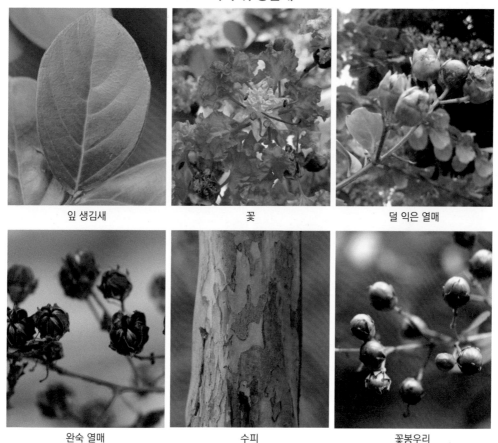

잎 생김새	꽃	덜 익은 열매
완숙 열매	수피	꽃봉우리

약효와 효능주치

꽃은 생약명이 자미화(紫薇花)이며, 혈액순환을 원활하게 하고 출혈을 멎게 하며 종기를 가라앉히는 등의 효능이 있어 산후 출혈, 소아태독(小兒胎毒) 등을 치료하고, 월경 과다, 대하, 외상 출혈, 장염, 설사 등의 치료에 이용한다. 뿌리는 생약명이 자미근(紫薇根)이며, 옹저창독(癰疽瘡毒), 치통, 이질 등을 치료한다. 잎은 생약명이 자미엽(紫薇葉)이며, 항진균 작용이 있고 이질, 습진, 창상출혈(瘡傷出血)을 치료한다. 배롱나무의 추출물은 알레르기, 아토피 피부염, 천식, 개선(疥癬) 등에 유효하다는 것이 연구결과 밝혀졌다.

약재사용부위

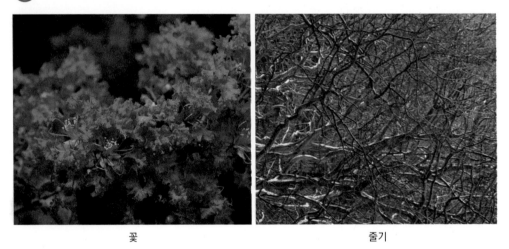

꽃   줄기

처방 및 용법

꽃 1일량 10~30g을 물 1L에 넣고 반으로 달여 2~3회 매 식후 복용한다. 외용할 때는 달인 액으로 씻어준다. 뿌리 1일량 30~50g을 물 1L에 넣고 반으로 달여 2~3회 매 식후 복용한다. 외용할 때는 가루로 만들어서 조합하여 환부에 붙인다. 잎 1일량 20~30g을 물 1L에 넣고 반으로 달여 2~3회 매 식후 복용한다.

외용할 때는 달인 액으로 환부를 씻거나 짓찧어서 환부에 붙이거나 가루를 내어 바른다.

 ## 장기에 미치는 작용부위

간, 심장 경락으로 작용한다.

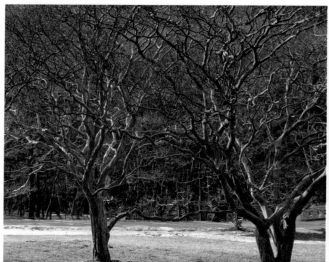

배롱나무 겨울 수형

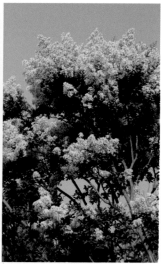

배롱나무 흰꽃

기능성물질 효능에 관한 특허자료

배롱나무의 추출물을 유효 성분으로 함유하는 알레르기 예방 또는 개선용 약학적 조성물

본 발명은 천연물을 유효 성분으로 하는 항아토피용 약학조성물에 관한 것으로, 보다 상세하게는 배롱나무 추출물 및 이를 유효 성분으로 함유하는 알레르기 예방 또는 개선용 약학 조성물에 관한 것으로, 상기 본 발명에 따른 약학 조성물은 인체에 무해하고 피부에 전혀 자극이 없으며, 염증성 사이토카인 및 케모카인(chemokine)의 분비 조절, 면역글로불린 IgE의 합성 억제 등에 작용하여 홍반 감소, 가려움증 소멸 작용, 항균 작용, 면역 억제 및 조절 작용 등의 효과를 나타내어 아토피 또는 천식의 개선 또는 치료의 개선에 적용함으로써 유용하게 이용할 수 있다.

〈공개번호 : 10-2011-0050938, 특허권자 : 대전대학교 산학협력단〉

백선

Dictamnus dasycarpus Turcz.

피부 · 비뇨기계 질환

청열, 해독, 풍진, 습진

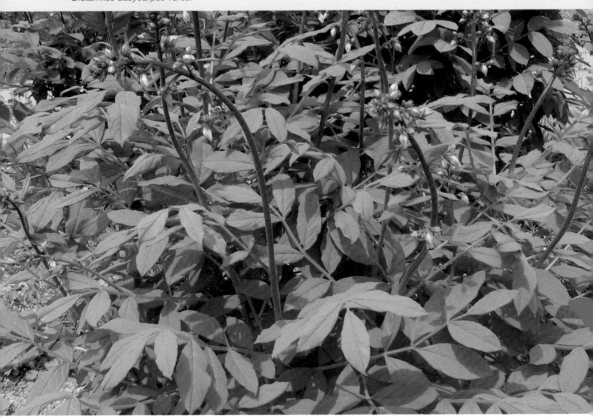

생약명 백선피(白鮮皮)

이명 : 자래초, 검화, 백전, 백양(白羊), 지양선(地羊鮮)

과명 : 운향과(Rutaceae)　　　　　　　　　**개화기** : 5∼6월

채취시기 : 봄과 가을에 채취하여 흙과 모래, 코르크층을 제거하고 뿌리껍질을 벗겨 이물질을 제거하고
잘게 썰어서 말린다.

사용부위 뿌리껍질

성분 : 뿌리에 푸로퀴놀론알칼로이드(furoquinolone alkaloid)로 딕탐닌(dictamnine), 스킴미아닌(skimmianine),
γ−파가린(γ-fagarine), 로부스틴(robustine), 할로핀(halopine), 마쿨로시딘(maculosidine) 등이 함유
되어 있고, 그 외에 리모닌(limonin), 트리고넬린(trigonelline), 프락시넬론(fraxinellone), 오바쿨라톤
(obakulatone), 사포닌 등이 함유되어 있다.

성질과 맛 : 성질이 차고 맛은 쓰며, 독은 없다.

생태적특성

제주도를 제외한 전국 각지에 분포하는 숙근성 여러해살이풀로, 양지바른 산기슭에 자란다. 높이는 90cm 정도이고, 줄기가 곧게 서며 뿌리는 굵다. 잎은 어긋나고 홀수깃꼴겹잎이며, 작은잎은 길이 2.5~5cm에 난형 또는 타원형으로 가장자리에 잔톱니가 있다. 5~6월에 엷은 홍색 꽃이 원줄기 끝에 총상꽃차례로 달리고, 삭과(蒴果)인 열매는 8월에 익으며 5개로 갈라진다. 뿌리의 심을 빼낸 약재는 길이 5~15cm, 지름 1~2cm, 두께 0.2~0.5cm에 안으로 말려 들어간 통 모양이다. 바깥 표면은 회백색 또는 담회황색으로 가는 세로주름과 가는 뿌리의 흔적이

각 부위 생김새

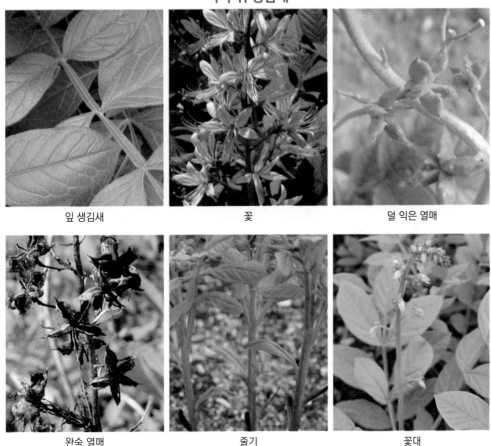

잎 생김새	꽃	덜 익은 열매
완숙 열매	줄기	꽃대

있고 돌기 같은 과립상(顆粒狀)의 작은 점이 있으며, 안쪽 표면은 유백색으로 가는 세로주름이 있다. 질은 부스러지기 쉽고 절단할 때 분말이 일어나며, 단면은 평탄하지 않고 약간 층을 이룬 조각 모양이다.

약효와 효능주치

열을 내리고 습사를 다스리며, 풍사를 제거하고 독을 풀어주는 효능이 있어 습열 창독(濕熱瘡毒), 풍진(風疹), 개선(疥癬), 두통, 만성 습진 등을 치료한다.

약재사용부위

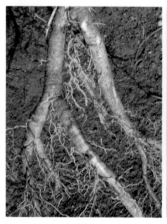
뿌리

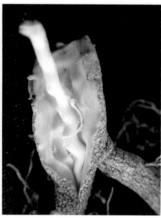
뿌리 껍질 가피

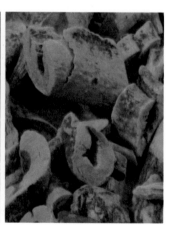
약재

처방 및 용법

말린 뿌리껍질로 하루에 6~12g 정도를 사용하는데, 약재 10g에 물 1L 정도를 붓고 끓기 시작하면 불을 약하게 줄여서 200~300mL 정도로 달여 아침저녁 2회로 나누어 복용한다.

> **주의사항 :** 성미가 쓰고 차면서 아래로 내리는 성질이 있어 하초(下焦: 신장, 방광, 자궁 등 생식과 배설을 담당하는 장부)가 허(虛)하고 찬 경우에는 사용을 피한다.

장기에 미치는 작용부위

비장, 위장 경락으로 작용한다.

비슷한 약초

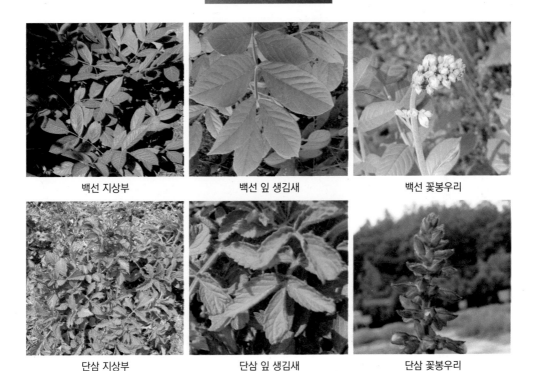

백선 지상부   백선 잎 생김새   백선 꽃봉우리

단삼 지상부   단삼 잎 생김새   단삼 꽃봉우리

기능성물질 효능에 관한 특허자료

백선피 추출물을 유효 성분으로 포함하는 지질 관련 심혈관 질환 또는 비만의 예방 및 치료용 조성물

본 발명은 백선피 추출물, 또는 백선피와 길경 또는 인삼의 혼합 생약재 추출물을 유효 성분으로 함유하는 항비만용 조성물에 관한 것이다. 본 발명의 추출물들은 고지방 식이에 의한 체중 증가 및 체지방 증가를 억제하고, 혈중 지질인 트리글리세라이드(triglyceride), 총 콜레스테롤을 낮춤으로써 비만 증상을 개선시키므로, 지질 관련 심혈관 질환 또는 비만의 예방 또는 치료제, 또는 상기 목적의 건강식품으로 유용하게 사용될 수 있다.

〈공개번호 : 10-2011-0097220, 출원인 : 사단법인 진안군 친환경홍삼한방산업클러스터사업단〉

백작약

Paeonia japonica (Makino) Miyabe & Takeda

내분비계 질환

양혈, 보간, 신체 허약, 설사

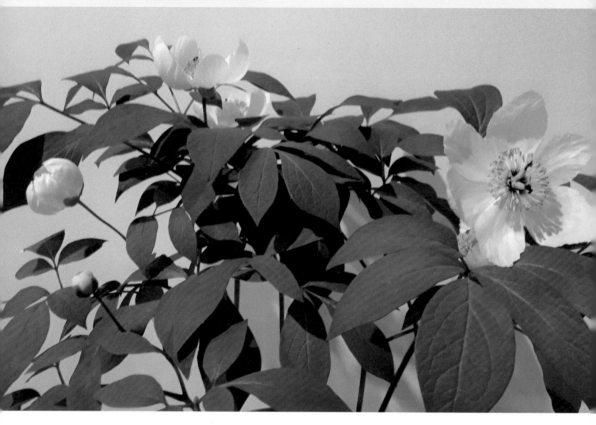

생 약 명　작약(芍藥)

이명 : 산작약, 작약, 백작(白芍), 금작약(金芍藥)

과명 : 작약과(Paeoniaceae)

개화기 : 4~5월

채취시기 : 가을에 뿌리를 채취하여 겉껍질을 벗긴 후 말린다. 쪄서 말리기도 한다.

사용부위　뿌리

성분 : 뿌리에 정유, 지방유, 수지, 당, 전분, 점액질, 단백질, 타닌, 파에오니플로린(paeoniflorin), 헤데라게
닌(hederagenin) 등이 함유되어 있다.

성질과 맛 : 성질이 시원하고, 맛은 쓰고 시다.

🍃 생태적특성

중부 지방에 주로 분포하는 숙근성 여러해살이풀로, 토심이 깊고 배수가 잘되는 양지에서 자란다. 꽃이 아름다워 관상식물로 심어 가꾸기도 한다. 높이는 40~50cm 정도이고, 줄기의 밑부분이 비늘 같은 잎으로 싸여 있다. 뿌리는 굵고 육질이며 원주형 또는 방추형에 단면은 붉은빛이 돈다. 잎은 3~4개가 어긋나고 3개씩 2회 갈라지며, 작은 잎은 길이 5~12cm, 너비 3~7cm에 긴 타원형 또는 도란형으로 양끝이 좁고 가장자리가 밋밋하다. 잎의 앞면은 녹색이고 뒷면은 흰빛이 돌며 털이 없다.

근생엽은 1~2회 우상으로 갈라지며 윗부분의 것은 3개로 깊게 갈라지기도 한다. 4~5월에 흰색의 큰 꽃이 원줄기 끝에 1개씩 달리며, 꽃잎은 5~7개이고 길이는 2~3cm에 도란형이다. 꽃받침 조각은 3개이며 난형이고 크기는 서로 다르다. 열매는 골돌과로, 벌어지면 덜 익은 붉은색 종자와 성숙한 검은색 종자가 나타난다.

뿌리의 생장 속도가 더디어 농가에서 재배를 꺼리는 편이며, 경상북도에서 품종 육성시험을 하고 있다. 백작약의 이명이 산작약이기 때문에 두 식물을 혼동하는 경우가 있다. 백작약과 산작약(Paeonia obovata Maxim.)은 둘 다 우리나라 특산종이라는 공통점이 있으며, 생김새와 특징이 거의 비슷하고 생약명도 '작약'으로 동일하다.

다만, 백작약은 꽃이 흰색이고 산작약(이명: 민산작약)은 붉은색이라는 차이점이 있다. 또한 붉은색이나 흰색 꽃이 피는 작약(Paeonia lactiflora Pall.)은 이명인 '적작약'으로 더 많이 불리는데, 현재 농가에서 재배되는 작약은 대부분 이 식물을 기원으로 한다. 작약, 백작약, 산작약의 뿌리는 모두 생약명이 '작약'이며 비슷한 효능을 나타내는데, 뿌리를 약재로 가공하는 방법에 따라 백작약과 적작약으로 구분되어 유통되고 있다.

각 부위 생김새

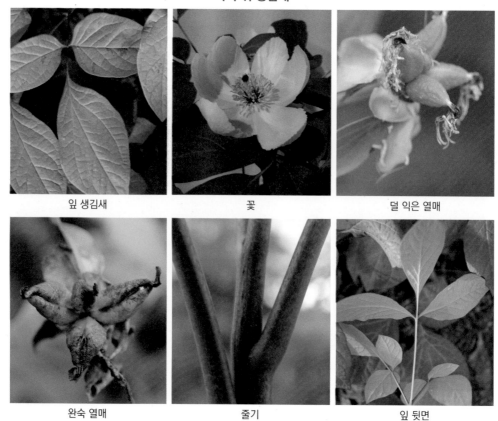

잎 생김새 · 꽃 · 덜 익은 열매

완숙 열매 · 줄기 · 잎 뒷면

🌱 약효와 효능주치

혈액을 맑게 하고 간을 보하며, 통증을 멎게 하고 경련을 완화시키며 땀을 멈추게 하는 등의 효능이 있어서, 신체 허약을 다스리고 음기를 수렴하며, 가슴과 복부, 옆구리의 동통을 치료한다. 또한 설사와 복통을 낮게 하며 자한(自汗)과 도한(盜汗), 음허발열(陰虛發熱), 월경부조(月經不調), 붕루(崩漏), 대하(帶下) 등을 치료한다. 약재의 처리 방법에 따라 발휘되는 약효가 다른데, 말린 것을 생용(生用)하면 음기를 수렴하여 간의 기를 평하게 하는 작용이 강하므로, 간양상항(肝陽上亢)으로 인한 두통, 어지럼증, 이명 등의 증상에 적용한다. 주초용(酒炒用: 약재 무게

의 20~25%에 해당하는 술을 약재에 흡수시킨 뒤 프라이팬에서 약한 불로 노릇노릇하게 덖는
방법)을 하면 시고 차가운 성미가 완화되어 중초의 기운을 완화하는 효능이 있어
협륵동통(脇肋疼痛)과 복통을 치료하는 데 응용한다. 주자(酒炙, 주초용)하면 산후
복통을 치료하고, 초용(炒用: 약재를 달군 가마에 넣고 고루 덖는 방법)하면 성질이 완
화되어 혈액을 자양하고 음기를 수렴하는 효능이 있어 간의 기운이 항성되고 비
장의 기운이 허한 증상에 사용한다.

🌿 약재사용부위

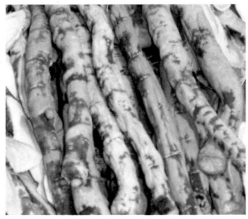

뿌리

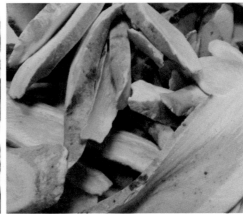

약재

🌿 처방 및 용법

말린 것으로 하루에 6~15g 정도를 사용하는데, 용도가 다양하다. 민간요법으로
설사나 복통에 작약 15g과 감초 6g을 물 1L에 넣고 끓기 시작하면 불을 약하게
줄여서 200~300mL 정도로 달여 아침저녁 2회로 나누어 복용한다. 또 눈병에는
작약, 당귀, 선황련(鮮黃蓮, 깽깽이풀 뿌리)을 같은 양으로 혼합하여 적당량의 물을
붓고 끓여서 환부에 김을 쐬고 달인 물로 눈을 자주 씻는다. 여성의 냉병에는 덖
은 작약 20g, 덖은 건강(乾薑) 5g을 혼합하여 부드럽게 가루 내어 1회에 3~4g씩

하루 2회 미음에 타서 먹는다. 또 담석증에는 작약 뿌리 10g, 감초 6g을 물에 달여 하루 2~3회로 나누어 식간에 먹는데, 이 약을 작약감초탕이라고 하며 평활근의 경련을 푸는 작용이 있어서 담석증으로 오는 경련성 통증을 멎게 한다.

주의사항 : 양혈(凉血)하고 염음(斂陰: 음적 기운을 수렴하는 작용)이 있으므로 허한복통(虛寒腹痛)이나 설사(泄瀉)의 경우에는 신중하게 사용해야 하며, 여로(黎蘆)와 함께 사용하면 안 된다.

 장기에 미치는 작용부위

간, 비장 경락으로 작용한다.

비슷한 약초

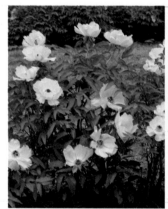

모란 지상부

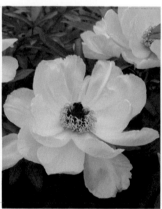

모란 꽃

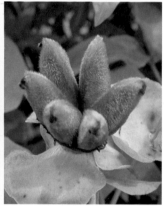

모란 열매

기능성물질 효능에 관한 특허자료

항산화 활성을 갖는 백작약 추출물을 함유하는 조성물

본 발명의 백작약 추출물은 항산화 활성을 가지고 있어서 뇌허혈에 의해 유도되는 신경 세포 손상을 보호하는 효과가 있으므로, 이를 포함하는 조성물은 신경 세포의 사멸에 의해 발생되는 퇴행성 뇌질환, 즉 뇌졸중, 중풍, 치매, 알츠하이머병, 파킨슨병, 헌팅턴병, 피크병 및 크로이츠펠트-야콥병 등의 예방 및 치료를 위한 의약품 및 건강 기능 식품으로 이용될 수 있다. 〈공개번호 :10-2006-0023884, 출원인 : (주)정우제약〉

범부채

Belamcanda chinensis (L.) DC.

호흡기계 질환

진해, 거담, 소염

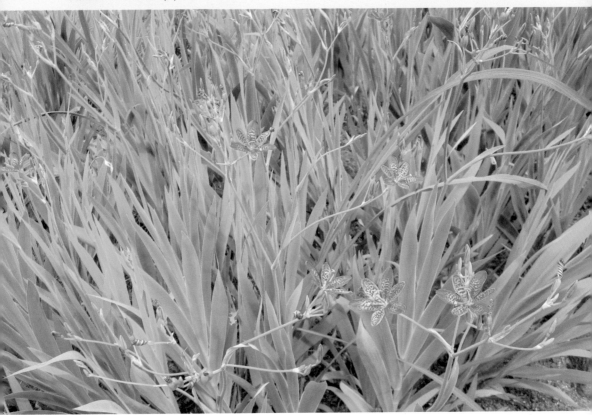

생약명   사간(射干)

이명 : 사간   과명 : 붓꽃과(Iridaceae)   개화기 : 7~8월
채취시기 : 꽃은 4~5월에, 뿌리는 연중 수시로 채취한다.

사용부위   뿌리

성분 : 근경에는 벨람칸딘(belamcandin), 이리딘(iridin), 텍토리딘(tectoridin), 텍토리게닌(tectorigenin)을 함유
　　　하며 꽃과 잎에는 만기프레인(mangifrein), 아포시닌(apocynine), 벨람칸달(belamcandal), 벨람카니딘
　　　(belamcanidin), 디아세틸벨람칸달(deacetylbelamcandal), 디메틸텍토리게닌(dimetyltectorigenin), 이리
　　　게닌(irigenin), 이리스플로렌틴(irisflorentin), 이리스텍토리게닌 A~B(iristectorigenin A~B), 이소이리도
　　　게르마날(isoiridogermanal), 메틸이리솔리돈(methyl irisolidone), 뮤닌진(muningin), 셰가논(sheganone),
　　　셰간수 A(shegansu A)를 함유한다.
성질과 맛 : 성질이 차고 맛은 쓰다.

🌑 생태적특성

중부 지방 이남의 도서 지역과 해안에 분포하는 여러해살이풀로, 물 빠짐이 좋은
양지나 반그늘의 풀숲에서 자란다. 높이는 50~100cm이고, 줄기가 곧게 서며
뿌리줄기는 짧고 옆으로 뻗는다.

잎은 어긋나고, 길이 30~50cm, 너비 2~4cm에 끝이 뾰족하며 밑부분이 줄기를
감싸고 부챗살 모양으로 퍼진다. 7~8월에 황적색 바탕에 짙은 반점이 있는 꽃이
피는데, 원줄기 끝과 가지 끝이 1~2회 갈라져 한 군데에 몇 개씩 달린다. 삭과인
열매는 9~10월경에 익는데 길이 3cm 정도에 타원형이고, 종자는 포도송이처럼
달리며 검은색 윤기가 난다.

각 부위 생김새

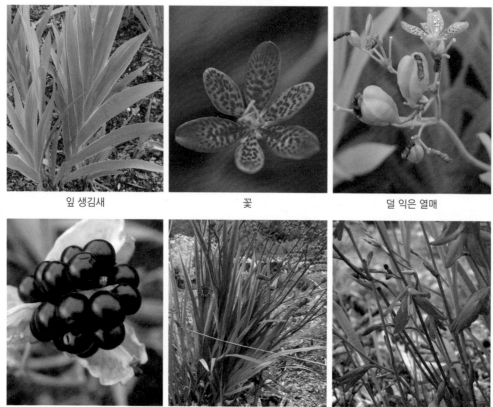

잎 생김새   꽃   덜 익은 열매

완숙 열매   애기범부채 지상부   애기범부채 꽃

🍃 약효와 효능주치

담을 제거하고 기침을 멎게 하며, 염증을 가라앉히고 화기를 내리게 하는 등의 효능이 있어서 해수, 인후종통, 편도염, 결핵성 림프샘염 등을 치료하는 데 이용한다.

🍃 약재사용부위

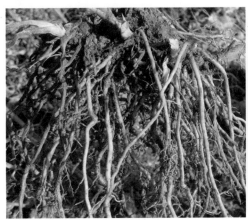
뿌리

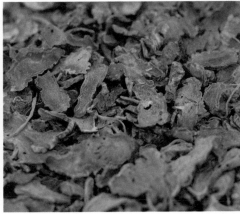
약재

🍃 처방 및 용법

하루에 3~6g을 사용하는데, 물 1L 정도를 붓고 달여서 2~3회로 나누어 복용한다. 외용할 때는 가루를 내어 목 안에 흡입하거나 고루 바른다.

> **주의사항 :** 열을 내리고 독성을 풀어주는 작용이 강하므로 실열(實熱)이 없거나 비장의 기능이 허한 변당(便糖: 변당 설사의 줄임말. 대변이 묽고 횟수가 많은 증상)의 경우, 그리고 임신부는 사용해서는 안 된다.

🍃 장기에 미치는 작용부위

간, 폐 경락으로 작용한다.

벽오동

순환기계 질환

소화불량, 고혈압, 구내염

Firmiana simplex (L.) W.F.Wight = [*Firmiana platanifolia* Schatt. et Endl.]

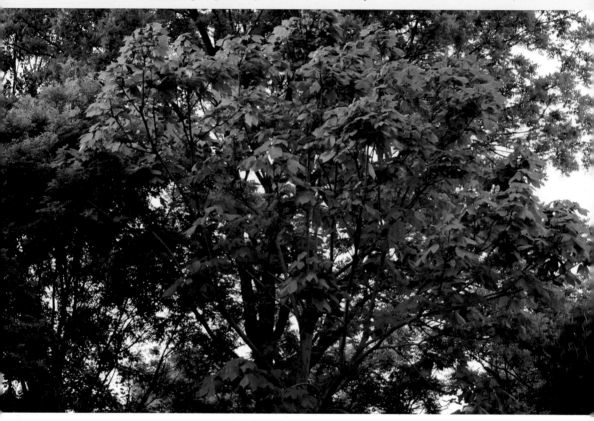

생약명 오동자(梧桐子), 오동엽(梧桐葉), 오동근(梧桐根), 오동백피(梧桐白皮), 오동화(梧桐花)

이명 : 벽오동나무, 청오동나무, 오동수(梧桐樹), 청피수(靑皮樹), 청동목(靑桐木), 동마수(桐麻樹)

과명 : 벽오동과(Sterculiaceae)　　　　　**개화기** : 6~7월

채취시기 : 열매는 9~10월에 익었을 때, 뿌리는 9~10월, 수피는 가을·겨울, 잎은 여름, 꽃은 6~7월에 채취한다.

사용부위 열매, 잎, 뿌리, 수피, 꽃

성분 : 열매에는 카페인, 스테르쿨산(sterculic acid)이 함유되어 있다. 수피에는 펜토산(pentosan), 펜토오스 (pentose), 옥타코산올(octacosanol), 루페논(lupenone), 갈락탄(galactan), 우론산(uronic acid) 등이 함유 되어 있다. 잎에는 베타인(betaine), 콜린(choline), 헨트리아콘탄(hentriacontane), β-아미린(β-amyrin), 루틴(rutin), β-아미린-아세테이트(β-amyrin-acetate), β-시토스테롤(β-sitosterol) 등이 함유되어 있다.

성질과 맛 : 열매·꽃은 성질이 평하고, 맛은 달다. 잎과 수피는 성질이 차고 맛은 쓰다. 뿌리는 성질이 평 하고, 독이 없으며, 맛은 담백하다.

🌰 생태적특성

남부 지방의 마을 근처나 과수원 주위에 심어 가꾸는 낙엽활엽교목으로, 높이가 15m 내외로 자란다. 굵은 가지가 벌어지고 나무껍질은 평활(平滑)하며 녹색이다. 서로 어긋나지만 가지 끝에서는 모여나고, 난형에 잎끝이 3~5개로 갈라지며 밑부분은 심장형이고 가장자리는 밋밋하다. 어릴 때는 잎의 표면에 털이 있다가 시간이 지나면 털이 없어지고, 뒷면은 갈색의 털로 덮여 있다. 단성화이며 하나의 꽃차례에 암꽃과 수꽃이 달린다. 꽃받침조각은 5개이고 타원형에 뒤로 젖혀지며 꽃잎은 없다. 합쳐진 수술대 끝에 10~15개의 꽃밥이 달린다. 삭과(殼果)인 열매는 10~11월에 익는데, 성숙하기 전에 5개로 갈라져서 둥근 종자가 겉에 나타난다.

각 부위 생김새

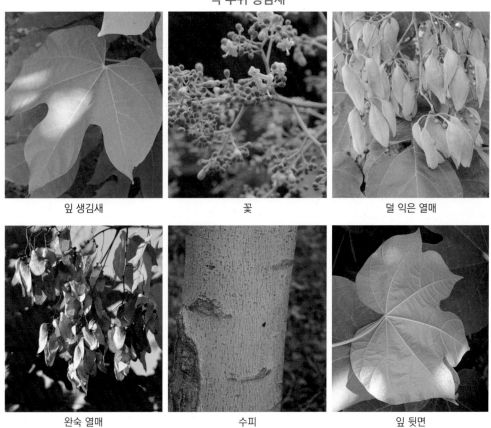

| 잎 생김새 | 꽃 | 덜 익은 열매 |
| 완숙 열매 | 수피 | 잎 뒷면 |

🍃 약효와 효능주치

열매는 생약명이 오동자(梧桐子)이며, 위통, 건위, 식체, 소아구창 등을 치료한다. 뿌리는 생약명이 오동근(梧桐根)이며, 거풍습의 효능이 있고 류머티즘에 의한 관절통, 월경불순, 타박상, 장풍하혈을 치료한다. 수피는 생약명이 오동백피(梧桐白皮)이며, 거풍, 활혈, 진통의 효능이 있어 류머티즘에 의한 마비통, 이질, 단독(丹毒), 월경불순, 타박상 등을 치료한다. 잎은 생약명이 오동엽(梧桐葉)이며, 거풍(祛風), 제습(除濕), 청열, 해독 등의 효능이 있고 류머티즘에 의한 동통, 마비, 종기, 창상출혈, 고혈압 등을 치료한다. 꽃은 생약명이 오동화(梧桐花)이며, 청열, 해독 등의 효능이 있고 부종, 화상 등을 치료한다. 벽오동의 추출물은 항산화제로 이용할 수도 있다.

🍃 약재사용부위

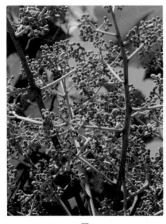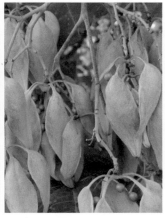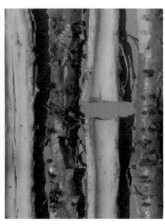

| 꽃 | 열매 채취품 | 뿌리껍질 |

🍃 처방 및 용법

하루에 열매 50~100g을 물 900mL에 넣고 반으로 달여서 2~3회 매 식후 복용한다. 외용할 때는 열매를 볶아 약간 태워서 가루를 내어 환부에 살포한다.

뿌리, 수피, 잎, 꽃도 열매와 같은 방법으로 사용한다.

🧠 장기에 미치는 작용부위

심장, 비장, 폐 경락에 작용한다.

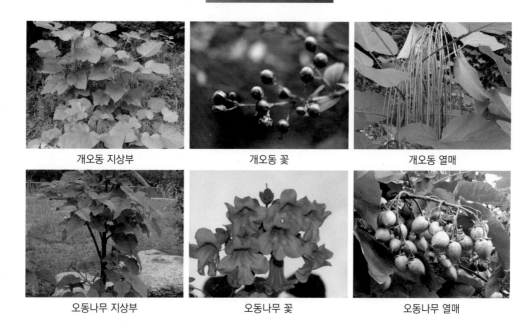

비슷한 약초

개오동 지상부　　　　　개오동 꽃　　　　　개오동 열매

오동나무 지상부　　　　　오동나무 꽃　　　　　오동나무 열매

기능성물질 효능에 관한 특허자료

벽오동 추출물을 함유한 천연 항산화제 조성물 및 이의 제조 방법

본 발명은 벽오동 추출물을 함유한 천연 항산화제 조성물 및 이의 제조 방법에 관한 것으로, 벽오동나무의 파쇄물 3 내지 15 중량%와 용매 85 내지 97 중량%를 용기에 충전하여 60 내지 150℃의 온도에서 상기 용매의 중량%가 45 내지 65가 될 때까지 가열한 후 건조하여 분말 성상의 항산화제 조성물 및 이의 제조 방법을 제공함으로써 우리나라 전역에 자생하고 있는 벽오동나무를 가지, 잎 및 열매 부분을 이용하여 강력한 항산화제를 대량 제조할 수 있으며, 독성이 없고 항산화도가 매우 높은 천연 지용성 물질로, 액상 및 분말 성상 등으로 제조가 가능함은 물론 다양한 기능성 물질의 부가가 용이한 효과가 있다.

〈공개번호 : 10-2005-0117975, 출원인 : 김진수〉

보리수나무

Elaeagnus umbellata Thunb. = [*Elaeagnus crispa* Thunb.]

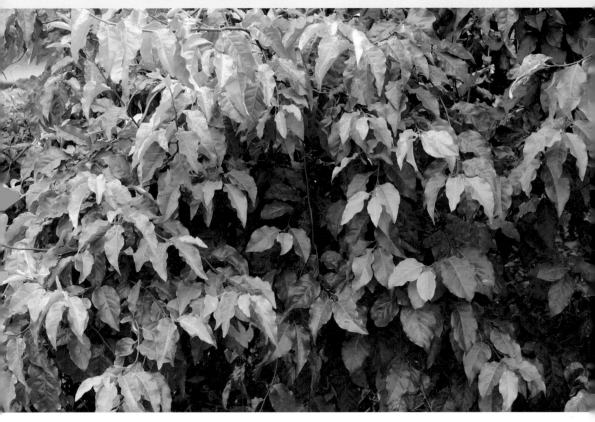

생약명 우내자(牛奶子)

이명 : 볼네나무, 보리장나무, 보리화주나무, 보리똥나무, 산보리수나무

과명 : 보리수나무과(Elaeagnaceae)

개화기 : 5~6월

채취시기 : 열매는 성숙기에 채취하여 햇볕에 말린다. 뿌리는 겨울부터 이듬해 봄까지, 잎은 여름에 채취
한다.

사용부위 열매 · 잎 · 뿌리

성분 : 뿌리, 잎, 열매의 종자 등에 세로토닌(serotonin)이 함유되어 있다.

성질과 맛 : 성질이 시원하고, 맛은 달고 시다.

🌿 생태적특성

전국 각지의 산기슭 및 계곡에 자생하는 낙엽활엽관목으로 높이는 3~4m 정도로 자라고 가지에는 가시가 돋아나 있다.

잎은 서로 어긋나고 타원형 또는 난상피침형에 잎끝은 둔형 또는 짧고 뾰족한 형이며 밑부분은 원형 또는 넓은 설형으로 가장자리는 말려서 오그라들고 톱니가 없다.

5~6월에 백색 꽃이 피었다가 황색으로 변하고 방 향성 향기가 있으며, 열매는 구형 또는 난원형이고 9~10월에 옅은 홍색으로 익는다.

각 부위 생김새

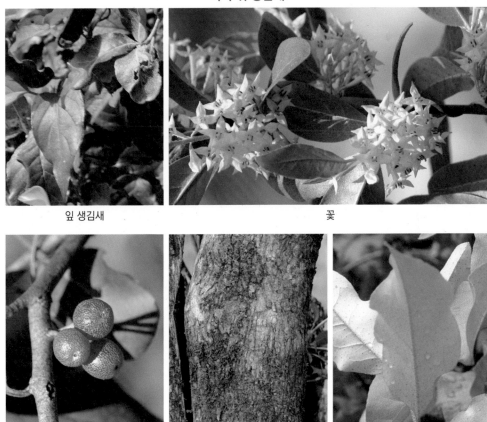

잎 생김새   꽃

완숙 열매   수피   잎 뒷면

약효와 효능주치

뿌리와 잎, 열매를 약용하는데, 생약명이 우내자(牛內子)이며 몸에 영양분을 공급하고 기침을 가라앉히며, 습사를 제거하고 출혈을 멎게 하는 효능이 있어 해수, 하리, 이질, 붕루, 대하에 이용한다.

약재사용부위

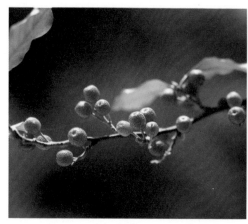

열매

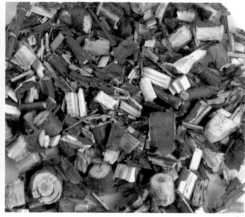

약재

처방 및 용법

뿌리와 잎, 열매 1일량 30~50g을 물 1L에 넣고 반으로 달여 2~3회 매 식후 복용한다.

장기에 미치는 작용부위

비장, 대장 경락으로 작용한다.

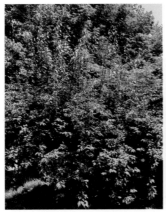

뜰보리수나무 지상부

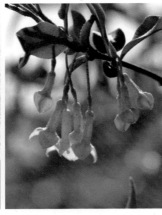

뜰보리수나무 꽃

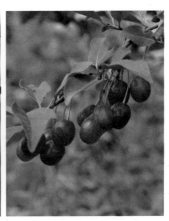

뜰보리수나무 열매

뜰보리수와 보리수나무

보리수나무과에 속하는 뜰보리수와 보리수나무는 낙엽관목으로, 높이는 3~4m 정도로 비슷하고 나무의 잎이나 꽃 등의 생김새도 비슷하다. 다만 열매의 크기와 결실 시기가 다른데, 뜰보리수는 열매가 크고 6월에 빨갛게 익고, 보리 수나무는 열매가 아주 작고 9~10월에 옅은 홍색으로 익으며 두 열매 모두 식용할 수 있다. 뜰보리수와 보리수나무는 약효 성분도 다르고 약효 작용도 다르다.

기능성물질 효능에 관한 특허자료

보리수나무 열매를 주재로 한 약용술의 제조방법

본 발명의 생약을 주재로 한 약용술 중 보리수나무 열매인 호뢰자를 주재한 신규의 약용술로, 잘 익은 호뢰자를 채취 하여 수세건조하고, 이를 소주(25~30%)에 침지, 밀봉한 다음 음지에서 15~30일 동안 숙성 발효시키고 여과한 여액 을 다시 음지에서 2~3개월 2차 숙성발효시킨 능금산이나 주석산 등이 함유된 갈색의 약용 술이다. 이 약용술은 보 리수나무 열매의 자연적인 향과 맛을 그대로 유지하면서 인체의 자양 강장, 허약 체질, 육체 피로 등에 탁월한 개선 효과가 있는 것으로, 본 발명은 산업적으로 매우 유용한 발명이다.

〈공개번호 : 10-1996-0007764, 출원인 : 박봉흠〉

봉선화

Impatiens balsamina L.

여성 질환

감기, 생선 중독, 산후 복통

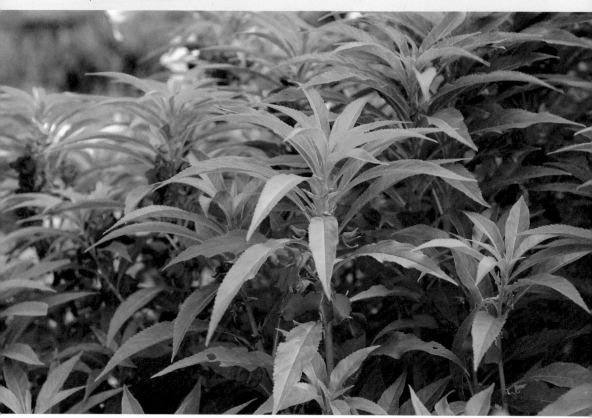

생약명 봉선(鳳仙), 급성자(急性子), 봉선근(鳳仙根)

이명 : 조진주(早珍珠), 소도홍(小桃紅), 투골초(透骨草), 만당홍(滿堂紅)

과명 : 봉선화과(Balsaminaceae)　　　　　　　　개화기 : 7~8월

채취시기 : 여름에서 가을 사이에 전초를 채취하여 햇볕에 말린다.

사용부위 전초, 종자, 뿌리

성분 : 씨에 들어 있는 지방산의 약 50%는 불포화도가 높은 파리나르산(parinaric acid)이다. 꽃에는 라우손(lawsone)과 메틸에테르(methylether), 시아니딘(cyanidine), 델피니딘(delphinidin), 펠라르고니딘(pelargonidin), 말비딘(malvidin) 등의 안토시안과 캠페롤(kaempferol), 퀘르세틴(quercetin)이 있다. 씨에는 발사미나스테롤(balsaminasterol), 사포닌, 퀘르세틴과 캠페롤의 배당체 등이 있다.

성질과 맛 : 성질이 따뜻하며, 맛은 맵고 쓰다.

생태적특성

전국 각지에 분포하는 한해살이풀로, 높이는 60cm 정도이고 다육질인 줄기가 곧게 자란다. 잎은 어긋나고, 피침형에 잎끝이 날카로우며 가장자리에 톱니가 있다. 7~8월에 붉은색과 분홍색, 흰색 등의 꽃이 잎겨드랑이에서 피는데, 홑꽃과 겹꽃이 있다. 열매는 삭과로 타원형이고, 익으면 열매껍질이 터지면서 황갈색 종자가 튀어나온다. 꽃이 아름다워 관상용으로 심어 가꾸기도 한다.

각 부위 생김새

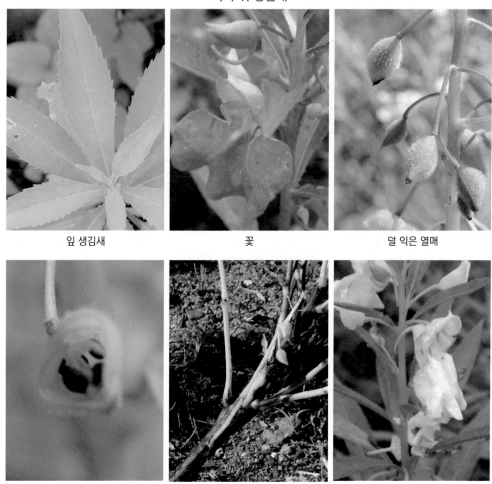

잎 생김새	꽃	덜 익은 열매
완숙 열매	줄기	흰봉선화

약효와 효능주치

전초는 봉선(鳳仙), 종자는 급성자(急性子), 뿌리는 봉선근(鳳仙根)이라 한다. 혈액순환을 돕고 통증을 멎게 하며 종기를 가라앉히는 등의 효능이 있어서 풍습성 관절염, 월경통, 타박상, 림프샘염, 일체의 창종(瘡腫) 등의 치료에 이용하고, 뱀에 물린 상처에도 쓴다.

 ## 약재사용부위

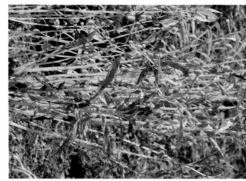
전초

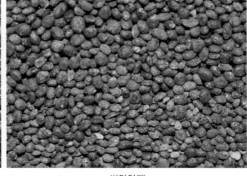
씨앗약재

 ## 처방 및 용법

감기, 산후 복통, 월경불순 등에 쓰는데, 하루에 말린 약재 10~20g 정도를 물 250mL에 넣고 반으로 달여서 3회로 나누어 마신다. 생선이나 육류 중독에는 약재 3~6g을 물 250mL에 넣고 반으로 달여서 하루 3회로 나누어 마신다. 꽃, 잎, 줄기로 즙을 내어 무좀에 바르며, 벌레에 물리거나 벌에 쏘였을 때 이 즙을 바르면 곧 회복된다. 손톱을 물들이는 데에도 사용한다.

> **주의사항** : 봉선화 씨앗 가루나 줄기 달인 물이 치아에 닿으면 치아가 상할 수 있으므로 빨대를 이용하여 바로 삼키는 것이 좋다.

 ## 장기에 미치는 작용부위

간, 심장 경락으로 작용한다.

부용

Hibiscus mutabilis L.

피부·내분비계 질환

백대하, 진통, 소종, 해독, 양혈

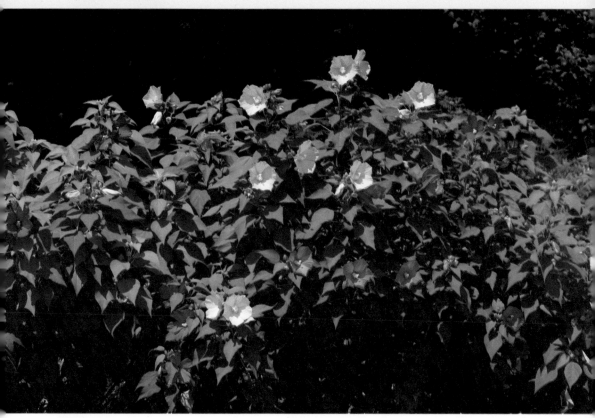

생약명 목부용(木芙蓉), 목부용화(木芙蓉花), 목부용엽(木芙蓉葉)

이명 : 부용화(芙蓉花), 지부용(地芙蓉), 주취부용(酒醉芙蓉), 부용엽(芙蓉葉), 산부용(山芙蓉), 부용목련(芙蓉木蓮)

과명 : 아욱과(Malvaceae)　　　　　　　**개화기 :** 8~9월

채취시기 : 꽃은 9~11월, 잎은 여름부터 가을에 채취한다.

사용부위 꽃, 잎

성분 : 꽃에는 플라보노이드 배당체로 이소퀘르시트린(isoquercitrin), 히페린(hyperin), 루틴(rutin), 퀘르시메리트린(quercimeritrin)과 안토시아닌이 함유되어 있다. 안토시아닌의 함유량은 꽃 빛깔에 따라서 다른데, 아침 일찍 피는 담황색 꽃에는 안토시아닌이 없고 낮에 피는 담홍색 꽃과 저녁에 피는 분홍색 꽃에는 시아니딘 3, 5-디글루코시드시아니딘(cyanidin 3, 5-diglucoside cyanidin)이 함유되어 있다. 잎에는 플라보노이드 배당체, 페놀류, 아미노산, 타닌, 환원당이 함유되어 있다.

성질과 맛 : 성질이 평하고, 맛은 맵다.

🌿 생태적특성

전국 각지의 산과 들에 분포하는 낙엽 활엽 반관목으로, 중국이 원산지이며 주로 관상용으로 심어 가꾼다. 높이는 2~3m 정도이고, 가지는 성모(토毛: 한 점에서 여러 갈래로 갈라져 별 모양으로 된 털)로 덮여 있다. 잎은 서로 어긋나고 광난형 또는 난원형에 3~7개로 얕게 갈라지며 열편은 난상 삼각형이다. 잎끝은 뾰족하며 밑부분은 심장형이고 가장자리에는 파상의 둔한 톱니가 있다. 잎의 앞면에는 잔돌기와 털이 약간 나 있고 뒷면에는 백색 털이 빽빽하게 나 있다. 꽃은 8~10월에 가지 끝이나 잎 겨드랑이에서 1개씩 달리는데, 아침 일찍 백색 또는 담황색으로 피어 오후에는 선홍색이 된다. 열매는 삭과로 둥글고 긴 털로 싸여 있으며 10~11월에 익는다.

각 부위 생김새

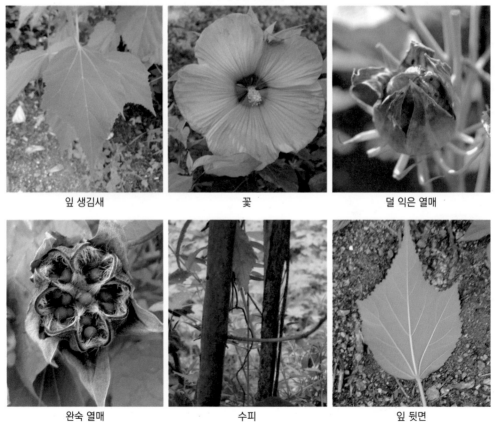

잎 생김새	꽃	덜 익은 열매
완숙 열매	수피	잎 뒷면

약효와 효능주치

꽃은 생약명이 목부용화(木芙蓉花)이며, 열을 내려주고 종기를 가라앉히며, 독을
풀어주고 혈열을 내리는 효능이 있어 옹종, 화상, 해수, 토혈, 백대를 치료한다.
잎은 생약명이 목부용엽(木芙蓉葉)이며, 통증을 멎게 하고 종기를 가라앉히며, 독
을 풀어주고 혈열을 내려주는 효능이 있어 옹종, 대상 포진, 화상, 목적종통(目的
腫痛), 타박상 등을 치료한다.

 약재사용부위

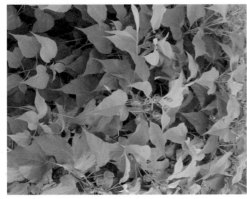

전초

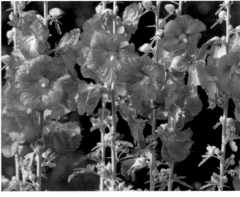

꽃

 처방 및 용법

꽃 1일량 20~40g을 물 1L에 넣고 반으로 달여 2~3회 매 식후 복용한다. 외용할
때는 짓찧어서 환부에 도포하거나 가루 내어 연고 기제에 조합하여 환부에 붙인
다. 잎 1일량 30~50g을 물 1L에 넣고 반으로 달여 2~3회 매 식후 복용한다. 외
용할 때는 짓찧어서 환부에 붙인다.

 장기에 미치는 작용부위

심장, 비장, 폐 경락에 작용한다.

비슷한 약초

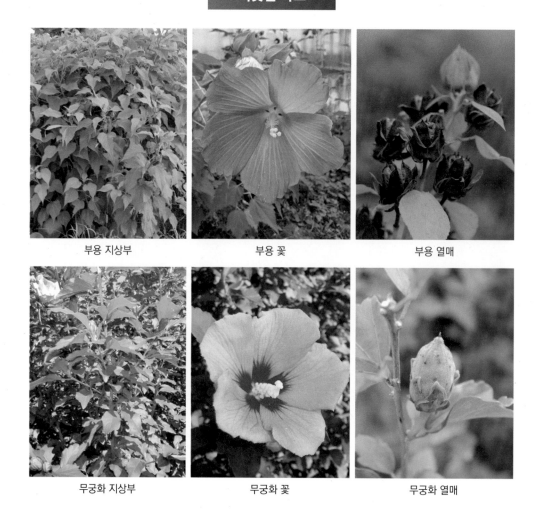

부용 지상부

부용 꽃

부용 열매

무궁화 지상부

무궁화 꽃

무궁화 열매

기능성물질 효능에 관한 특허자료

부용화 추출물을 함유하는 피부 외용제 조성물

본 발명은 부용화 추출물을 함유하는 피부 외용제 조성물에 관한 것이다. 본 발명의 상기 부용화 추출물을 함유하는 피부 외용제 조성물은 피부 자극이 없으면서 보습 효과가 우수하고 엘라스틴 및 콜라겐 생성을 촉진하는 효과가 있어, 피부 보습, 노화 방지 및 탄력 증진에 뛰어난 효과를 나타낸다. 따라서, 본 발명의 상기 피부 외용제 조성물은 피부 보습용, 노화 방지용 및 탄력 증진용으로서, 화장료 조성물 또는 약학 조성물로 사용할 수 있다.

〈공개번호 : 10-2010-0067698, 출원인 : (주)아모레퍼시픽〉

부처꽃

Lythrum anceps (Koehne) Makino

소화기계 질환

지사, 지혈, 피부궤양

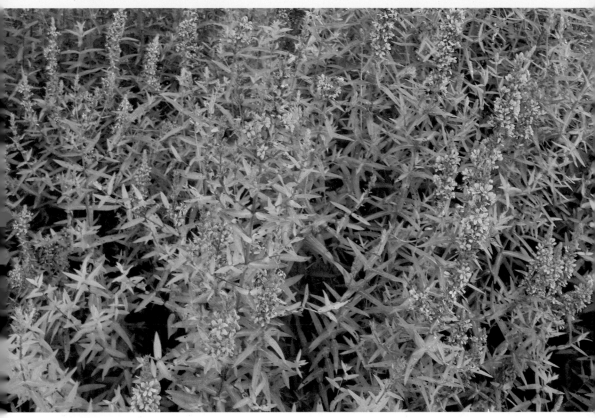

생약명 천굴채(千屈菜)

이명 : 두렁꽃

과명 : 부처꽃과(Lythraceae)

개화기 : 7~8월

채취시기 : 8~9월에 전초를 채취하여 햇볕에 말린다.

사용부위 전초

성분 : 전초에는 다량의 철분과 살리카린(salicarin), 타닌이 함유되어 있다. 꽃에는 비텍신(vitexin), 오리엔틴(orientin), 말빈(malvin), 시아니딘-3-모노갈락토시드(cyanidin-3-monogalactoside), 엘라그산(ellagic acid), 클로로겐산(chlorogenicacid) 등이 함유되어 있다.

성질과 맛 : 성질이 차고 맛은 쓰다.

🌿 생태적특성

전국 각처의 습지나 냇가에 분포하는 여러해살이풀로, 양지 또는 반그늘의 습기가 많은 곳에서 자란다. 높이는 1m 정도이고, 줄기가 곧게 서며 가지가 많이 갈라진다. 잎은 마주나고 길이 3~4cm, 너비 1cm 내외에 넓은 피침형이며 잎끝이 뾰족하고 가장자리는 밋밋하다. 5~8월에 자홍색 꽃이 잎겨드랑이에 3~5개씩 달려 줄기를 따라 올라가며 핀다. 열매는 9월경에 달리는 데, 긴 타원형의 삭과이며 성숙하면 2개로 쪼개져 종자가 나온다.

각 부위 생김새

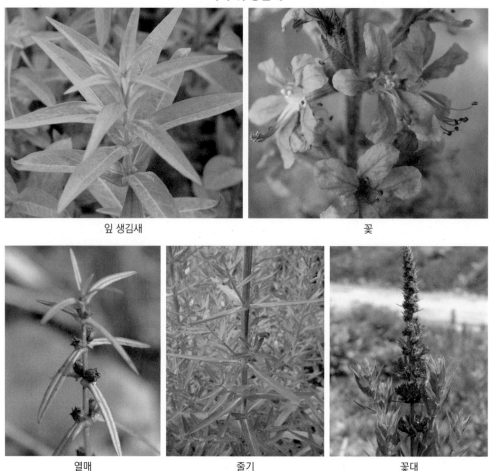

잎 생김새   꽃

열매   줄기   꽃대

🦪 약효와 효능주치

혈액을 맑고 차게 하며 설사를 멈추게 하는 효능이 있어 세균성 설사, 이질, 자궁 출혈, 피부 궤양 등을 치료한다.

🦪 약재사용부위

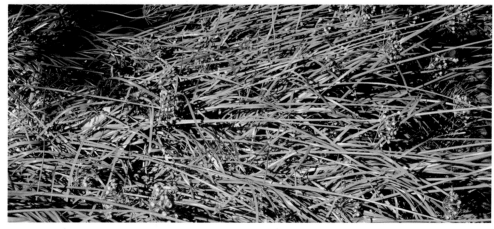

전초약재

🦪 처방 및 용법

하루에 15~20g를 물 1L 정도에 넣고 달여서 2~3회로 나누어 복용한다. 외용할 때는 가루로 만들어 반죽해서 환부에 붙이거나 짓찧어서 환부에 바른다.

🦪 장기에 미치는 작용부위

심장, 대장 경락으로 작용한다.

부처손

Selaginella tamariscina (Beauv.) Spring

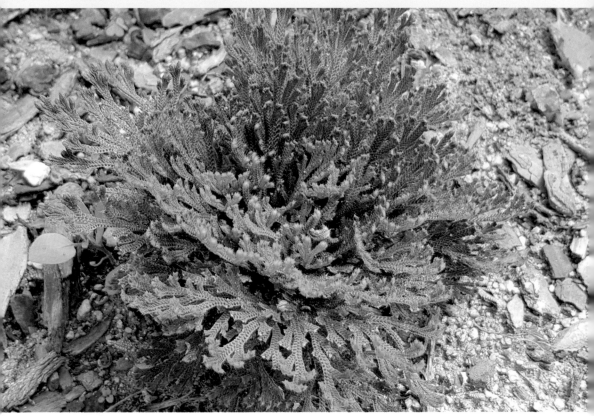

생약명 권백(卷柏)

이명 : 두턴부처손, 표족(豹足), 구고(求股), 신투시(神投時), 교시(交時)

과명 : 부처손과(Selaginellaceae)

개화기 : 포자 번식

채취시기 : 봄과 가을에 전초를 채취하여 이물질을 제거하고 말린다. 봄에 채취한 것이 더욱 좋다.

사용부위 전초

성분 : 플라본, 페놀, 아미노산, 트레할로오스(trehalose), 아피게닌(apigenin), 아멘토플라본(amentoflavone), 히노키플라본(hinokiflavone), 살리카린(salicarin), 살리카이린(salricairin), 페칼라인(pecaline) 등을 함유한다.

성질과 맛 : 성질이 평하고, 맛은 맵다. 독은 없다.

🌿 생태적특성

제주도 및 전국 산지의 건조한 바위나 나무 위에서 자라는 상록 여러해살이풀로, 전체가 주먹 모양으로 말려 쭈그러졌고 크기가 일정하지 않다. 높이는 15~40cm 정도이고, 가지는 줄기 윗부분에 다발로 뭉쳐나서 방사상으로 퍼지며 습기가 없을 때는 속으로 말려 있다가 습기 있으며 펴진다. 갈라져 나온 가지에 비늘조각 같은 소엽이 빽빽하게 난다. 잎은 길이가 1.5~2mm이고 끝이 바늘처럼 뾰족하며 가장자리에 잔톱니가 있다. 포자낭수가 잔가지 끝에 1개씩 달리는데, 네모지며 길이는 0.5~2.5cm이다. 포자엽은 난상 삼각형으로 가장자리에 톱니가 있다. 유사종으로 석권백이라 불리는 바위손(Selaginella involvens (Sw.) Spring)이 있다.

각 부위 생김새

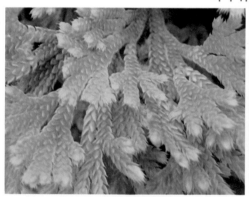

잎 생김새

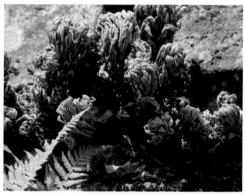

건조시 부처손

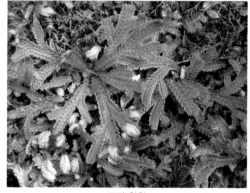

포자 활착

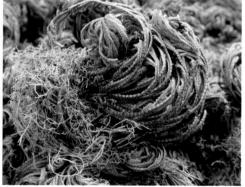

전초

🌿 약효와 효능주치

줄기와 잎의 생김새가 주먹 모양이므로 약재 이름을 권백(卷柏)이라 한다. 혈액 순환을 원활하게 하고 출혈을 멎게 하며, 기침을 멈추게 하며 이뇨 작용을 돕는 등의 효능이 있으며, 어혈을 푸는 데는 생용(生用: 볶지 않고 말린 것을 그대로 사용)하고, 지혈에는 초용(炒用: 볶아서 사용)한다. 생용을 하면 경폐(經閉: 월경이 막힌 것), 징가(癥痂), 타박상, 요통, 해수천식 등을 치료할 수 있고, 볶아서 사용하면 토혈, 변혈, 요혈, 탈항 등을 치료한다. 또한 석위, 해금사, 차전자 등과 배합하여 소변 임결(小便淋結)을 치료하는 데 사용한다.

🌿 약재사용부위

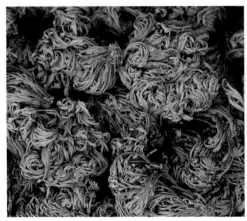

전초 채취품

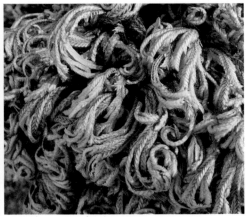

약재

🌿 처방 및 용법

말린 것으로 하루에 2~6g 정도를 사용하는데, 보통 파혈(破血: 어혈을 제거하는 것)에는 생용하고, 지혈에는 초용한다.

주의사항 : 파혈 작용이 있으므로 임신부는 사용을 금한다.

장기에 미치는 작용부위

심장, 폐, 신장 경락으로 작용한다.

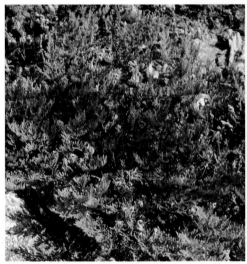

개부처손 지상부

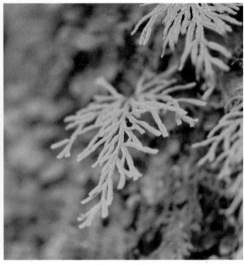

개부처손 잎 생김새

기능성물질 효능에 관한 특허자료

부처손 추출물 또는 이의 분획물을 포함하는 폐 기능 향상용 약학적 조성물

본 발명에서 제안하고 있는 폐 기능 향상용 약학적 조성물에 따르면, 부처손 추출물 또는 이의 분획물을 유효 성분으로 포함함으로써, 폐 기능을 향상시켜 운동 능력, 특히 유산소성 운동 능력을 향상시킬 수 있다.

〈공개번호 : 10-2013-0056137, 출원인 : 서웅진〉

붉나무

Rhus javanica L. = [Rhus chinensis Mill.]

내분비계 질환
당뇨, 해독, 수렴, 지사, 감기

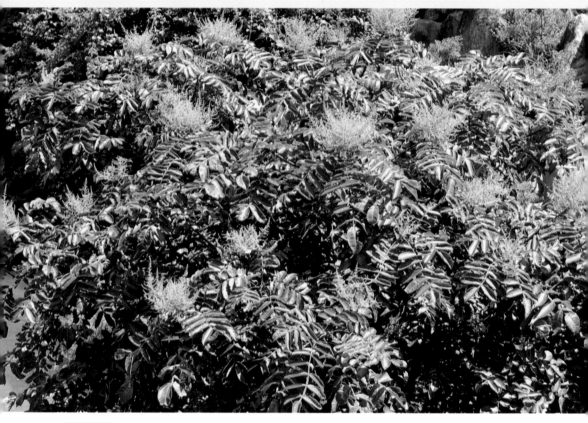

생약명 염부자(鹽膚子), 염부엽(鹽膚葉), 염부자근(鹽膚子根), 오배자(五倍子)

이명 : 오배자나무, 굴나무, 뿔나무, 불나무, 염해자(鹽海子)

과명 : 옻나무과(Anacardiaceae)　　　　　　개화기 : 8~9월

채취시기 : 열매는 가을철(10~11월) 과실이 성숙한 때, 뿌리 · 근피는 연중 수시, 잎은 여름, 오배자는 가을
(9~10월 오배자진딧물이 충영 밖으로 나오기 전)에 채취한다.

사용부위 열매, 잎, 뿌리껍질, 벌레집

성분 : 열매에는 타닌이 50~70% 함유되어 있으며 유기몰식자산이 2~4%, 그 외 지방, 수지, 전분이 함
유되어 있다. 유기물은 사과산, 주석산, 구연산 등이다. 뿌리와 근피에는 스코폴레틴 3, 7, 4-트
리히드록시 플라본(scopoletin trihydroxy flavone), 휘세틴(ficetin)이 함유되어 있다. 잎에는 퀘르세틴
(quercetin), 메틸에스테르(methylester), 엘라그산(ellagic acid) 등이 함유되어 있다. 오배자에는 갈로타
닌(gallotannin)과 펜타갈로일글루코오스(pentagalloylglucose)가 함유되어 있다.

성질과 맛 : 열매는 성질이 시원하고, 맛은 시다. 근피 · 뿌리는 성질이 시원하고, 맛은 시고 짜며 떫다. 잎
은 성질이 차고, 맛은 시고 짜다. 오배자는 성질이 평하고, 맛은 시고 떫다.

생태적특성

전국 각지에 분포하는 낙엽활엽관목 또는 소교목으로, 산기슭이나 산골짜기에서 자란다. 높이는 7m 내외이며 굵은 가지가 드문드문 있고 노란색을 띤 작은 가지에는 갈색 털이 밀생한다. 잎은 어긋나고 홀수깃꼴겹잎이며, 7~13개의 작은 잎은 난형 또는 난상 타원형에 잎자루가 없고 엽축에는 날개가 있다. 잎끝은 날카롭고 밑부분은 둥글거나 뾰족하며 가장자리에 거친 톱니가 있다. 8~9월에 황백색 꽃이 가지 끝에 원추꽃차례로 피고, 열매는 편구형 핵과이며 10~11월에 황갈색으로 익는다.

열매의 겉에 소금 같은 백색 물질이 소금처럼 생긴다.

각 부위 생김새

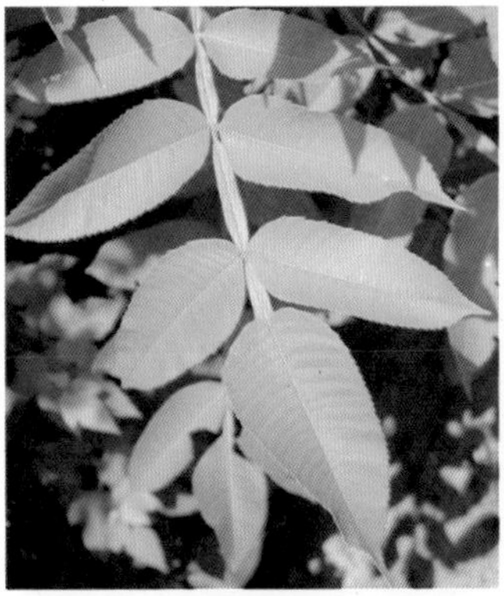

잎 생김새

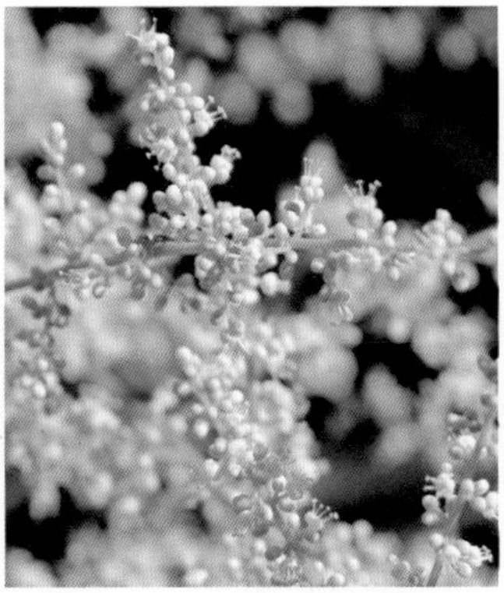

꽃

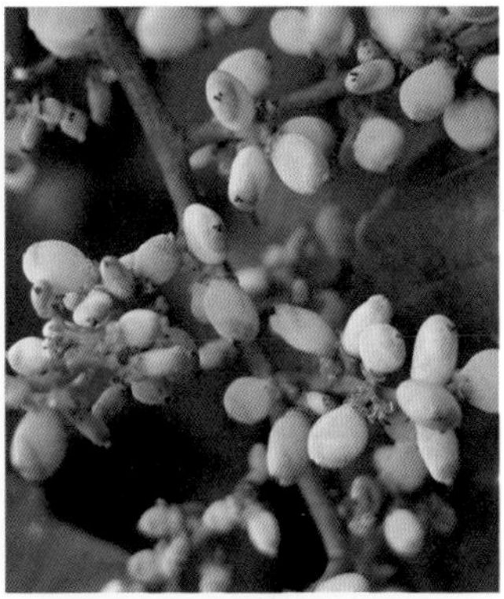

덜 익은 열매

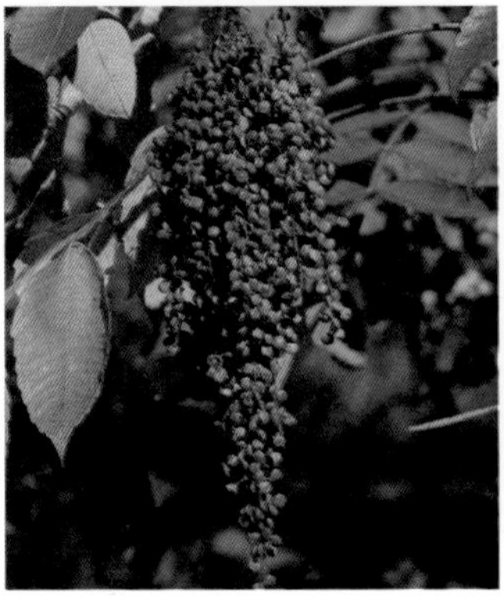

완숙 열매

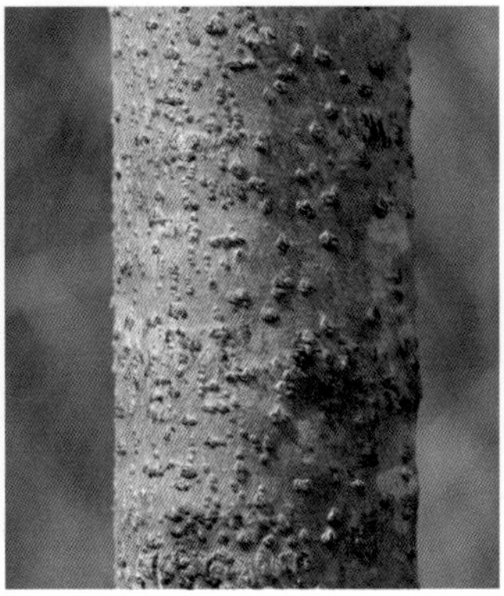

수피

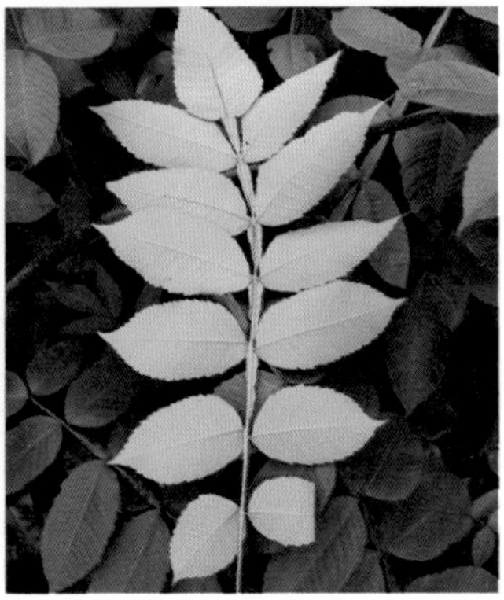

잎 뒷면

약효와 효능주치

열매는 생약명이 염부자(鹽膚子)이며, 수렴, 지사, 화담의 효능이 있고 해수, 황달, 도한, 이질, 완선, 두풍 등을 치료한다. 뿌리는 생약명이 염부자근(鹽膚子根)이며, 거풍, 소종, 화습(化濕)의 효능이 있고 감기에 의한 발열, 해수, 하리, 수종, 류머티즘에 의한 동통, 타박상, 유선염, 주독 등을 치료한다. 근피는 생약명이 염부수근피(鹽膚樹根皮)이며, 청열, 해독 등의 효능이 있고 어혈, 해수, 요통 기관지염, 황달, 외상출혈, 수종, 타박상, 종독, 독사 교상(咬傷) 등을 치료한다. 잎은 생약명이 염부엽(鹽膚葉)이며, 수렴, 해독, 진해, 화담의 효능이 있다. 충영은 생약명이 오배자(五倍子)이며, 수렴, 지사, 지혈, 지한, 진해, 항균, 항염 등의 효능이 있고 궤양, 습진, 구내염, 창상, 화상, 동상 등을 치료한다. 붉나무의 추출물은 뇌기능 개선, 당뇨병의 예방 및 치료 효과가 있다.

 ## 약재사용부위

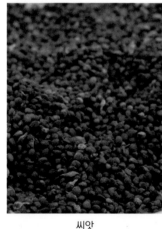

씨앗

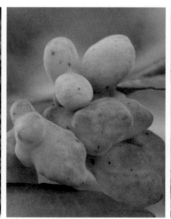
벌레집(오배자)

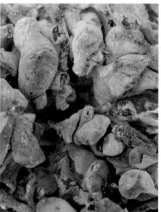
오배자 약재

 ## 처방 및 용법

열매 1일량 30~50g을 물 1L에 넣고 반으로 달여 2~3회 매 식후 복용하거나 가루 내어 복용한다. 외용할 때는 열매 달인 액으로 씻거나 짓찧어 도포하거나 가루 내어 참기름이나 들기름으로 반죽하여 도포한다. 뿌리 및 근피 1일량 30~50g(생것은 100~150g)을 물 1L에 넣고 반으로 달여 2~3회 매 식후 복용한다. 외용법은 열매와 같다. 잎은 1일량 생것 100~150g을 물 1L에 넣고 반으로 달여 2~3회 매 식후 복용한다. 외용할 때는 잎을 짓찧어서 환부에 도포하거나 즙을 내어 거즈에 적셔 도포한다. 오배자 1일량 10~20g을 물 1L에 넣고 반으로 달여 2~3회 매 식후 복용한다. 외용할 때는 연고기제와 혼합하여 환부에 도포한다.

장기에 미치는 작용부위

열매는 간, 폐 경락에 작용하며, 충영은 심장, 위장, 폐, 대장 경락에 작용한다.

오배자

붉나무의 잎에 오배자진딧물의 자상에 의하여 생긴 벌레집을 오배자(五倍子)라고 한다.

- 오배자 생김새와 성질 : 불규칙하게 2~4개의 갈라진 주머니 모양을 하거나 깨져 있다. 길이 3~7cm, 너비 2~5cm, 두께 2mm 가량이며 바깥면은 회색을 띤 회갈색에 연한 회갈색의 짧은 털로 덮여 있고 질은 단단하면서 부서지기 쉽다. 속은 비어 있지만 회백색의 분질 또는 죽은 벌레와 분비물이 남아 있는 경우가 있다. 냄새가 없고 맛은 떫으며 수렴성이다.
- 오배자의 성분 : 갈로타닌, 펜타갈로일글루코오스를 함유하고 있다.
- 오배자의 약효 : 수렴, 지사제로서 단백질에 대한 수렴 작용으로 장 점막에 불용성의 보호막을 형성하여 장 연동운동을 억제해 지사 작용을 한다. 그 외 지혈, 지한, 항습진, 진해, 항균 효과를 나타낸다

기능성물질 효능에 관한 특허자료

뇌 기능 개선 효과를 가지는 붉나무 추출물을 포함하는 약학 조성물 및 건강식품 조성물

본 발명은 뇌 기능 개선 효과를 가지는 성분인 붉나무 추출물을 포함하는 약학 조성물 및 건강식품 조성물에 관한 것으로, 보다 상세하게는 붉나무로부터 추출된 담마레인 트리테르펜 화합물(3-hydroxy-3,19-epoxydammar-20,24-dien-22,26-olide)을 포함하는 것을 특징으로 하는 뇌 기능 개선용 약학 조성물 및 건강식품 조성물에 관한 것이다. 본 발명의 붉나무 추출물을 포함하는 약학 조성물은 뇌 기능 개선의 효과를 가지는 바 뇌관련 질환의 치료 및 예방에 유용하게 사용될 수 있을 것이며, 또한 본 발명의 붉나무 추출물을 포함하는 건강식품 조성물은 일반 소비자가 거부감 없이 즐길 수 있는 기능성 건강식품을 제공하여 국민 생활 건강에 이바지할 수 있을 것이다.

〈공개번호 : 10-2011-0004691, 출원인 : 대한민국(농촌진흥청장)〉

붓꽃

Iris sanguinea Donn ex Horn

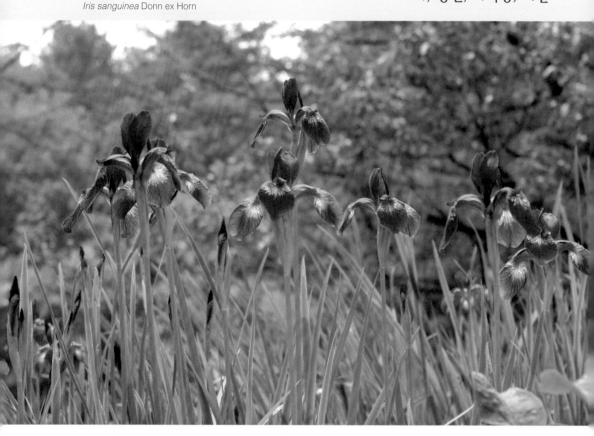

생약명 두시초(豆豉草)

이명 : 연미(鳶尾), 자포연미(紫苞鳶尾)

과명 : 붓꽃과(Iridaceae)

개화기 : 5~6월

채취시기 : 가을철에 뿌리줄기를 채취하여 그대로 썰어서 햇볕에 말린다.

사용부위 뿌리줄기

성분 : 뿌리줄기에 이리솔이래인(irissol irane), 비타민 C, 엠비닌(embinin), 엑토리딘(ectoridin), 이리스텍토린 A, B(iristectorin A, B), 텍토루사이드(tectoruside) 등이 함유되어 있으며, 꽃에는 플라보야메닌(flavoyamenin), 스웨르티신(swertisin), 스웨르티아자포닌(swertiajaponin) 등이 함유되어 있다.

성질과 맛 : 성질이 차고, 맛은 맵고 쓰다.

🌿 생태적특성

전국 각지의 산지에 분포하는 여러해살이풀로, 나무 밑이나 습기가 많은 곳에서 잘 자란다. 높이는 60cm 정도이며, 마디가 많은 뿌리줄기가 옆으로 뻗으면서 새싹이 뭉쳐나며 밑부분에 붉은색을 띤 갈색 섬유가 있다. 잎은 곧게 서고 길이 30~50cm, 너비 0.5~1cm에 선형으로 주맥이 뚜렷하지 않다. 5~6월에 청자색 꽃이 꽃줄기 끝에 2~3개씩 피는데, 지름이 8cm 내외이고 외화피는 거꾸로 된 광난형으로 퍼지며 내화피는 곧게 선다. 열매는 9~10월에 익는데, 양끝이 뾰족한 원주형 삭과로 익으면 삭과 끝이 터지면서 갈색 종자가 나온다. 유사종인 부채붓꽃(Iris setosa Pall. ex Link)의 뿌리줄기도 동일한 약재로 사용된다.

각 부위 생김새

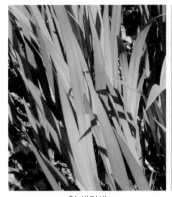
잎 생김새

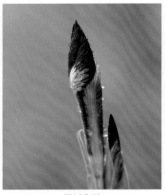
꽃봉우리

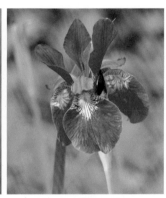
꽃

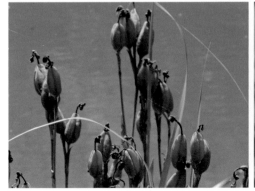
덜 익은 열매

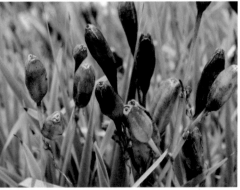
완숙 열매

약효와 효능주치

소화가 잘되게 하고 어혈을 풀어주며 종기를 가라앉히는 등의 효능이 있어서 소화불량, 창만(脹滿), 적취(積聚), 타박상, 치질, 옹종, 개선(疥癬) 등을 치료하는 데 이용한다.

 ## 약재사용부위

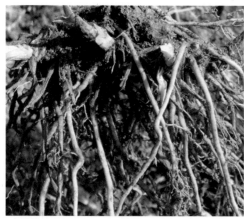
뿌리

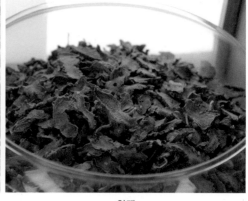
약재

 ## 처방 및 용법

말린 것으로 하루에 2~10g 정도를 사용하는데 보통 잘 말린 뿌리줄기 5~10g에 물 1L 정도를 붓고 끓기 시작하면 불을 약하게 줄여서 200~300mL 정도로 달여 아침저녁 2회로 나누어 복용한다. 가루로 만들어 복용하기도 한다.

주의사항 : 성질이 차며 쓰고 맵기 때문에 비위가 허하고 찬 사람은 사용에 신중을 기한다.

 ## 장기에 미치는 작용부위

간, 심장, 위장 경락으로 작용한다.

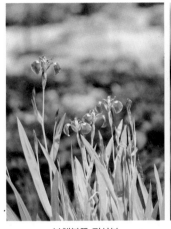

부채붓꽃 지상부

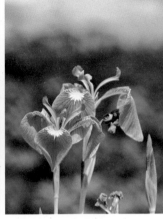

부채붓꽃 꽃

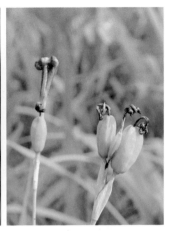

부채붓꽃 열매

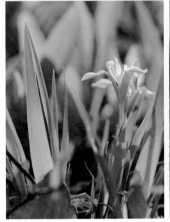

금붓꽃 지상부

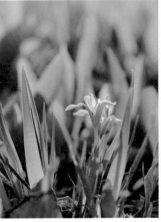

금붓꽃 꽃

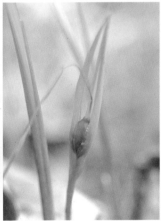

금붓꽃 열매

기능성물질 효능에 관한 특허자료

붓꽃 추출물을 포함하는 암의 예방 및 치료용 약학 조성물

본 발명은 붓꽃 추출물을 유효 성분으로 포함하는 암의 예방 및 치료용 약학 조성물 및 이를 포함하는 암의 예방 및 억제용 식품 조성물에 관한 것이다. 본 발명에 따른 붓꽃 추출물은 암세포의 세포 사멸을 유도하여 암의 예방, 억제 및 치료 효과를 갖는다. 〈공개번호 : 10-2011-0004678, 출원인 : 진동훈, 김태원, 고성규, 이석영〉

비자나무

Torreya nucifera (L.) Siebold & Zucc.

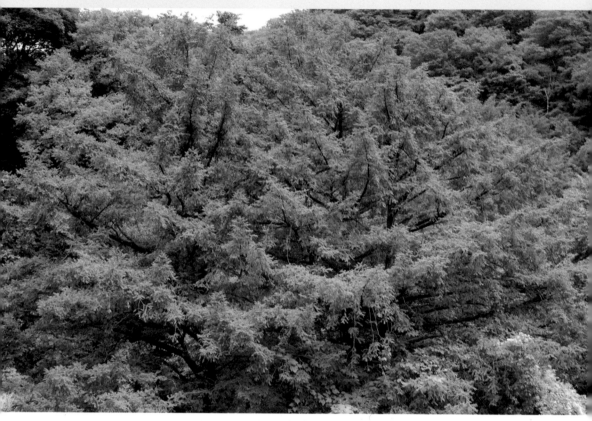

생약명 비자(榧子)

이명 : 비실(榧實), 향비(香榧)

과명 : 주목과(Taxaceae)

개화기 : 3～4월

채취시기 : 9～10월에 열매를 채취한다.

사용부위 종인

성분 : 종인에 지방유가 함유되어 있는데, 그 속에 팔미트산(palmitic acid), 스테아르산(stearic acid), 올레산(oleic acid), 리놀레산(linoleic acid), 글리세리드(glyceride), 스테롤(sterol), 타닌, 수산, 포도당, 다당류, 정유 등이 함유되어 있다.

성질과 맛 : 성질이 평하고, 맛은 달고 떫다.

🌿 생태적특성

남부 지방의 산지에 분포하는 상록침엽교목으로, 높이는 25m 내외로 자란다. 가지가 사방으로 퍼지고, 수피는 회갈색이며 늙은 나무에서는 얇게 갈라져 떨어진다. 잎은 우상으로 배열하고, 길이 1.2~1.5cm, 너비 2~3mm에 선상 피침형으로 잎끝이 뾰족하며 가장자리는 밋밋하고 단단하다. 자웅 이주이며 3~4월에 미황색 꽃이 피는데, 수꽃은 길이 10mm에 타원형 또는 난상 원형으로 한 꽃줄기에 10여 개씩 달리고 암꽃은 불규칙한 난형으로 꽃줄기가 없이 마주나지만 꽃이 발육하여 1개의 배주가 곧게 달린다. 열매는 타원형에 육질로 싸여 있으며 다음해 9~10월에 홍갈색으로 익는다.

각 부위 생김새

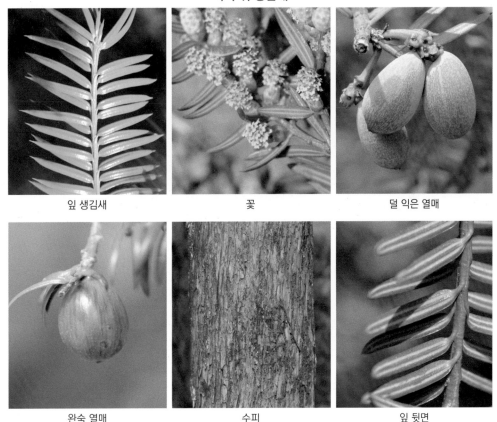

| 잎 생김새 | 꽃 | 덜 익은 열매 |

| 완숙 열매 | 수피 | 잎 뒷면 |

약효와 효능주치

기생충을 없애고 적체를 가라앉히며 장을 윤활하게 하는 등의 효능이 있어 식적, 충적, 변비, 치창, 독사교상 등을 낮게 하며 만성 소화불량과 적체된 위장 질환을 치료한다. 기생충으로 인한 위장 내부의 경결(硬結)과 복통을 치료하고, 류머티즘으로 인한 종통(腫痛), 수종(水腫)을 치료한다. 비자나무의 추출물은 심장 순환계 질환에 효과가 있으며 항균 작용이 있다는 것이 밝혀졌다.

약재사용부위

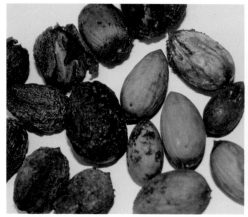 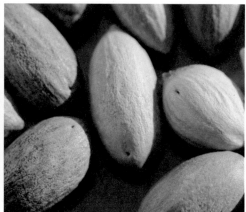

종인   종인 약재

처방 및 용법

종인 1일량 30~40g을 물 1L에 넣고 반으로 달여서 2~3회 매 식후 복용한다. 환이나 가루를 내어 복용하기도 한다. 구충제로 사용할 때는 아침저녁 공복에 복용한다.

장기에 미치는 작용부위

비장, 위장, 대장 경락으로 작용한다.

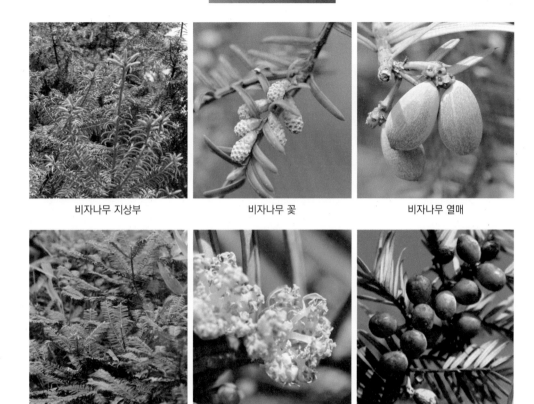

비자나무 지상부 · 비자나무 꽃 · 비자나무 열매

개비자나무 지상부 · 개비자나무 꽃 · 개비자나무 열매

개비자나무와 비자나무

개비자나무와 비자나무는 생김새가 매우 비슷하다. 둘 다 자웅이주이며 열매의 생김새도 비슷하고 약효도 같아 구충제로 사용한다. 다만, 개비자나무는 높이가 2~5m 정도이고, 비자나무는 높이가 25m 내외로 차이가 있다.

기능성물질 효능에 관한 특허자료

비자나무 유래 추출물을 포함하는 항미생물제 조성물 및 방부제 조성물
본 발명은 항미생물제 조성물 및 방부제 조성물을 개시한다. 구체적으로 본 발명 비자나무 유래 추출물을 유효 성분으로 포함하는 항미생물제 조성물 및 방부제 조성물을 개시한다.

〈공개번호 : 10-2008-0107687, 특허권자 : 재단법인 제주테크노파크〉

뻐국채

Rhaponticum uniflorum (L.) DC.

순환기계 질환

해열, 해독, 근골통, 유선염

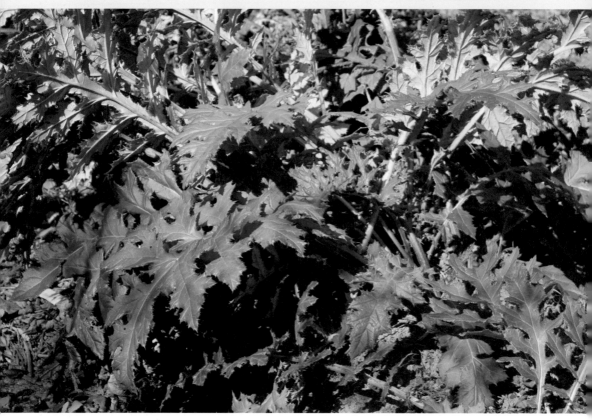

생 약 명 누로(漏蘆), 기주누로(祁州漏蘆)

이명 : 뻑국채

과명 : 국화과 Compositae

개화기 : 5~7월

채취시기 : 이른 봄에 어린순을 채취하여 식용하고, 가을에 뿌리를 채취하여 흙을 털어내고 수염뿌리를
제거한 후 그늘에 말린다.

사용부위 어린순, 뿌리

성분 : 에키노린echinorine, 에키닌echinine 등을 함유한다.

성질과 맛 : 성질이 차고, 맛은 짜고 쓰다.

🐚 생태적특성

전국 각지의 산과 들에 분포하는 여러해살이풀로, 양지바르고 물 빠짐이 좋은 비탈이나 산소 주변과 같이 마른 땅에서 자란다. 줄기는 높이가 30~70cm 정도 이고 가지가 없이 곧게 자라며 백색 털로 덮여 있다. 근생엽은 꽃이 필 때까지 남아 있으며, 경엽은 어긋나고 위로 올라갈수록 작아진다. 밑부분의 잎은 길이 15~20cm가량에 피침상 타원형이며 끝이 둔하고 우상으로 완전히 갈라진다. 갈 라진 조각은 6~8쌍이며 긴 타원형으로 백색 털이 밀생하고 가장자리에 불규칙 한 톱니가 있다. 5~7월에 홍자색 꽃이 원줄기 끝에 1개씩 달리고, 꽃부리는 길 이가 약 3cm이며 통 모양으로 된 부분이 다른 부분보다 짧다. 열매는 9~10월경 에 익는데, 긴 타원형의 수과이며 길이 2cm 가량의 관모가 여러 줄 있다.

각 부위 생김새

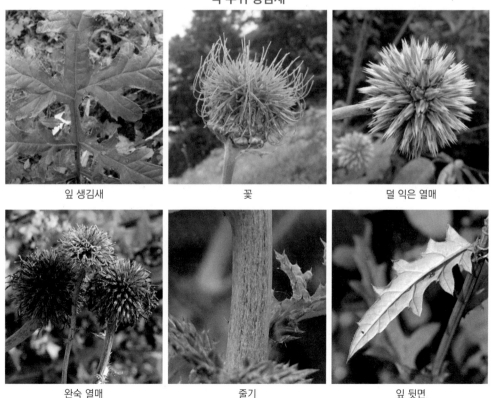

잎 생김새	꽃	덜 익은 열매
완숙 열매	줄기	잎 뒷면

🍃 약효와 효능주치

열을 내리고 독을 풀어주며, 종기를 가라앉히고 농을 배출하며 젖이 잘 나오게 하는 등의
효능이 있어서 근골동통, 풍습비통(風濕痺痛: 풍사와 습사로 인해 저리고 아픈 증상), 림프샘염, 유
선염, 옹저(癰疽), 창종(瘡腫), 습진, 치질, 유즙불통(乳汁不通) 등을 치료하는 데 사용한다.

🍃 약재사용부위

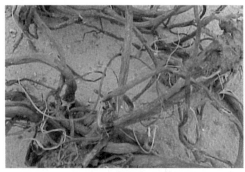 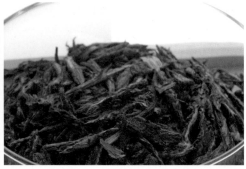

뿌리   약재

🍃 처방 및 용법

하루에 말린 뿌리 6~12g에 물 1L 정도를 붓고 달여서 2~3회로 나누어 복용한
다. 봄에 채취한 어린순은 산나물로 식용한다. 우리나라는 5월이 가정의 달과 감
사의 달로 많은 행사가 있는데, 한때 카네이션 대신에 어버이날과 스승의 날에
뻐꾹채를 달자는 운동이 있었다. 그 당시만 해도 우리나라의 야생화가 주목을 받
지 못한 상태였지만 이제는 분위기가 많이 달라져 야생화에 대한 이해가 높기 때
문에 다시 '뻐꾹채의 반란'이 시작되었으면 한다.

> **주의사항** : 성질이 차고 쓰기 때문에 기가 허한 사람이나 임신부는 주의한다.

🍃 장기에 미치는 작용부위

심장, 비장, 폐 경락에 작용한다.

뽕나무

Morus alba L.

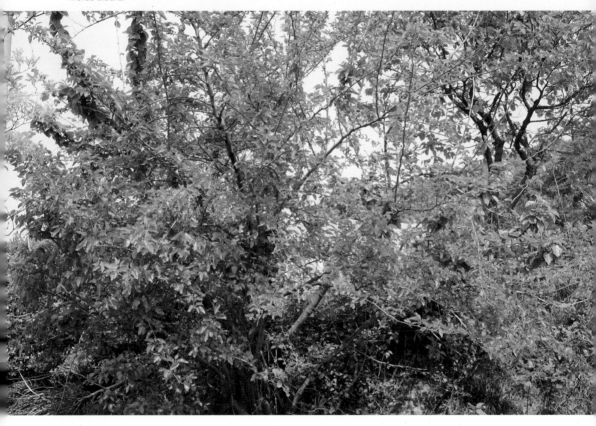

생 약 명 　상엽(桑葉), 상백피(桑白皮), 상근(桑根), 상지(桑枝), 상심(桑椹)

이명 : 오듸나무, 새뽕나무, 상목(桑木)　　과명 : 뽕나무과(Moraceae)　　개화기 : 5~6월

채취시기 : 10~11월 첫서리를 맞은 잎을 따서 햇볕에 말린다. 뿌리・근피는 가을에 채취하여 황갈색 겉껍질을 제거하고 목심(木心)과 백피(白皮)를 분리시킨 후 햇볕에 말린다. 봄부터 초여름 사이 어린가지를 채취하여 말린다. 열매는 완전히 익기 전에 채취하여 햇볕에 말린다.

사용부위 　잎, 뿌리껍질, 가지, 열매

성분 : 잎에는 루틴, 퀘르세틴, 모라세틴과 미량의 β−시토스테롤, 캄페스테롤, 이노코스테론, 엑디스테론(inokosterone), 엑디스테론(ecdysterone), 헤모리신(hemolysin), 루페올, 미오이노시톨(myo-inositol), 클로로겐산 등이 함유되어 있다. 정유에는 초산 등이 함유되어 있다. 수산, 푸말산, 주석산, 구연산, 호박산, 팔미트산, 서당, 과당, 포도당, 아스파라긴산, 글루탐산 등의 아미노산도 들어 있다. 또 비타민류, 글루타티온(glutathione), 엽산, 폴린산(folinic acid), 아데닌, 콜린, 아연 등이 함유되어 있다. 코르크층을 제거한 뿌리껍질에는 움벨리페론, 스코폴레틴, 플라보노이드 등이 함유되어 있다. 또 아세틸콜린과 작용이 비슷한 강압 성분이 함유되어 있고 타닌, 점액소가 함유되어 있다. 가지에는 타닌, 유리서당(遊離庶糖), 프룩토오스, 포도당, 스타키오스(stachyose), 맥아당, 라피노오스(raffinose), 아라비노오스(arabinose), 자일로스, 플라보노이드 등이 함유되어 있다. 열매에는 당분, 타닌, 사과산, 비타민 B1, B2, 비타민 C와 카로틴이 함유되어 있고 상심유(桑椹油)의 지방산은 주로 리놀산, 소량의 스테아르산, 올레산으로 이루어져 있다.

성질과 맛 : 잎은 성질이 차고 맛은 쓰고 달다. 뿌리껍질(상백피)은 성질이 차고 맛은 달다. 가지(상지)는 성질이 평하고 맛은 쓰다. 열매(상심자)는 성질이 차고 맛은 달고 시다.

🌿 생태적특성

전국 각지의 산기슭이나 마을 부근에 자생하거나 심어 가꾸는 낙엽활엽교목 또는 관목으로, 높이는 3m 정도로 자란다. 작은 가지는 회백색 또는 회갈색으로 잔털이 있으나 점차 없어진다. 잎은 어긋나고, 길이 10cm 정도의 난상 원형 또는 타원상 장난형에 3~5개로 갈라지며, 잎끝이 뾰족하고 가장자리에는 둔한 톱니가 있으며 표면은 거칠거나 평활하다. 자웅 이주이며, 5~6월에 황록색 꽃이 잎과 거의 동시에 피는데, 수꽃은 새 가지의 밑부분 잎겨드랑이에 미상꽃차례로 달리고, 암꽃은 길이 5~10mm에 암술대가 거의 없다. 열매는 상과이며 6월에 검은색으로 익는다.

각 부위 생김새

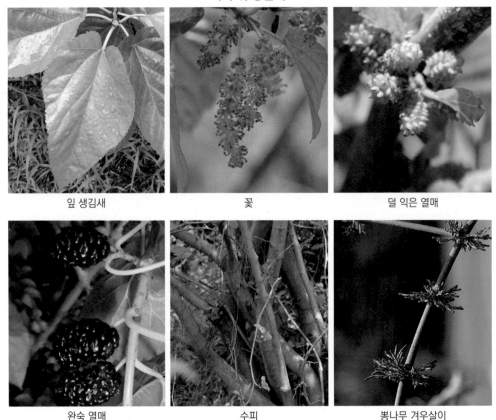

| 잎 생김새 | 꽃 | 덜 익은 열매 |
| 완숙 열매 | 수피 | 뽕나무 겨우살이 |

약효와 효능주치

잎은 생약명이 상엽(桑葉)이며, 풍사를 제거하고 열을 내리며, 기침을 멎게 하고 혈액을 맑게 하며 눈을 밝게 하는 등의 효능이 있어 당뇨, 두통, 목적, 고혈압, 구갈, 중풍, 해수, 습진, 하지 상피종 등을 치료한다. 뿌리껍질은 생약명이 상백피(桑白皮)이며, 열을 내리고 소변이 잘 나가게 하며, 기침을 멎게 하고 종기를 가라앉히는 등의 효능이 있어 폐열로 인한 해수, 기관지염, 소변불리, 수종, 각기 등을 치료한다. 가지는 생약명이 상지(桑枝)이며, 풍사를 없애고 기를 내리며, 소화가 잘되게 하고 근육을 이완시키는 등의 효능이 있어 구갈, 고혈압, 각기부종, 수족마비, 손발저림 등을 치료한다. 열매는 생약명이 상심자(桑椹子)이며, 간을 보하고 신장의 기능을 북돋우며, 기침을 멎게 하고 장을 윤활하게 하는 등의 효능이 있어 소갈, 당뇨, 변비, 이명, 피로, 관절통, 수염과 머리카락이 빨리 세는 증상 등을 치료한다.

약재사용부위

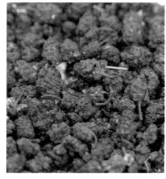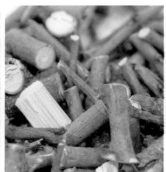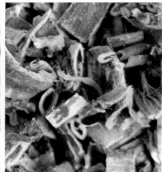

열매 약재   줄기 약재   뿌리껍질

처방 및 용법

잎 1일량 15~25g을 물 1L에 넣고 반으로 달여 2~3회 매 식후 복용한다. 근피 1일량 15~25g을 물 1L에 넣고 반으로 달여 2~3회 매 식후 복용한다. 외용할 때는 짓찧어서 환부에 도포한다. 가지 1일량 10~15g을 물 1L에 넣고 반으로 달여

2~3회 매 식후 복용한다. 열매 1일량 10~15g을 물 1L에 넣고 반으로 달여 2~3회 매 식후 복용한다.

장기에 미치는 작용부위

잎(상엽)은 간, 비장, 폐 경락으로, 뿌리껍질(상백피)은 비장, 폐, 신장 경락으로, 가지(상지)는 간 경락으로, 열매(상심자)는 간, 심장, 신장 경락으로 각각 작용 한다.

비슷한 약초

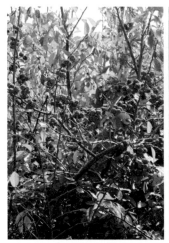
꾸지뽕나무 지상부

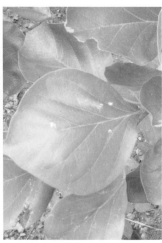
꾸지뽕나무 잎 생김새

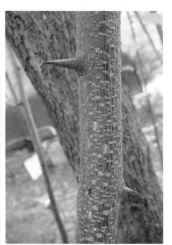
꾸지뽕나무 줄기

기능성물질 효능에 관한 특허자료

항당뇨 기능성 뽕나무 오디 침출주 및 그 제조 방법

본 발명은 뽕나무 오디를 시료로 오디 주스 분말, 오디 침출주, 오디 발효주 및 오디 식초를 제조하고 식이군으로 나누어 스트렙토조토신(streptozotocin) 유발 당뇨 쥐를 실험동물로 하여 실험한 결과, 오디 침출주 투여군이 혈당 수준, 혈청 인슐린 수준 및 혈청 콜레스테롤과 중성 지방에 있어서 가장 우수하였다.

〈공개번호 : 10-2012-0118379, 출원인 : 대구가톨릭대학교 산학협력단〉

사 상 자

Torilis japonica (Houtt.) DC.

비뇨기계 질환

보양, 조루, 불임, 냉습

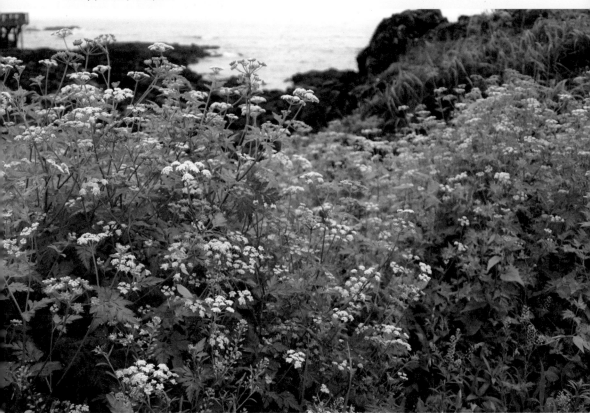

생약명 사상자(蛇床子)

이명 : 뱀도랏, 진들개미나리, 사미(蛇米), 사주(蛇珠)

과명 : 산형과(Umbelliferae)

개화기 : 6~8월

채취시기 : 열매가 익었을 때 채취하여 햇볕에 말린다.

사용부위 잘 익은 종자

성분 : 약 1.4%의 정유를 함유하는데, 주성분은 α−카디넨(α-cadinene), 토릴렌(torilene), 토릴린(torilin) 등이고, 그 밖에 페트로셀린(petroceline), 미리스틴(myristine), 올레인(oleine) 등을 함유한다.

성질과 맛 : 성질이 따뜻하고, 맛은 맵고 쓰다.

생태적특성

전국 각지에 분포하는 두해살이풀로, 산과 들에 흔하게 자란다. 높이는 30~70cm 정도이며, 줄기가 곧게 서고 식물체 전체에 잔털이 나 있다. 잎은 어긋나고 3장이 2회 우상으로 갈라지며, 소엽은 난상 피침형에 잎끝이 뾰족하고 가장자리에는 톱니가 있다. 6~8월에 흰색 꽃이 겹산형꽃차례를 이루며 피는데, 5~9개의 소산경(小傘梗: 작은 우산대 모양의 꽃자루)에 6~20개의 꽃이 달린다. 분열과인 열매는 8~9월에 익으며, 난형이고 짧은 가시 같은 털이 있어서 다른 물체에 잘 달라붙는다.

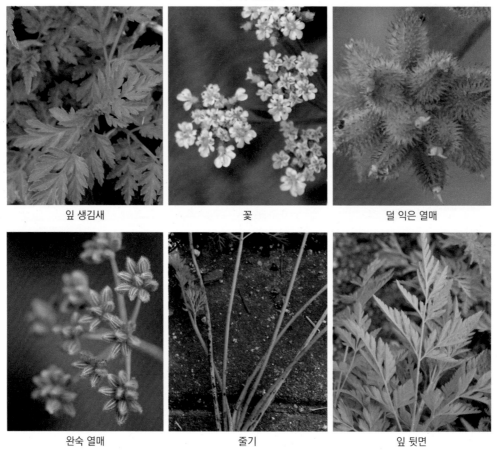

| 잎 생김새 | 꽃 | 덜 익은 열매 |
| 완숙 열매 | 줄기 | 잎 뒷면 |

약효와 효능주치

신장 기능을 따뜻하게 하여 양기를 튼튼하게 하며, 풍을 제거하고 수렴성 소염 작용을 한다. 양위(陽痿), 자궁이 한랭하여 불임이 되는 증상, 음낭의 습진, 여성의 음부 가려움증, 습진, 피부 가려움증 등의 치료에 이용한다.

 약재사용부위

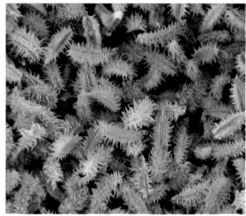
종자

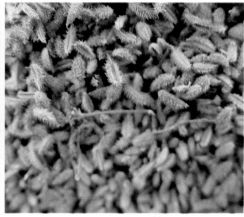
약재

 처방 및 용법

말린 것으로 하루에 6~12g 정도를 사용하는데, 보통 약재 10g을 물 1L에 넣고 200~300mL 정도로 달여 아침저녁 2회로 나누어 복용한다. 가루나 환으로 만들어 복용하기도 한다. 또한 복분자, 구기자, 토사자(菟絲子), 오미자 등과 합하여 오자(五子)라 불리며 같은 양을 배합하여 신장의 정기를 돋우는 최고의 처방으로 애용되어 왔다.

> **주의사항 :** 맵고 쓰고 따뜻하여 보양(補陽)하고 조습(燥濕: 습사를 말리는 작용)하기 때문에 하초(下焦)에 습열(濕熱)이 있거나 신음(腎陰)이 부족한 증상, 또는 정활불고(精滑不固: 정이 단단하지 못하여 유정, 몽정 등으로 잘 흘러나가는 경우)인 경우에는 사용을 피한다.

장기에 미치는 작용부위

심장, 비장, 폐 경락에 작용한다.

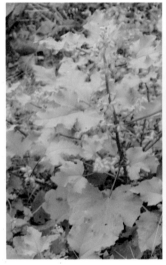

도꼬마리 지상부

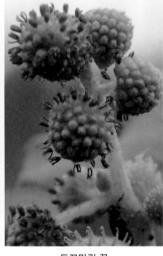

도꼬마리 꽃

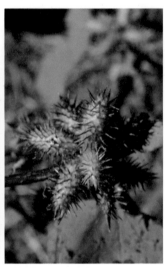

도꼬마리 열매

기능성물질 효능에 관한 특허자료

사상자 추출물을 함유하는 면역 증강용 조성물

본 발명은 사상자의 추출물을 함유하는 면역 활성 증강을 위한 조성물에 관한 것으로, 보다 구체적으로 본 발명은 선천성 면역에 관계된 수용체인 TLR-2 및 TLR-4(Toll-like receptor 2 and 4)의 면역 세포 내에서 활성 증진 효과, 실험동물에서 림프구 수의 증가 및 대장균 감염을 유도한 동물 모델의 면역 증강 효능이 우수하여 면역 저하증의 예방, 억제 및 치료에 우수한 면역 증강 효능을 갖는 식품, 의약품 및 사료 첨가제로서 유용하다.

〈공개번호 : 10-2010-0102756, 출원인 : 원광대학교 산학협력단〉

산딸나무

Cornus kousa Buerg.

내분비계 질환

강장, 청열, 수렴, 지혈, 골절, 소염

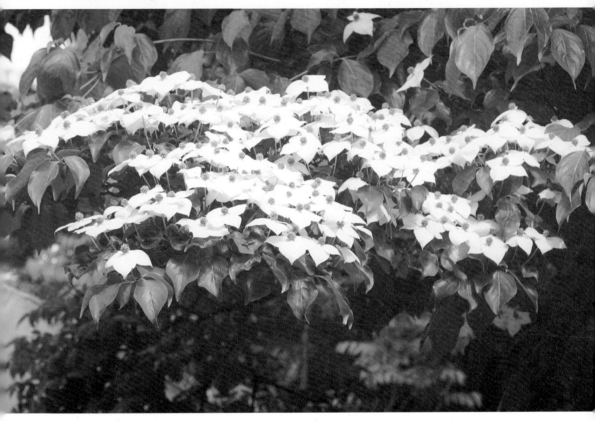

생 약 명 　**사조화(四照花)**

이명 : 들메나무, 준딸나무 미영꽃나무, 쇠박달나무, 산달나무, 딸나무, 석조자(石棗子), 사조화(四照花), 산
　　　여지(山荔枝)

과명 : 층층나무과(Cornaceae)

개화기 : 6월

채취시기 : 9~10월에 열매를 채취한다.

사용부위 　**꽃과 열매**

성분 : 열매에 주석산, 구연산, 과당, 타닌, 몰식자산, 이소쿼르시트린(isoquercitrin) 등이 함유되어 있다.

성질과 맛 : 성질이 평하고, 맛은 달고 떫다.

🍂 생태적특성

일본과 우리나라 황해도, 경기도 및 충청도 이남에 분포하는 낙엽활엽교목으로, 높이는 7m 정도이다. 가지는 층을 이루어 수평으로 퍼지며 줄기에 털이 있다가 점차 없어진다. 잎은 서로 마주나고, 길이 5~12cm에 난형으로 표면은 녹색, 뒷면은 회녹색을 띠며 잎끝이 뾰족하고 가장자리에는 파상 톱니가 있다. 6월에 연한 황색 꽃이 가지 끝에 두상꽃차례로 피며, 꽃잎과 수술은 각각 4개이다. 열매는 취과로 둥글고 우둘투둘한 돌기가 있으며 9~10월에 붉은색으로 익는다. 종자는 타원형이고, 종자를 둘러싼 꽃받침은 육질이며 맛이 달다.

각 부위 생김새

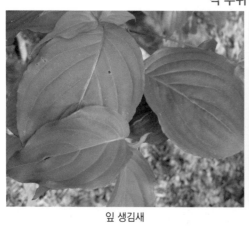

잎 생김새

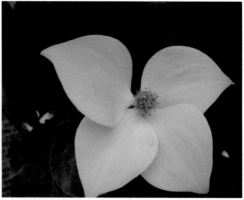

꽃

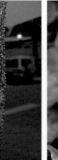

완숙 열매

수피

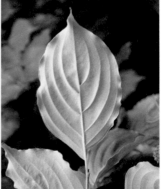

잎 뒷면

🍃 약효와 효능주치

꽃과 잎은 생약명이 사조화(四照花) 또는 야여지(野茹枝)이며, 강장, 피로 회복, 수렴, 청열, 지혈의 효능이 있고 이질복통(痢疾腹痛), 팽만복통, 외상 출혈, 습진, 단독(丹毒), 타박상, 골절통 등을 치료한다.

🍃 약재사용부위

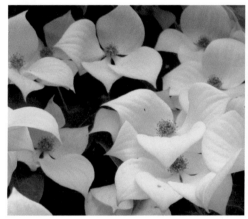 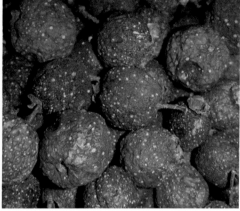

꽃   열매

🍃 처방 및 용법

하루에 열매 15~30g을 물 1L에 넣고 반으로 달여 2~3회 매 식후 복용한다. 외용할 때는 짓찧어서 환부에 바른다.

🍃 장기에 미치는 작용부위

간, 폐, 대장, 신장 경락으로 작용한다.

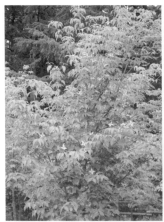

미국산딸나무 지상부

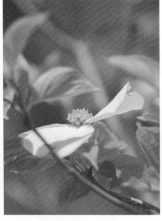

미국산딸나무 꽃

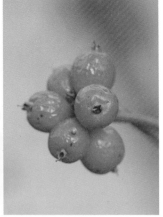

미국산딸나무 열매

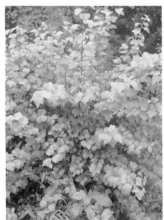

꾸지뽕나무 지상부

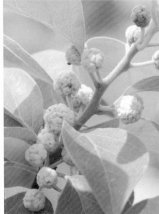

꾸지뽕나무 꽃

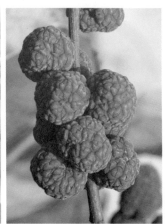

꾸지뽕나무 열매

기능성물질 효능에 관한 특허자료

산딸나무 잎 추출물을 포함하는 항당뇨 조성물

본 발명은 제2형 당뇨병의 예방 및 치료제 성분을 포함하는 산딸나무 잎 추출물 및 이를 구성 성분으로 하는 당뇨병 치료 조성물에 관한 것으로, 상세하게는 페르옥시솜 증식 인자 수용체 감마(PPARγ)의 활성화와 전지방 세포의 분화 조절을 통한 지방 축적, 인슐린 민감성 증가를 일으키는 산딸나무 잎 추출물에 관한 것이다.

〈공개번호 : 10-2011-0097209, 출원인 : 농촌진흥청장 · 연세대학교 산학협력단〉

산 수 국

Hydrangea serrata for. *acuminata* (Siebold & Zucc.) E.H.Wilson

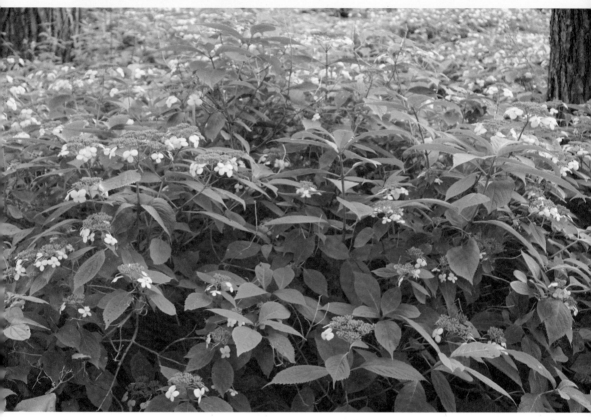

생약명 토상산(土常山), 팔선화(八仙花)

이명 : 털수국, 털산수육, 납연수구(臘蓮繡球), 산형수구(繖形繡球), 산화팔선(繖花八仙), 대엽토상산(大葉土常山)

과명 : 범의귀과(Saxifragaceae)

개화기 : 7~8월

채취시기 : 뿌리를 연중 수시 채취한다.

사용부위 뿌리, 꽃

성분 : 알칼로이드와 당류가 함유되어 있다. 꽃에는 루틴(rutin), 뿌리에는 다프네틴메틸에테르 (daphnetinmethylether), 움벨리페론(umbelliferone), 히드란게놀(hydrangenol), 히드란겐산(hydrangenic acid)이 함유되어 있고, 잎에는 스킴민(skimmin)이 함유되어 있다.

성질과 맛 : 성질이 차고, 맛은 쓰고 약간 맵다. 독이 조금 있다.

생태적특성

중부 이남에 분포하는 낙엽활엽관목으로, 물이 있는 바위틈이나 계곡에서 잘 자란다. 높이는 1m 정도이고, 밑에서 많은 줄기가 나와 군집을 이루며 작은 가지에는 잔털이 나 있다. 잎은 마주나고, 길이 5~15cm, 너비 2~10cm에 타원형 또는 난형으로 잎끝이 뾰족하고 가장자리에 예리한 톱니가 있으며 양면 맥 위에 털이 나 있다. 7~8월에 흰색 또는 청백색 꽃이 가지 끝에 큰 산방꽃차례를 이루며 핀다. 중앙에는 양성화가 수북하게 자리 잡고 있으며, 둘레의 무성화는 지름 2~3cm이고 꽃잎처럼 생긴 3~5개의 백홍벽색 꽃받침잎으로 되어 있다. 삭과인 열매는 도란형이며 9~10월에 짙은 갈색으로 익는다.

각 부위 생김새

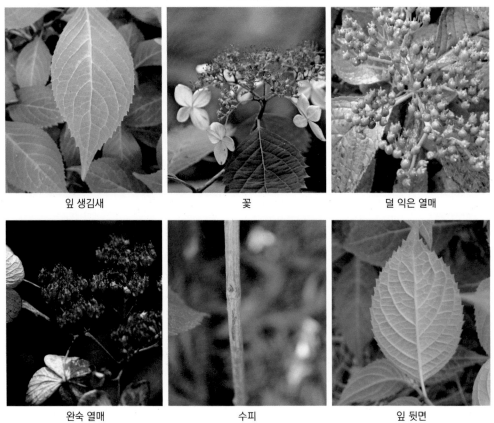

잎 생김새

꽃

덜 익은 열매

완숙 열매

수피

잎 뒷면

🍃 약효와 효능주치

중초(中焦)를 따뜻하게 하고 위를 튼튼하게 하며 독을 풀어주는 등의 효능이 있어서 소화불량, 심복통(心腹痛), 피부나 근육에 국부적으로 생긴 종기, 독충에 물린 상처 등을 치료한다.

🍃 약재사용부위

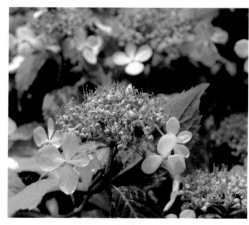

전초   뿌리약재

🍃 처방 및 용법

뿌리 1일량 9~12g을 물 1L에 넣고 반으로 달여 2~3회 매 식후 복용한다. 외용할 때는 뿌리를 짓찧어서 환부에 붙인다.

🍃 장기에 미치는 작용부위

간, 심장 경락으로 작용한다.

비슷한 약초

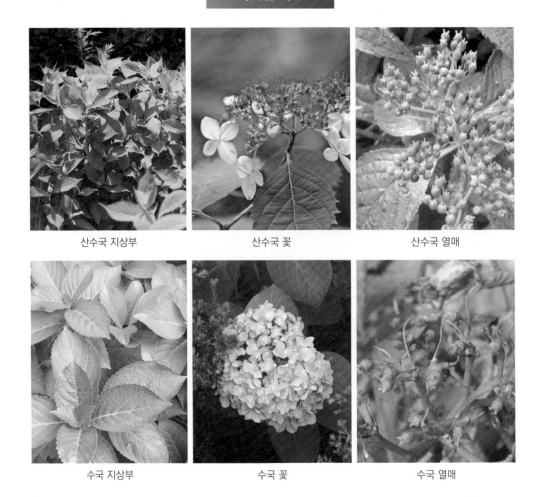

산수국 지상부 · 산수국 꽃 · 산수국 열매

수국 지상부 · 수국 꽃 · 수국 열매

기능성물질 효능에 관한 특허자료

항인플루엔자 바이러스제 및 그것을 포함하는 조성물과 음식물

일상적으로 안심하고 사용할 수 있는 안전성이 높은 식물 추출물을 이용해서, 인플루엔자 바이러스의 감염에 대하여 높은 억제 효과를 나타내고, 부작용이 없는 항인플루엔자 바이러스제 및 그것을 포함하는 조성물과 음식물을 제공한다. 산수국, 라즈베리, 스트로베리, 블랙베리, 무화과, 명아주, 아그리모니, 유칼립투스, 복숭아, 사과, 바이올렛, 쿠로모지, 과라나, 밀몽화, 닭의장풀, 냉이, 연명초, 와일드 스트로베리, 허하운드, 마쉬말로우, 질경이, 레몬버베나, 서양톱풀, 빙도의, 머위의 추출물을 유효성분으로 한다.

〈공개번호 : 10-2012-0027040, 출원인 : 가부시키가이샤 롯데〉

산수유

Cornus officinalis Siebold & Zucc. = [*Macrocarpium officinale* (Sieb. et Zucc.) Nakai]

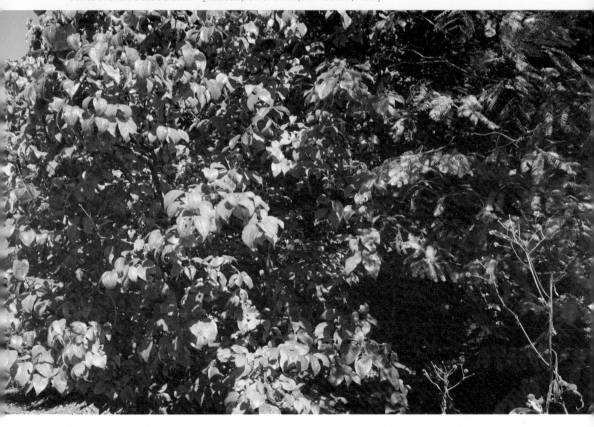

생약명 산수유(山茱萸)

이명 : 산수유나무, 산시유나무, 실조아(實棗兒), 촉산조(蜀酸棗), 약조(藥棗), 홍조피(紅棗皮), 육조(肉棗), 계족(鷄足)

과명 : 층층나무과(Cornaceae)

개화기 : 3~4월

채취시기 : 9~10월에 열매를 채취한다.

사용부위 열매살

성분 : 열매살의 주성분은 코르닌(cornin), 즉 베르베날린 사포닌(verbenalin saponin)이며, 타닌, 우르솔산, 몰식자산, 사과산, 주석산, 비타민 A가 함유되어 있고, 종자의 지방유에는 팔미트산(palmitic acid), 올레산(oleic acid), 리놀산(linolic acid) 등이 함유되어 있다.

성질과 맛 : 성질이 약간 따뜻하며, 맛은 시고 떫다. 독성은 없다.

🌿 생태적특성

전국 산지의 산비탈에서 자생하거나 인가 근처에서 재배하는 낙엽활엽소교목으로, 높이 7m 내외로 자란다. 수피는 연한 갈색에 불규칙하게 벗겨지며 큰 가지나 작은 가지에 털이 없다. 잎은 마주나고, 길이 4~12cm, 나비 2.5~6cm에 난형, 타원형 또는 긴 타원형으로 잎끝이 좁고 날카로우며 밑부분은 둥글거나 넓은 쐐기형에 가장자리는 밋밋하다. 3~4월에 황색 꽃이 잎보다 먼저 피는데, 20~30개씩 달려 산형 꽃차례를 이룬다. 열매는 핵과(核果)로 긴 타원형이며 9~10월경 붉은색으로 익는다. 종자는 긴 타원형에 능선이 있다.

각 부위 생김새

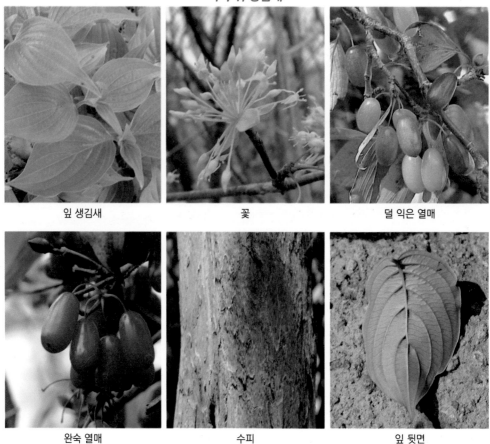

| 잎 생김새 | 꽃 | 덜 익은 열매 |
| 완숙 열매 | 수피 | 잎 뒷면 |

약효와 효능주치

간과 신장의 기를 보하고 음기를 길러 윤택하게 하며, 정기를 보하고 땀을 멎게 하며 기를 거두어들이는 등의 효능이 있어 허리와 무릎이 저리고 아픈 증상, 양도가 위축되고 마비되는 증상, 정액이 저절로 흐르는 증상, 아찔하고 어지러운 증상, 간기가 허하여 더웠다가 추웠다가 하는 증상을 치료한다. 또 자한(自汗), 도한(盜汗), 자궁 출혈, 월경 과다, 소변빈삭(小便頻數), 심계 항진, 이명 등의 치료에 이용한다.

약재사용부위

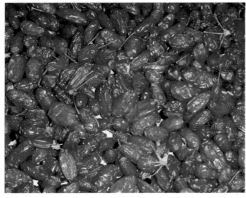
열매

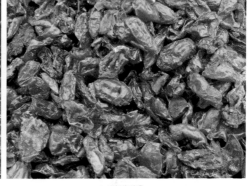
열매과육

처방 및 용법

하루에 열매살 6~12g을 물 1L에 넣고 반으로 달여 2~3회 매 식후 복용한다. 환 또는 가루로 만들어 복용하기도 한다.

주의사항 : 길경, 방풍, 방기 등은 산수유와 배합 금기이다.

장기에 미치는 작용부위

간, 신장 경락으로 작용한다.

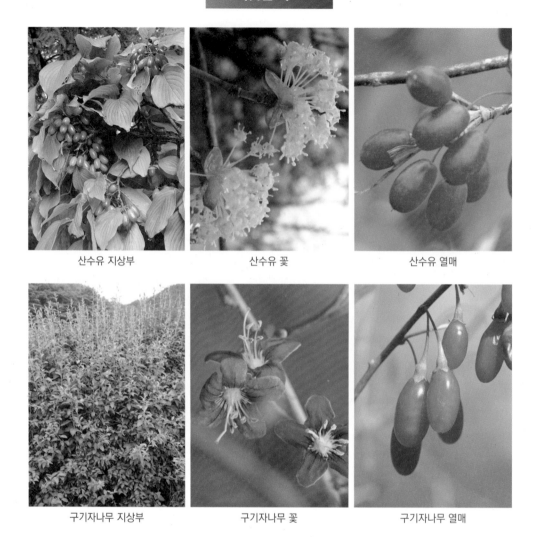

산수유 지상부

산수유 꽃

산수유 열매

구기자나무 지상부

구기자나무 꽃

구기자나무 열매

기능성물질 효능에 관한 특허자료

산수유 추출물을 함유하는 혈전증 예방 또는 치료용 조성물

산수유 추출물을 유효 성분으로 함유하는 약학 조성물은 트롬빈 저해 활성 및 혈소판 응집 저해 활성을 나타내어 혈전 생성을 효율적으로 억제할 수 있으며 추출액, 분말, 환, 정 등의 다양한 형태로 가공되어 상시 복용 가능한 제형으로 조제할 수 있는 뛰어난 효과가 있다.

〈공개번호 : 10-2013-0058518, 출원인 : 안동대학교 산학협력단〉

산오이풀

Sanguisorba hakusanensis Makino

순환기계 질환

지혈, 양혈, 수렴, 해독, 소종

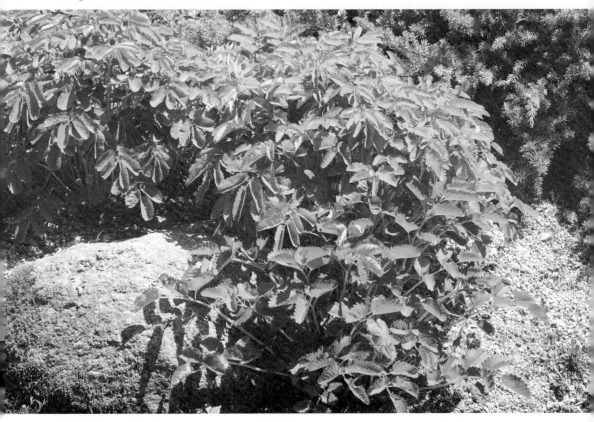

생약명 지유(地楡)

이명 : 산자(酸赭), 옥고(玉鼓), 옥찰(玉札), 백지유(白地楡), 적지유(赤地楡), 삽지유(澁地楡), 황근자(黃根子)

과명 : 장미과(Rosaceae)

개화기 : 8〜9월

채취시기 : 가을이나 봄에 뿌리를 채취하여 햇볕에 말린다.

사용부위 뿌리

성분 : 상귀소르바(sanguisorba), 타닌, 트리테르페노이드계 사포닌, 크리산테민(chrysanthemin), 시아닌(cyanin) 등을 함유한다.

성질과 맛 : 성질이 차고 맛은 쓰고 시다.

🔵 생태적특성

지리산, 설악산 및 북부 지방의 고산 지대에 분포하는 여러해살이풀로, 산정상이나 중턱의 햇볕이 잘 드는 곳에서 자란다. 높이는 40~80cm이고, 굵은 뿌리줄기가 옆으로 뻗으며 줄기에는 털이 거의 없다. 잎은 어긋나고 깃꼴겹잎이며 4~6쌍의 소엽으로 이루어진다. 소엽은 길이 3~6cm에 타원형이며 양끝이 둥글고 가장자리에는 치아 모양의 톱니가 있다. 8~9월에 홍자색 꽃이 가지 끝에 수상꽃차례로 피는데, 길이 4~10cm, 지름 1cm의 긴 원주형 꽃대가 밑으로 처져 있어 꽃이 위에서부터 다닥다닥 달리며 아래로 내려온다. 열매는 수과로 네모지며 10월경에 익는다. 산짐승들이 뿌리를 좋아하여 자생지에서는 뿌리가 많이 파헤쳐져 있는 것을 볼 수 있다.

각 부위 생김새

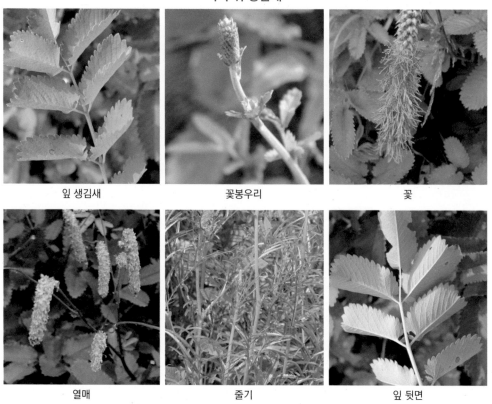

잎 생김새	꽃봉우리	꽃
열매	줄기	잎 뒷면

🍃 약효와 효능주치

혈액의 열을 내려주고 출혈을 멎게 하며, 독을 풀어주고 기를 거두어들이며, 종기를 가라앉히는 등의 효능이 있어서 토혈(吐血), 육혈(衄血), 월경 과다, 자궁 출혈, 대장염, 치루, 이질, 설사, 옹종, 습진, 외상 출혈 등을 치료한다.

🍃 약재사용부위

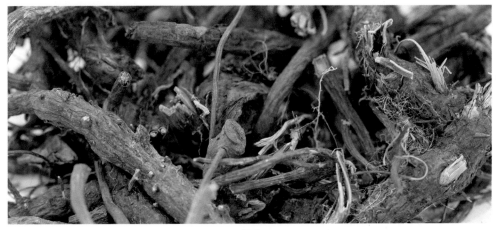

뿌리

🍃 처방 및 용법

하루에 6~12g을 사용하는데, 물 1L 정도를 붓고 달여서 2~3회로 나누어 복용한다. 외용할 때는 가루를 내거나 짓찧어서 환부에 바른다.

> **주의사항** : 비위가 허하고 찬 사람은 신중하게 사용하여야 한다.

🍃 장기에 미치는 작용부위

심장, 비장, 폐 경락에 작용한다.

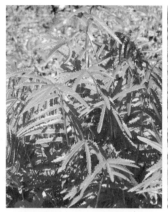

가는오이풀 지상부

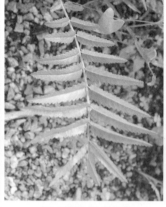

가는오이풀 잎 생김새

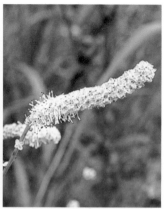

가는오이풀 꽃

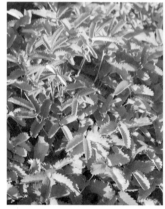

오이풀 지상부

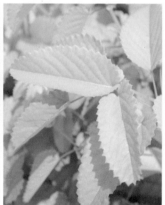

오이풀 잎 생김새

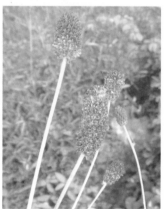

오이풀 꽃

기능성물질 효능에 관한 특허자료

주름 생성 억제 및 개선 효과를 갖는 지유 추출물을 함유하는 화장료 조성물

본 발명은 주름 생성 억제 및 개선 효과를 갖는 지유 추출물을 함유하는 화장료 조성물에 관한 것이다. 본 발명의 조성물은 피부를 주름이 없는 생생한 피부를 유지하는 데 있어 가장 중요한 역할을 담당하고 있는 콜라겐과 같은 세포 외 간질을 생합성하는 섬유 아세포의 증식과 대사를 원활히 할 뿐만 아니라, 세포외 간질인 콜라겐의 생합성을 촉진하며 세포외 간질 성분 분해 효소(MMPs)를 억제함으로써 피부의 주름, 잔주름 및 거칠어짐 등의 피부 노화를 근본적으로 예방 및 개선할 수 있는, 주름 생성 억제 및 개선용 화장료 조성물 및 피부 외용제로 사용할 수 있다.

〈공개번호 : 10-2005-0100222, 출원인 : (주)참존, 바이오랜드〉

144

산초나무

Zanthoxylum schinifolium Siebold & Zucc.

소화기계 질환

소화, 진통, 항균

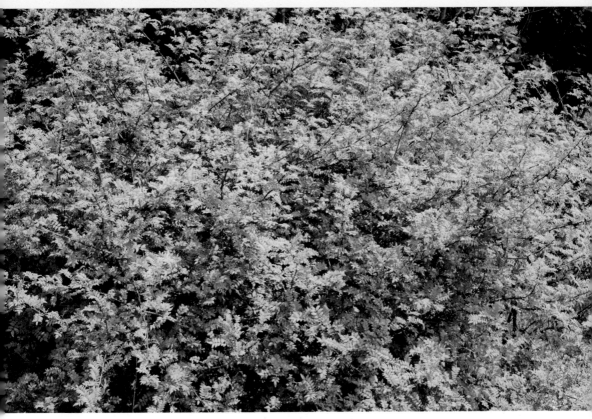

생약명 화초(花椒), 화초근(花椒根), 화초엽(花椒葉), 초목(椒目)

이명 : 분지나무, 산추나무, 상초나무, 천초(川椒), 대초(大椒), 진초(秦椒), 촉초(蜀椒), 남초(南椒), 파초(巴椒), 한초(漢椒), 육발(陸拔)

과명 : 운향과(Rutaceae) **개화기** : 8~9월

채취시기 : 열매는 10~11월, 뿌리는 연중 수시, 잎은 봄여름에 채취한다.

사용부위 열매껍질, 뿌리, 잎, 열매

성분 : 열매에 정유가 함유되어 있고 산쇼아미드(sanshoamide), α, β, γ-산쇼올(α, β, γ-sanshool), α-테르피네올(α-terpineol), 게라니올(geraniol), 리모넨(limonene), 쿠믹 알코올(cumic alcohol), 불포화 유기산, 베르갑텐(bergapten), 타닌, 안식향산 등이 함유되어 있다. 뿌리에는 알칼로이드가 함유되어 있으며 주성분은 스킴미아닌(skimmianine), 베르베린(berberine), 에스쿨레틴(aesculetin), 디메틸에테르(dimethylether) 등이다. 잎에는 알부틴, 마그노플로린(magnoflorine) 정유, 수지, 페놀성 성분이 함유되어 있으며 정유에는 메틸-n-노닐-케톤(methyl-n-nonyl-ketone)이 함유되어 있고 생잎에는 β-시토스테롤(β-sitosterol)이 함유되어 있다.

성질과 맛 : 열매껍질은 성질이 따뜻하고 독이 조금 있으며, 맛은 맵다. 뿌리는 성질이 덥고 독이 조금 있으며, 맛은 맵다. 잎은 성질이 덥고 독이 없으며, 맛은 맵다.

🌿 생태적특성

전국 각지의 산지에 분포하는 낙엽활엽관목으로, 산기슭 또는 등산로 주변에 자생하거나 밭둑 또는 마을 주위에 심어 가꾼다. 높이는 3m 내외이고 작은 가지에는 가시가 있다. 잎은 어긋나고 깃꼴겹잎이며, 13~21개의 소엽으로 이루어져 있다. 소엽은 길이 1.5~5cm에 피침형 또는 타원상 피침형으로 양끝이 좁아지며 가장자리에는 파상 톱니와 투명한 유점(油點)이 있다. 자웅 이주이며, 8~9월에 연한 녹색 꽃이 산방꽃차례를 이루며 피고, 삭과인 열매가 10~11월에 녹갈색에서 홍색으로 익으면 과피가 터져 검은색 종자가 나온다. 열매는 익기 전에 따서 식용하고, 성숙한 종자에서 기름을 짠다.

각 부위 생김새

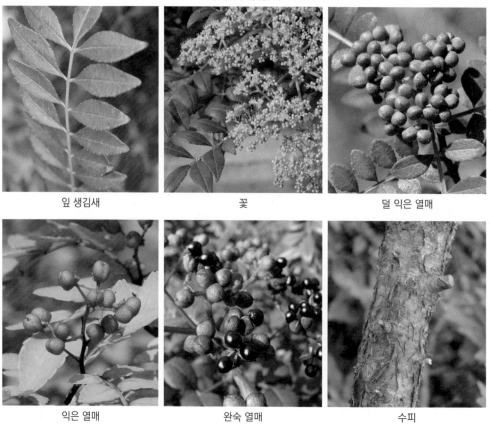

잎 생김새　　　　　　　꽃　　　　　　　덜 익은 열매

익은 열매　　　　　　　완숙 열매　　　　　　　수피

🌿 약효와 효능주치

열매껍질을 주로 약용하는데, 중국에서는 천초(川椒) 또는 촉초(蜀椒)라 하며,《대한민국약전》에는 산초(山椒)라고 되어 있다. 위를 튼튼하게 하고 중초(中焦)를 따뜻하게 하며, 습사를 제거하고 장의 기능을 원활하게 하며, 생선 비린내나 독성을 없애고 기생충을 구제하는 등의 효능이 있어 소화불량, 식적, 위내정수(胃內停水), 위하수(胃下垂), 위 확장증, 심복냉통, 풍한습비(風寒濕痺), 오심(惡心), 구토, 해수, 산통(疝痛), 치통, 코 막힘, 이질, 설사 등의 치료에 이용한다. 항균 시험에서 대장균, 적리균, 황색 포도상 구균, 녹농균, 디프테리아균, 폐렴 구균 및 피부 사상균에 억제 작용이 있음이 밝혀졌다. 또한 통증, 감기 몸살, 하리, 습진, 피부 가려움증, 피부염 등을 치료한다. 뿌리는 생약명이 산초근(山椒根)이며 방광염으로 인한 혈림(血淋)을 치료한다. 잎은 생약명이 산초엽(山椒葉)이며, 한적(寒積), 곽란, 각기, 피부염, 피부 가려움증 등을 치료한다. 수지(樹枝)는 천초목(川椒木), 껍질을 제거한 종자는 초목(椒目)이라 하며 약용하고, 어린잎은 식용하며, 열매는 향신료로 사용하기도 한다.

🌿 약재사용부위

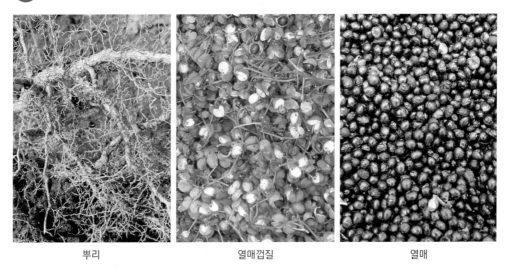

| 뿌리 | 열매껍질 | 열매 |

처방 및 용법

열매껍질 1일량 3~6g을 물 1L에 넣고 반으로 달여 2~3회 매 식후에 복용하거나 산제나 환제로 복용한다. 외용할 때는 가루 내어 환부에 살포하거나 도포한다. 뿌리 1일량 3~6g을 물 1L에 넣고 반으로 달여 2~3회 매 식후 복용한다. 잎 1일량 3~6g을 물 1L에 넣고 반으로 달여 2~3회 매 식후 복용한다. 외용할 때는 생잎을 짓찧어서 환부에 도포한다. 산초나무의 추출물은 항균, 항바이러스, 항진균 작용이 있다.

 ## 장기에 미치는 작용부위

비장, 위, 폐, 신장 경락으로 작용한다.

비슷한 약초

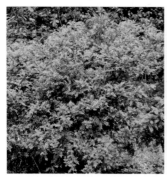 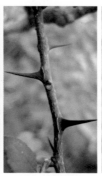 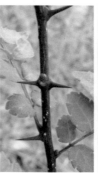 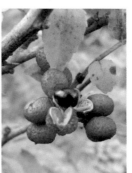

| 초피나무 지상부 | 산초나무 가시 | 초피나무 가시 | 초피나무 열매 |

기능성물질 효능에 관한 특허자료

산초나무 추출물을 유효 성분으로 포함하는 천연 항균 조성물
본 발명은 산초나무 추출물을 유효 성분으로 포함하는 천연 항균 조성물에 관한 것이다. 특히 식중독균에 대하여 강한 살균 효과를 가지며, 인체에 무해하고, 열 안정성이 우수한 산초나무 추출물 및 이를 포함하는 천연 항균 조성물을 제공한다. 〈공개번호 :10-2004-0075263, 출원인 : 삼성에버랜드㈜〉

삼 백 초

Saururus chinensis (Lour.) Baill.

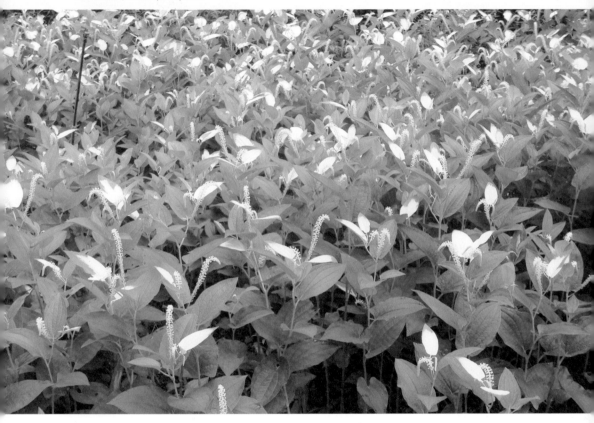

생 약 명 　삼백초(三白草)

이명 : 수목통(水木通), 오로백(五路白), 삼점백(三點白)

과명 : 삼백초과(Saururaceae)

개화기 : 6~8월

채취시기 : 7~8월에 뿌리를 포함한 전초를 채취하여 햇볕에 말린다. 토사와 이물질을 제거하고 가늘게
　　　　　 썰어서 사용한다.

사용부위 　전초

성분 : 전초에 정유를 함유한다. 주성분은 메틸–n–노닐케톤(methyl-n-nonylketone)이다. 그 외에 퀘르세틴
　　　 (quercetin), 이소퀘르시트린(isoquercitrin), 아비쿨라린(avicularin), 히페린(hyperin), 루틴(rutin) 등을 함
　　　 유한다.

성질과 맛 : 성질이 차고, 맛은 약간 쓰고 맵다. 독성은 없다.

🌿 생태적특성

제주도에 자생하고 남부 지방에서 많이 재배하는 숙근성 여러해살이풀로, 꽃, 잎, 뿌리의 세 곳이 흰색을 띤다고 하여 삼백(三白)이라고도 불린다. 높이는 50~100cm 정도이며, 잎은 어긋나고 길이 5~15cm에 난상 타원형으로 5~7개의 맥이 있으며 잎끝이 뾰족하고 가장자리는 밋밋하다. 잎의 앞면은 연녹색이고 뒷면은 연한 흰색인데, 줄기 윗부분에 있는 2~3개는 앞면이 흰색이다. 잎자루는 밑부분이 넓어져서 줄기를 감싼다. 6~8월에 흰색 꽃이 수상꽃차례를 이루고, 꽃대는 밑으로 쳐지다가 꽃이 피면 곧게 선다. 열매는 둥글고 종자는 각 실에 1개씩 들어 있다.

각 부위 생김새

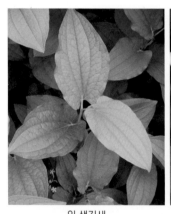

잎 생김새

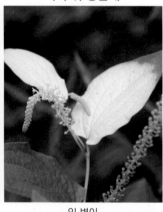

잎 변이

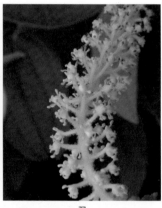

꽃

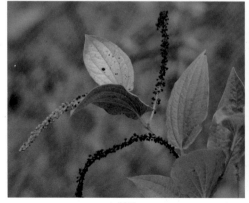

열매

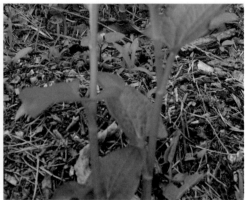

줄기

🌿 약효와 효능주치

열을 내려주고 소변을 원활하게 하며, 독을 풀어주고 종기를 가라앉히며 담을 제거하는 등의 효능이 있어 수종(水腫), 각기, 소변불리(小便不利), 황달, 임탁(淋濁), 대하, 옹종, 종독(腫毒), 간염 등을 치료한다.

🌿 약재사용부위

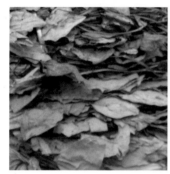 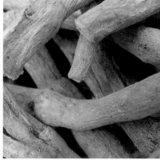 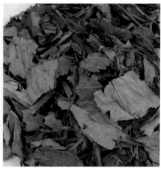

| 전초 약재 | 줄기 약재 | 잎 약재 |

🌿 처방 및 용법

건조한 약재로 하루에 12~20g 정도를 사용한다. 청열, 이수, 대하 등에 단방으로 쓰는데, 약재 15g에 물 700mL 정도를 붓고 끓기 시작하면 불을 약하게 줄여서 200~300mL 정도로 달여 아침저녁 2회로 나누어 복용한다. 다른 약재들을 배합하여 사용하기도 한다. 특히 민간에서는 간암으로 인하여 복수(腹水)가 있을 때, 황달이나 각기, 여성의 대하에 응용한다.

> **주의사항** : 성질이 찬 약재이므로 비위가 허하고 찬 경우에는 사용에 신중을 기한다.

🌿 장기에 미치는 작용부위

간, 폐, 신장 경락으로 작용한다.

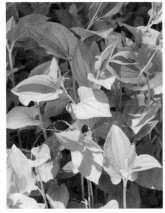

삼백초 지상부

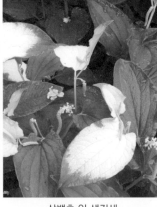

삼백초 잎 생김새

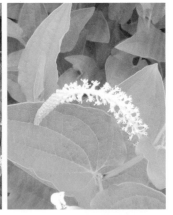

삼백초 꽃

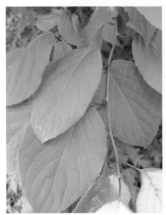

개다래 지상부

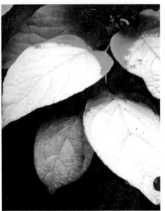

개다래 잎 생김새

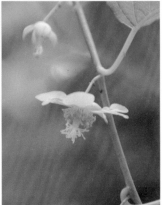

개다래 꽃

기능성물질 효능에 관한 특허자료

삼백초 추출물을 포함하는 당뇨병 예방 및 치료용 조성물

본 발명은 현저한 혈당 강하 효과를 갖는 삼백초 잎 추출물을 유효 성분으로 함유하는 조성물에 관한 것으로서, 본 발명의 삼백초 잎 추출물은 우수한 α−글루코시다아제 저해 활성을 나타낼 뿐만 아니라 식후 탄수화물의 소화 속도를 느리게 하여 혈중 포도당 농도의 급격한 상승을 억제하므로, 이를 포함하는 조성물은 당뇨병 예방 및 치료를 위한 의약품 및 건강 기능 식품으로 유용하게 이용될 수 있다.

〈공개번호 : 10−2005−0093371, 특허권자 : 학교법인 인제학원〉

삽주

Atractylodes ovata (Thunb.) DC.

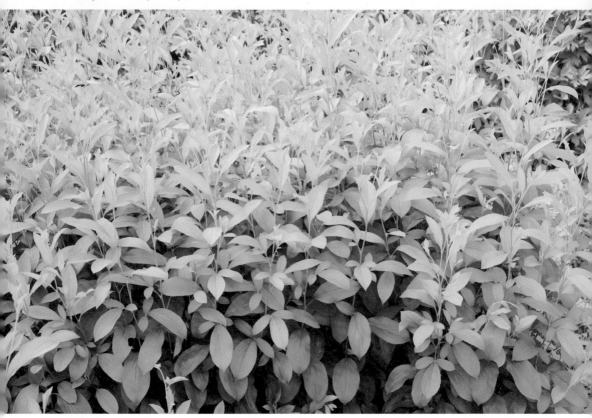

소화기계 질환
식욕 부진, 비위 허약

생약명 백출(白朮)

이명 : 산계(山薊), 출(朮), 산개(山芥), 천계(天薊), 산강(山薑)

과명 : 국화과(Compositae)

개화기 : 7~10월

채취시기 : 상강 무렵부터 입동 사이에 뿌리줄기를 채취하여 잎, 흙과 모래 등을 제거하고 건조한 후 다시 이물질을 제거하고 저장한다.

사용부위 뿌리줄기

성분 : 뿌리줄기에 아트락틸롤(atractylol), 아트락틸론(atractylon), 푸르푸랄(furfural), 3β-아세톡시아트락틸론(3β-acetoxyatractylon), 셀리나-4(14)-7(11)-디엔-8-원(selina-4(14)-7(11)-diene-8-one), 아트락틸레놀리드 I~III(atractylenolide I~III) 등이 함유되어 있다.

성질과 맛 : 성질이 따뜻하고, 맛은 쓰고 달며, 독은 없다.

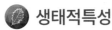 **생태적특성**

삽주(창출, 蒼朮)와 큰삽주(백출, 白朮)를 분류학적으로 구분하여야 한다. 〈대한민국약전외한약(생약)규격집〉에 따르면, 백출은 삽주(*Atractylodes japonica* Koidzumi)와 백출(*Atractylodes macrocephala* Koidzumi)을 기원으로 하고 창출은 가는 잎삽주(=모창출, *Atractylodes lancea* De Candlle) 또는 만주삽주(=북창출, 당삽주, *Atractylodes chinensis* Koidzumi)의 뿌리줄기로 정하고 있으나, 이 책에서는 '국가생물종지식정보시스템'에 따라 큰삽주(*A. ovata*)의 뿌리줄기는 백출로, 삽주(*A. japonica*)의 뿌리줄기는 창출로 정리하였다. 일반인들이 가장 쉽게 식물체를 분류할 수 있는 특징은, 백출의 기원 식물인 큰삽주와 백출에는 잎자루(엽병)가 있으나 창출의 기원 식물인 모창출과 북창출에는 모창출의 신초 잎을 제외하고는 잎자루(엽병)가 전혀 없다는 점이다. 이를 주의하여 관찰하면 쉽게 구분할 수 있다.

삽주는 여러해살이풀로, 높이가 30~100cm 정도이고, 줄기는 곧게 서며 윗부분에서 가지가 몇 개 갈라진다. 잎은 어긋나고, 줄기 밑부분에 달린 잎은 우상으로 깊게 갈라지며, 갈라진 조각은 타원형 또는 도란형상 긴 타원형으로 가장자리에 가시 같은 톱니가 있다. 줄기 윗부분에 달린 잎은 갈라지지 않고 잎자루가 거의 없다. 자웅 이주이며, 7~10월에 백색 또는 홍색 꽃이 원줄기 끝에 피는데, 암꽃은 모두 백색이다. 약재로 쓰는 뿌리줄기(창출)는 섬유질이 많고, 백출에 비하여 분성이 적다. 길이 3~10cm, 지름 1~2cm에 불규칙한 연주상 또는 결절상의 원주형으로, 약간 구부러졌으며 분지된 것도 있다. 표면은 회갈색이며 주름과 수염뿌리가 남아 있고, 정단에는 경흔(莖痕: 줄기의 흔적)이 있다. 질은 견실하고, 단면은 황백색 또는 회백색이며 여러 개의 등황색 또는 갈홍색의 유실(油室)이 흩어져 있다.

큰삽주는 여러해살이풀로, 높이 50~60cm 정도로 자란다. 자웅 이주이며, 7~10월에 원줄기 끝에 달린다. 열매는 수과이고 부드러운 털이 있다. 뿌리줄기(백출)는 창출에 비하여 섬유질이 적고 분성이 많다. 길이 3~12cm, 지름 1.5~7cm에 불규칙한 덩어리 또는 일정하지 않게 구부러진 원주상(圓柱狀)이며, 표면은 회황색 또는 회갈색이며 혹 모양의 돌기와 단속(斷續)된 세로주름과 수염뿌리가 떨어진 자국이 있고 정단(頂端)에는 잔기와 싹눈의 흔적이 있다. 질은 단단하고 잘 절단되지 않으며, 단면은 평탄하고 황백색 또는 담갈색으로 갈황색의 점상 유실(點狀油室)이 산재되어 있다. 삽주는 우리나라 각지에 분포하고, 큰삽주는 중국의 저장성[浙江省]에서 대량 재배되고 있으며, 다른 지역에서도 많이 재배되고 있다.

각 부위 생김새

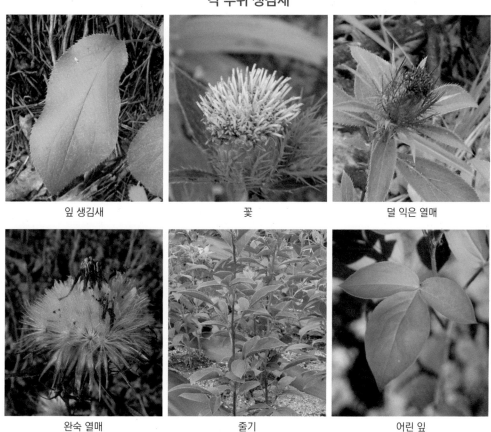

잎 생김새　　　　　　　꽃　　　　　　덜 익은 열매

완숙 열매　　　　　　　줄기　　　　　　어린 잎

🌿 약효와 효능주치

창출(삽주)은 풍사와 습사를 제거하고 비장을 튼튼하게 하며 눈을 밝게 하는 등의 효능이 있어서 식욕 부진, 구토, 설사, 각기, 풍한사에 의한 감기 등을 치료한다. 백출(큰삽주)은 비장의 기운을 보하고 기를 더하며, 습사를 제거하고 소변을 원활하게 하며, 체표를 튼튼하게 하여 땀을 멎게 하며 안태시키는 등의 효능이 있어서 비위 허약, 음식을 못 먹고 헛배가 부르는 증상, 설사, 소변이 나오지 않는 증상, 기가 허하여 식은땀을 흘리는 증상, 태동 불안 등을 치료한다.

창출과 백출은 모두 습사를 제거하고 비장을 튼튼하게 하는 작용이 있으나, 백출은 습사를 말리는 효능이 창출에 비하여 떨어진다. 창출은 조습(燥濕)의 효능이 백출보다 뛰어나면서 운비(運脾)의 효능이 좋다. 따라서 비위가 허하여 그 기능을 보하고자 할 때는 백출을 이용하고, 비위가 실하여 그 기능을 사(瀉)하고자 할 때는 창출을 이용하는 것이 좋다. 그러므로 습사로 인하여 결리고 아픈 증상을 치료하는 데 있어서, 허하면서 습이 중할 때는 백출을, 실할 때는 창출을 응용하는 것이 좋다.

🍃 약재사용부위

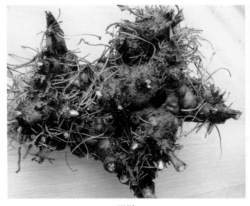

뿌리

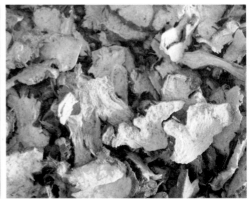

약재

🍃 처방 및 용법

건조한 약재로 하루에 4~12g 정도를 사용하는데, 습사를 말리고 수도를 편하게 하기 위해서는 가공하지 않고 그대로 사용하고[生用], 기를 보하고 비장을 튼튼하게 하는 목적으로 사용할 때는 쌀뜨물에 담갔다가 건져서 약한 불에 볶아서 사용하면 좋고, 건비지사(健脾止瀉)에는 갈색이 나도록 초초(炒焦: 볶음)하여 사용한다. 민간에서는 음식 먹고 체한 데, 소화불량을 치료하는 데 삽주 분말 5g 정도를 애용하였고, 만성 위염(부드럽게 가루 낸 것을 4~6g씩 하루 3회 복용), 감기 치료 등에 응용하였다. 민간에서 사용할 때는 삽주 뿌리 10g에 물 700mL 정도를 붓고 끓기 시작하면 불을 약하게 줄여서 200~300mL 정도로 달여 아침저녁 2회로 나누어 복용한다.

주의사항 : 창출은 맛이 맵고 성질이 따뜻하고 건조하여 음액(陰液)을 손상시킬 우려가 있으므로 음허내열(陰虛內熱: 음기가 허하고 내적으로 열이 있는 증후. 음허화왕과 같은 뜻)이나 기허다한(氣虛多汗: 기가 허하여 땀을 많이 흘리는 경우)의 경우에는 사용을 피한다. 백출은 맛이 쓰고 성질이 따뜻하고 건조하기 때문에 다량으로 오래 복용할 때는 음기(陰氣: 진액)가 손상될 염려가 있으므로 음허내열 또는 진액휴모(津液虧耗: 진액이 소진된 경우)의 경우에는 사용에 신중을 기한다.

장기에 미치는 작용부위

비장, 위, 방광 경락으로 작용한다.

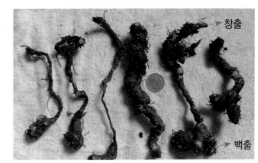

창출 · 백출

기능성물질 효능에 관한 특허자료

항알레르기 효과를 가지는 백출(삽주) 추출물

본 발명은 항알레르기 효과를 가지는 백출(삽주) 추출물에 관한 것으로, 보다 구체적으로는, 전통 약재인 백출로부터 열탕 또는 유기 용매를 이용하여 항알레르기 효과를 가지는 성분을 추출하는 방법 및 상기 추출된 물질을 함유하는 항알레르기 기능성 식품 또는 의약 조성물에 대한 것이다.

〈공개번호 : 10-2005-0051741, 출원인 : 학교법인 건국대학교〉

삿갓나물

Paris verticillata M. Bieb.

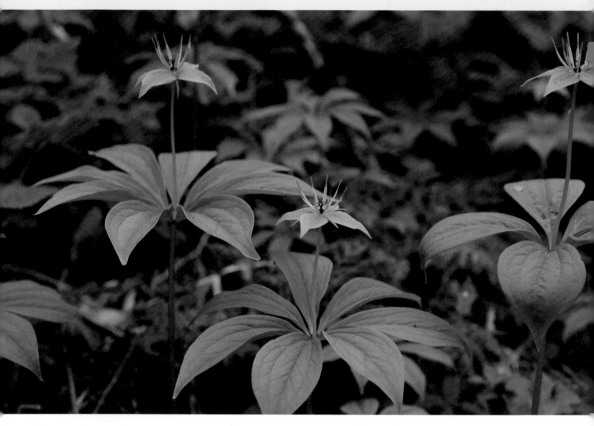

생약명 조휴(蚤休)

이명 : 삿갓풀, 자주삿갓나물, 자루삿갓풀

과명 : 백합과(Liliaceae)

개화기 : 6~7월

채취시기 : 연중 채취 가능하지만 가을에 뿌리를 채취한 후 깨끗이 씻어 수염뿌리를 제거하고 햇볕에 말리거나 약한 불에 쬐어 말린다.

사용부위 뿌리줄기

성분 : 피토스테릴-β-D-글루코피라노시드(phytosteryl-β-D-glucopyranoside), 파리덴(pariden), 파리스티닌(paristyhnin), 디오스게닌(diosgenin) 등을 함유한다.

성질과 맛 : 성질이 차고, 맛은 맵고 쓰다.

생태적특성

전국 각지의 산지에 분포하는 여러해살이풀로, 반그늘의 수분이 많은 토양에서 잘 자란다. 높이는 30~50cm이고 땅속줄기가 옆으로 길게 뻗으며 끝에서 줄기가 나온다. 잎은 줄기 끝부분에 6~8개가 돌려나며, 길이 3~10cm, 너비 1.5~cm에 긴 타원형으로 잎끝이 뾰족하고 가장자리는 밋밋하다. 6~7월에 돌려난 잎 가운데에서 길게 나온 꽃자루 끝에 1개의 꽃이 달리는데, 한가운데가 노란 녹색이며 하늘을 향해 핀다. 수술은 8~10개이고 길이 5~7mm이며, 암술대는 4개이고 씨방은 검은 자갈색이다. 장과인 열매는 9~10월경에 달리는데, 둥글며 자줏빛이 도는 검은색이다. 흔히 우산나물과 혼동하기도 하는데, 삿갓나물은 독성이 많기 때문에 식용해서는 안 되는 품종이다. 우산나물은 잎끝이 'V' 자 모양으로 갈라져 있지만 삿갓나물은 하나의 잎이 길게 나와 있는 것으로 구분할 수 있다.

각 부위 생김새

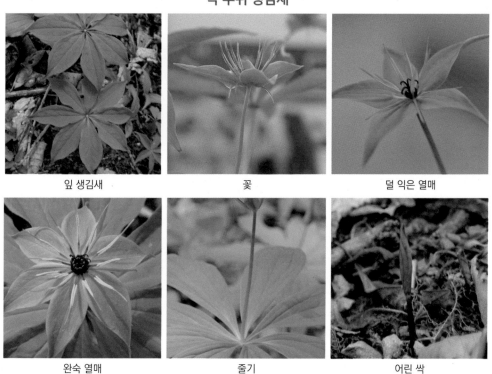

잎 생김새

꽃

덜 익은 열매

완숙 열매

줄기

어린 싹

🍃 약효와 효능주치

열을 내려주고 기침을 멎게 하며, 천식을 다스리고 독을 풀어주며 종기를 가라앉히는 등의 효능이 있어서 여러 종류의 기침병, 천식, 기관지염, 후두염, 편도염, 림프샘염, 피부나 근육에 국부적으로 생기는 종기, 부스럼, 연주창, 뱀에 물린 상처 등의 치료에 이용한다.

🍃 약재사용부위

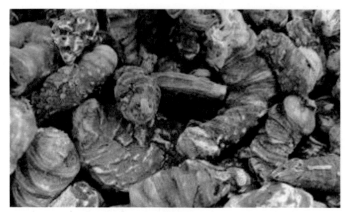

뿌리약재

🍃 처방 및 용법

하루에 3~12g을 사용하는데, 물 1L 정도를 붓고 달여서 2~3회로 나누어 복용한다. 외용할 때는 짓찧어서 환부에 붙이거나 가루를 내어 환부에 뿌리거나 개어 바른다.

주의사항 : 성미가 차고 독성이 있기 때문에 비위가 허하고 찬 사람은 신중하게 사용하여야 한다.

🍃 장기에 미치는 작용부위

심장, 비장, 폐 경락에 작용한다.

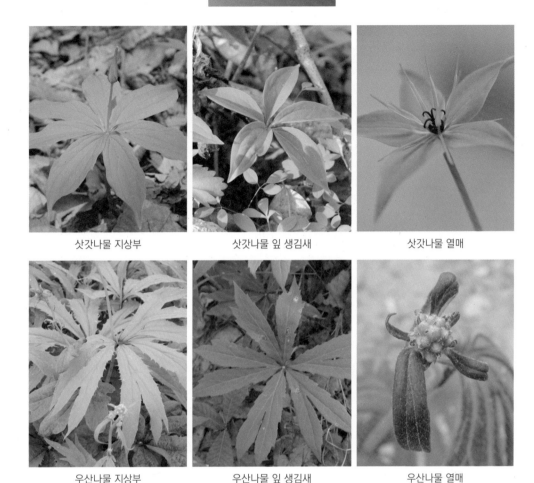

샷갓나물 지상부

샷갓나물 잎 생김새

샷갓나물 열매

우산나물 지상부

우산나물 잎 생김새

우산나물 열매

기능성물질 효능에 관한 특허자료

샷갓나물 추출물을 유효 성분으로 함유하는 화장료 조성물

본 발명은 샷갓나물 추출물을 유효 성분으로 함유하는 화장료 조성물에 관한 것으로서, 본 발명에 따른 샷갓나물 추출물은 항산화 효과, 세포 재생 효과, MMP-1 생성 억제 효과, 자외선 유도에 의한 MMP-1 생성 억제 효과, 콜라겐 합성 증진 효과, 멜라닌 생성 억제 효과, 주름 개선 효과, 탄력 개선 효과 및 보습 효과가 있어 각종 기능성 화장료의 유효 성분으로 사용될 수 있다.

〈공개번호 : 10-2011-0119316, 출원인 : (주)코리아나화장품〉

상 사 화

Lycoris squamigera Maxim.

피부 · 비뇨기계 질환
이뇨, 소종, 옹종, 옴

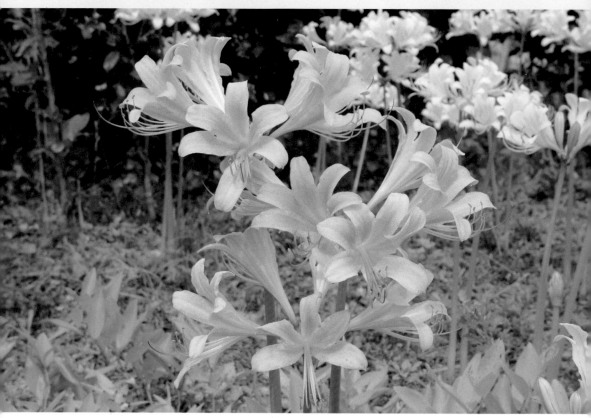

생약명 상사화(相思花)

이명 : 개가재무릇, 이별초, 녹총(鹿葱)

과명 : 수선화과(Amaryllidaceae)

개화기 : 8월

채취시기 : 비늘줄기(알뿌리)는 연중 수시 채취 가능하고, 햇볕에 말려 보관하면서 사용하거나 생것으로 그대로 사용한다.

사용부위 비늘줄기(알뿌리)

성분 : 전분, 알칼로이드(alkaloid), 리코린(lycorine) 등이 함유되어 있다.

성질과 맛 : 성질이 따뜻하고, 맛은 매우며 독은 없다.

🌿 생태적특성

제주도를 포함한 중부 이남에 자생하거나 관상용으로 재배하는 여러해살이풀로, 높이는 60cm 정도로 자란다. 비늘줄기는 지름 4~5cm에 광난형이며 외피는 흑갈색이다.

잎은 비늘줄기 끝에서 뭉쳐나고 길이 20~30cm에 넓은 선형이며, 봄철에 나와서 6~7월에 마른다. 8월에 연한 홍자색 꽃이 꽃대 끝에 4~8개 달려 산형꽃차례를 이루며 피지만, 열매는 맺지 못한다. '상사화(相思花)'는 꽃이 필 때는 잎이 없고, 잎이 있을 때는 꽃이 피지 않으므로 꽃과 잎이 서로 그리워한다는 뜻에서 붙여진 이름이다.

각 부위 생김새

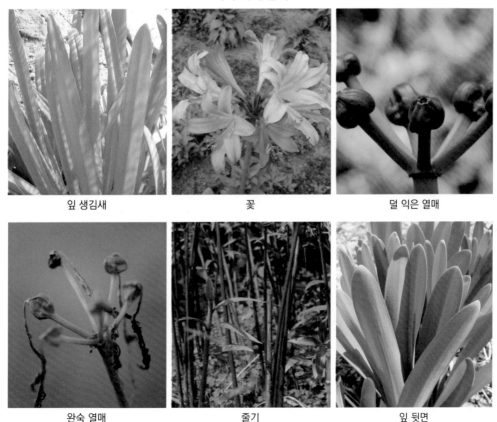

잎 생김새	꽃	덜 익은 열매
완숙 열매	줄기	잎 뒷면

🍃 약효와 효능주치

소변을 원활하게 하고 종기를 가라앉히는 등의 효능이 있어서 수종(水腫), 옹종(擁腫), 개선(疥癬) 등의 치료에 이용한다.

🍃 약재사용부위

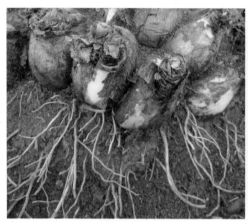

알뿌리

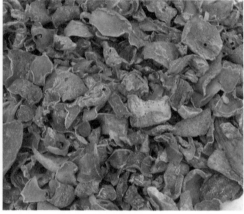

약재(인경)

🍃 처방 및 용법

말린 것으로 하루에 3~6g을 사용하는데, 보통 5g에 물 1L를 붓고 끓기 시작하면 약한 불로 줄여서 200~300mL로 달인 액을 아침저녁 2회로 나누어 복용한다. 외용할 때는 생것을 짓찧어서 환부에 붙이는데 보통 저녁에 잘 때 붙이고 다음 날 아침에 떼어낸다.

> **주의사항 :** 따뜻하고 매운맛으로 인하여 기혈을 손상시킬 우려가 있으므로 지나치게 많이 사용하지 않도록 주의한다. 꽃무릇(석산: 石蒜)을 상사화로 잘못 알고 있는 사람들이 있으나 구별해서 사용해야 한다. 꽃무릇에는 독이 있다.

🍃 장기에 미치는 작용부위

간, 방광 경락으로 작용한다.

비슷한 약초

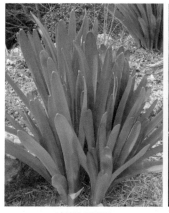

상사화 지상부

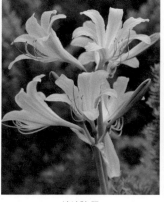

상사화 꽃

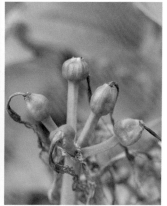

상사화 열매

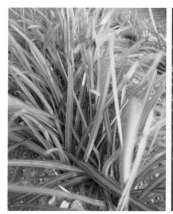

꽃무릇 지상부

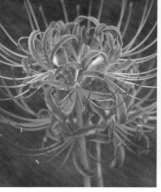

꽃무릇 꽃

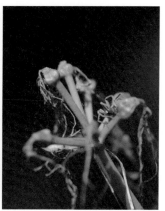

꽃무릇 열매

기능성물질 효능에 관한 특허자료

상사화 추출물을 함유하는 항바이러스 조성물

본 발명은 상사화 추출물을 함유하는 항바이러스 조성물에 관한 것으로서, 더욱 상세하게는, 인간, 돼지, 말, 조류 등을 감염시키는 인플루엔자 바이러스(influenza virus) 질환의 예방 또는 치료용 조성물에 관한 것이다. 본 발명의 상사화 추출물은 정상 세포에 대한 독성이 낮으면서도 항바이러스 효과가 탁월하므로 이를 포함하는 조성물은 인플루엔자 바이러스 질환의 예방 및 병증 개선을 위한 식품 또는 약학 조성물 등에 유용하다.

〈공개번호 : 10−0740563−0000, 출원인 : ㈜알앤엘바이오〉

상수리나무

Quercus acutissima Carruth.

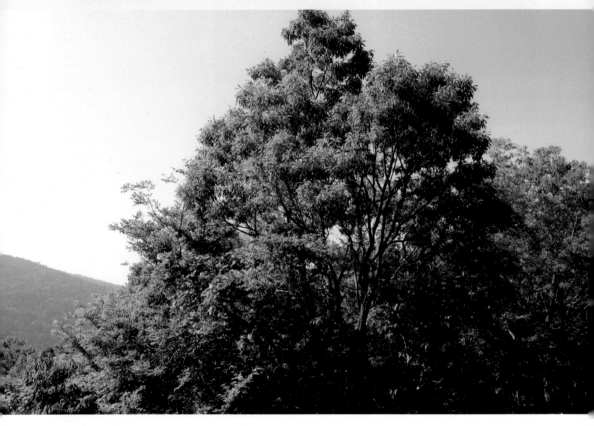

생 약 명 상실(橡實), 상실각(橡實殼), 상목피(橡木皮), 토골피(土骨皮)

이명 : 참나무, 도토리나무, 보충나무, 상두자(橡斗子)

과명 : 참나무과(Fagaceae)

개화기 : 5~6월

채취시기 : 열매와 깍정이는 9~10월, 수피 · 근피는 연중 수시 채취한다.

사용부위 열매, 깍정이, 수피, 근피

성분 : 열매나 깍정이에는 타닌이 다량 함유되어 있으며, 열매에는 전분을 비롯해서 지방유가 소량 함유되어 있다.

성질과 맛 : 열매는 성질이 약간 따뜻하고, 맛은 쓰고 떫다. 깍정이는 성질이 따뜻하고 독이 없으며, 맛은 떫다. 수피 · 근피는 성질이 평하고 독이 없으며, 맛은 쓰다.

🌰 생태적특성

전국의 구릉지나 산지, 산자락에 자생하거나 심어 가꾸는 낙엽활엽교목으로, 높이 15~20m 정도로 자란다. 수피는 회갈색으로 불규칙하고 깊게 갈라진다. 겨울눈은 원추형에 회갈색이고 인편은 광난형으로 털이 있다. 잎은 어긋나고, 길이 10~20cm에 타원상 피침형 또는 타원상 난형으로 잎끝이 날카로우며 가장자리에는 가시 모양의 톱니가 있다. 자웅 일가화이며, 5~6월에 노란빛을 띤 초록색 꽃이 피는 데, 수꽃은 어린가지 밑부분의 잎겨드랑이에 아래로 처지는 미상꽃차례를 이루며 달리고, 암꽃은 어린가지 윗부분의 잎겨드랑이에 곧게 서는 미상꽃차례를 이루며 달린다. 열매는 견과로 둥글고 비늘 같은 억센 털의 깍정이에 둘러싸여 있으며, 다음 해 9~10월에 익는다.

각 부위 생김새

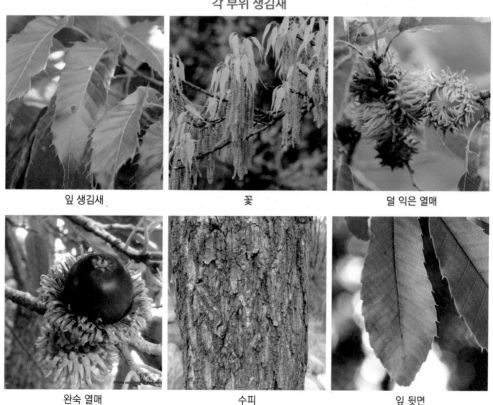

| 잎 생김새 | 꽃 | 덜 익은 열매 |

| 완숙 열매 | 수피 | 잎 뒷면 |

🌰 약효와 효능주치

열매는 생약명이 상실(橡實) 또는 상자(橡子)이며, 수렴(收斂), 지사(止瀉)의 효능이 있어 설사, 장 출혈, 탈항, 치출혈(痔出血) 등을 치료한다. 깍정이는 생약명이 상실각(橡實殼)이며, 수렴, 지사, 지혈 등의 효능이 있어 장풍하혈(腸風下血), 사리탈항(瀉痢脫肛), 붕중대하(崩中帶下) 등을 치료한다. 수피 및 근피는 생약명이 상목피(橡木皮) 또는 토골피(土骨皮)이며, 사리, 정장, 악창(惡瘡) 등을 치료한다.

🌰 약재사용부위

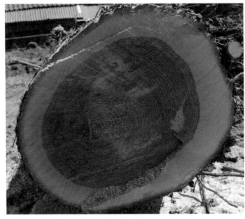

목질부

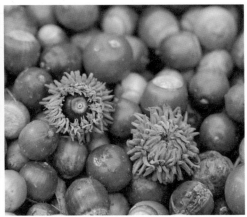

열매

🌰 처방 및 용법

열매 1일량 30~60g을 물 1L에 넣고 반으로 달여 2~3회 매 식후 복용한다. 외용할 때는 갈아서 식초를 조금 넣어 환부에 붙인다. 깍정이 1일량 50~100g을 물 1L에 넣고 반으로 달여 2~3회 매 식후 복용한다. 외용할 때는 달인 액으로 씻어 주거나 분말로 만들어 조합하여 붙인다. 수피 및 근피 1일량 40~80g을 물 1L에 넣고 반으로 달여 2~3회 매 식후 복용한다. 외용할 때는 달인 액을 환부에 발라준다.

장기에 미치는 작용부위

심장, 대장 경락으로 작용한다.

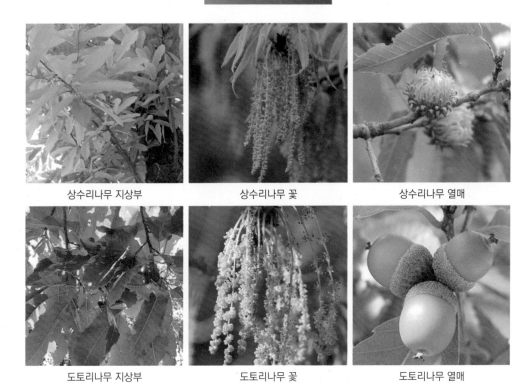

비슷한 약초

상수리나무 지상부

상수리나무 꽃

상수리나무 열매

도토리나무 지상부

도토리나무 꽃

도토리나무 열매

기능성물질 효능에 관한 특허자료

상수리나무 수피를 이용한 β-세크레타제 활성 저해 조성물

본 발명은 알츠하이머성 치매의 원인 물질인 베타 아밀로이드 펩타이드의 생성 과정에 관여하는 효소의 하나인 β-세크레타제(β-site Amyloid precursor protein Cleaving Enzyme, BACE)의 활성을 특이적으로 저해하는 상수리나무 수피의 추출물을 유효 성분으로 포함하는 것을 특징으로 하는 치매 예방용 조성물, 발효유, 건강식품 및 음료에 관한 것이다.

〈공개번호 : 10-2007-0022743, 출원인 : (주)한국야쿠르트〉

석류나무

Punica granatum L.

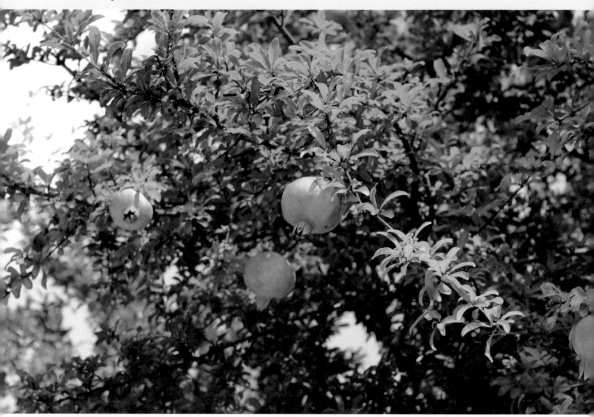

생 약 명 산석류(酸石榴), 석류피(石榴皮), 석류근(石榴根), 석류엽(石榴葉), 석류화(石榴花)

이명 : 석류, 석누나무, 석류수(石榴樹), 석류목(石榴木), 안석류(安石榴)

과명 : 석류나무과(Punicaceae)　　　　　　　　　**개화기** : 6~7월

채취시기 : 열매·과피는 9~10월, 근피는 가을, 잎은 여름, 꽃은 6~7월에 채취한다.

사용부위 열매, 열매껍질, 뿌리껍질, 잎, 꽃

성분 : 과피에 타닌을 함유되어 있으며, 만니톨(mannitol), 이눌린(inulin), 펙틴, 칼슘, 이소쿼르세틴(isoquercetin)과 납, 지방, 점액질, 당, 식물고무, 몰식자산, 사과산, 수산 등이 함유되어 있다. 뿌리에는 이소펠레티에린(isopelletierine), β-시토스테롤(β-sitosterol), 만니톨이 함유되어 있고, 이소펠레티에린, 세우도펠레티에린, 메틸이소펠레티에린 등의 알칼로이드가 함유되어 있다. 신맛이 있는 열매의 종자유에는 푸니크산(punicic acid), 에스트론(estrone) 및 에스트라디올(estradiol), β-시토스테롤, 만니톨 등이 함유되어 있다. 잎에는 시킴산(shikimic acid), 데하이드로시킴산(dehydroshikimic acid), 퀸산(quinic acid), 아라비노오스(arabinose), d-글루코오스(d-glucose), 타닌, 과당, 서당 등이 함유되어 있다.

성질과 맛 : 《대한약전외한약(생약)규격집》에 열매는 성질이 따뜻하고 맛은 시다고 되어 있으며, 줄기, 가지 및 뿌리 껍질은 성질이 따뜻하고, 맛은 시고 떫다고 되어 있다. 《중국약전》에 열매껍질은 성질이 따뜻하고 독성이 있으며, 맛은 시고 떫다고 수재되어 있으며, 꽃은 성질이 평하고 맛은 시고 떫다고 수재되어 있다.

생태적특성

인도, 페르시아 원산의 낙엽활엽소교목으로, 주로 남부 지방에서 심어 가꾼다. 높이는 3~5m 정도이며, 어린가지는 네모지고 가지 끝이 가시로 되어 있으며 털은 없다. 잎은 마주나고, 길이 2~8cm에 도란형 또는 긴 타원형으로 잎끝이 뭉툭하며 가장자리는 톱니가 없이 밋밋하다.

잎의 표면은 광택이 있고 양면에 털이 없으며 잎자루는 아주 짧다. 6~7월에 홍색 꽃이 가지 끝 또는 잎겨드랑이에 1개 또는 여러 개 달리며, 열매는 둥근 액과이고 과피는 두꺼운 가죽질인데 9~10월에 황색 또는 황적색으로 익으면 과피가 터지면서 붉은 씨가 드러난다.

각 부위 생김새

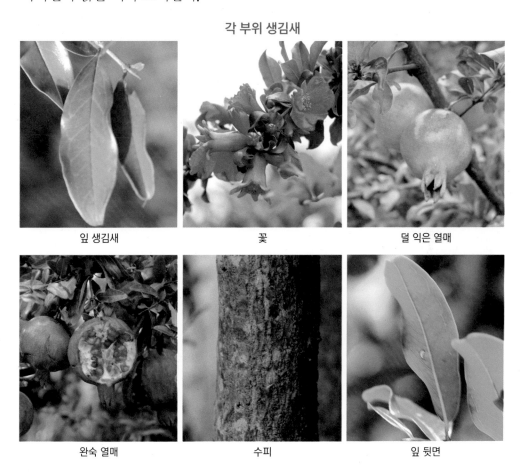

잎 생김새 　　　　　 꽃 　　　　　 덜 익은 열매

완숙 열매 　　　　　 수피 　　　　　 잎 뒷면

🌿 약효와 효능주치

〈대한약전외한약(생약)규격집〉에 의하면, 열매는 부정기 자궁 출혈, 대하, 설사를 치료하고 진액 생성과 갈증 해소 등의 효능이 있으며, 수피와 근피는 대하, 오래된 설사, 구충 등에 이용한다고 되어 있다. 일반적으로 임상에서는 열매의 과육을 산석류(酸石榴)라고 하며 지갈(止渴), 이질, 위장병, 대하증 등에 쓴다. 과피는 석류피(石榴皮)라 하여 지혈과 구충의 효능이 있으며 치질의 탈항, 자궁 출혈, 백대하증으로 인한 복통, 가려움증 등을 치료한다. 근피는 생약명이 석류근피(石榴根皮)이며 황색 포도상 구균, 대장균, 장티푸스균, 결핵균 등에 대한 항균 작용과 항진균 억제 작용이 있으며 대하의 치료, 회충과 조충 구제 등에 쓴다. 잎은 생약명이 석류엽(石榴葉)이며, 타박상 치료에 사용한다. 꽃은 생약명이 석류화(石榴花)이며, 중이염, 코피, 자상(刺傷)에 의한 각종 출혈에 지혈제로 사용하고 토혈, 월경불순, 백대하, 화상, 치통, 중이염 등을 치료하는 데 이용한다. 석류의 추출물은 항산화, 비만증, 탈모 방지 등의 효능이 있다. 〈대한약전외한약(생약)규격집〉에는 열매를 '석류'로, 줄기, 가지 및 뿌리껍질을 '석류피'로 수재하고 있으며, 《중국약전》에서는 열매껍질을 '석류피'로, 잎은 '석류엽', 꽃은 '석류화', 뿌리는 '석류근'으로 수재하고 있어 석류피에 대한 사용 부위의 재검토가 필요하다.

🌿 약재사용부위

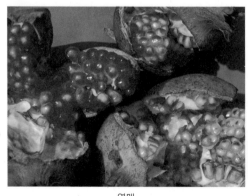

열매

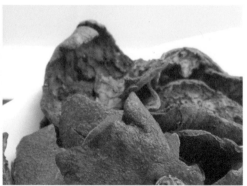

열매껍질 약재

🌰 처방 및 용법

과육 1일량 1개를 즙을 내어 2~3회 매 식후 복용한다. 과피 1일량 3~6g을 물 1L에 넣고 반으로 달여 2~3회 매 식후 복용한다. 근피 1일량 6~12g을 물 1L에 넣고 반으로 달여 2~3회 매 식후 복용한다. 잎 1일량 10~15g을 짓찧어서 환부에 붙인다. 꽃 1일량 3~6g을 물 1L에 넣고 반으로 달여 매 식후 복용한다. 외용할 때는 가루를 내어 살포하거나 기름에 섞어 바른다.

> **주의사항** : 철(鐵)을 피하고 변비나 심한 설사가 멎지 않거나 적체가 있는 사람은 복용하면 안된다.

🌰 장기에 미치는 작용부위

대장, 신장 경락으로 작용한다.

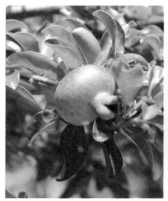

석류 덜 익은 열매

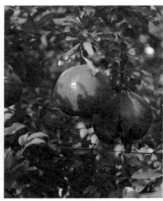

석류 완숙 열매

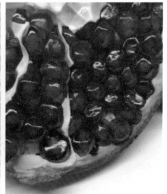

석류 씨앗

기능성물질 효능에 관한 특허자료

석류 추출물을 함유하는 노화 방지용 화장료 조성물
본 발명은, 석류 추출물이 조성물 총중량에 대하여 0.01~10중량% 함유되어 있는 것을 특징으로 하는 노화 방지용 화장료 조성물에 관한 것으로, 본 발명에 따르면, 석류 추출물을 화장료에 배합함으로써 콜라겐 섬유 생합성 효과뿐 아니라 피부 탄력 증진 효과 및 항산화 효과가 우수하여, 노화 방지 및 개선 효과가 뛰어난 화장료를 얻을 수 있다.
〈공개번호 : 10-2003-0055950, 출원인 : 나드리화장품(주)〉

석잠풀

Stachys japonica Miq.

순환기계 질환

감기, 두통, 인후염

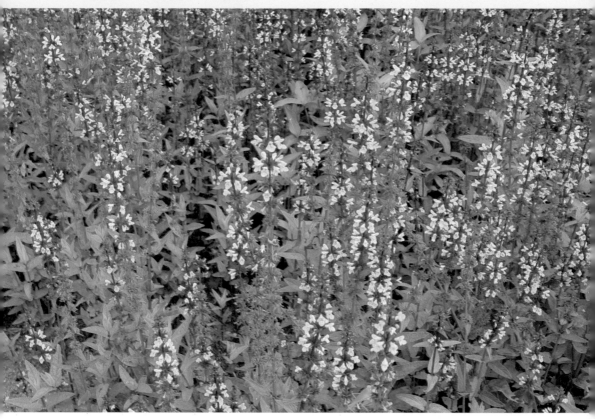

생약명 초석잠(草石蠶)

이명 : 배암배추, 뱀배추, 민석잠풀

과명 : 꿀풀과(Labiatae)

개화기 : 6~9월

채취시기 : 봄부터 초겨울에 걸쳐 뿌리를 포함한 전초를 채취하여 햇볕에 말린다. 뿌리의 형태가 누에 번데기처럼 생겨서 초석잠(草石蠶)이라 한다.

사용부위 뿌리

성분 : 카페인산, 클로로겐산(chlorogenic acid), 사포닌 및 3종의 플라보노이드인 7-메톡시바이칼레인(7-methoxy baicalein), 팔루스트린(palustrine), 팔루스트리노사이드(palustrinoside) 등을 함유한다.

성질과 맛 : 성질이 따뜻하고 맛은 맵다.

🌿 생태적특성

전국 각지에 분포하는 숙근성 여러해살이풀로, 양지바르고 물 빠짐이 좋은 곳에서 자란다. 높이는 30~60cm이며, 땅속줄기가 옆으로 길게 뻗어 마디 부분에서 잔뿌리가 내린다.

잎은 마주나고 길이 4~8cm, 너비 1~2.5cm에 피침형으로 잎끝이 뾰족하고 가장자리에는 톱니가 있다. 6~9월에 연한 홍색 꽃이 줄기와 잎 사이에서 돌려나며 피고, 수과인 열매는 10월경에 익는다.

각 부위 생김새

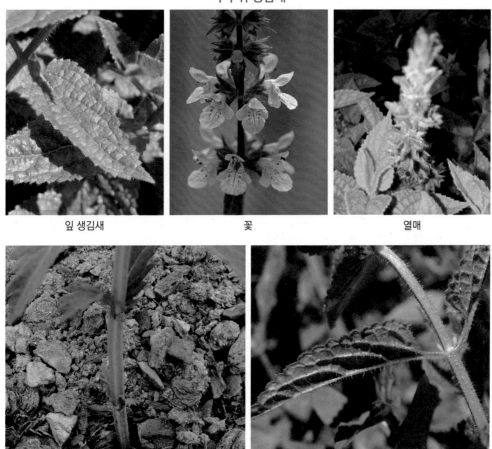

잎 생김새

꽃

열매

줄기

잎 뒷면

약효와 효능주치

땀을 내주고 기를 잘 통하게 하며, 출혈을 멎게 하고 종기를 가라앉히는 등의 효능이 있어 감기, 두통, 인후염, 기관지염, 폐농양, 백일해, 대상 포진, 코피, 토혈, 요혈(尿血), 변혈(便血), 월경 과다, 월경불순, 자궁염 등을 치료하는 데 이용한다.

약재사용부위

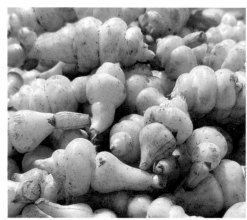

뿌리

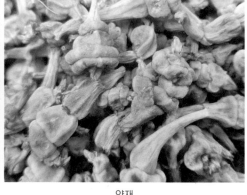

약재

처방 및 용법

하루에 10~20g을 사용하는데 물 1L 정도를 붓고 달여서 2~3회로 나누어 복용하거나 환(丸) 또는 가루로 만들어 복용한다. 외용할 때는 짓찧어서 환부에 붙이기도 하고 달이거나 가루로 만들어 환부에 바른다.

장기에 미치는 작용부위

간, 심장, 폐, 대장 경락으로 작용한다.

석창포

Acorus gramineus Sol.

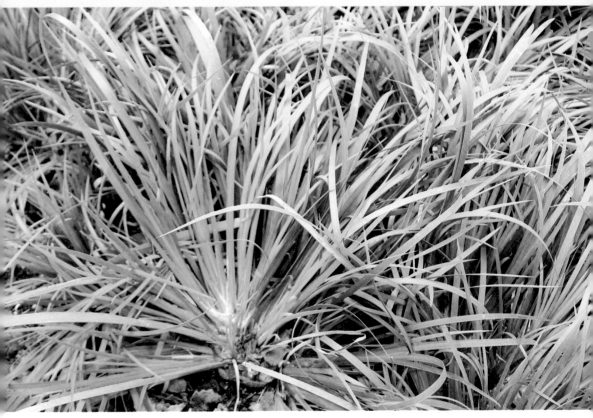

생약명 석창포(石菖蒲)

이명 : 석장포, 창포(菖蒲), 창본(昌本), 창양(昌陽), 구절창포(九節昌蒲)

과명 : 천남성과(Araceae)

개화기 : 6~7월

채취시기 : 가을과 겨울에 뿌리줄기를 채취하여 수염뿌리와 이물질을 제거하고 깨끗이 씻어서 햇볕에 말린다.

사용부위 뿌리줄기

성분 : 정유, β−아사론(β-asarone), 그 외에 아사론, 카리오필렌(caryophyllene), 세키숀(sekishone) 등을 함유한다.

성질과 맛 : 성질이 따뜻하고, 맛은 맵고 쓰며, 독은 없다.

생태적특성

제주도와 전남에 분포하는 여러해살이풀로, 일부 농가에서 재배하기도 한다. 뿌리 줄기는 옆으로 뻗고 길이 3~20cm, 지름 0.3~1cm에 편원주형(扁圓柱形)으로 구부러져 갈라졌으며, 표면은 자갈색 또는 회갈색으로 거칠고 고르지 않은 둥근 마디가 있고, 마디와 마디 사이는 2~8mm이며 고운 세로주름이 있다. 다른 한쪽은 수염 뿌리가 남아 있거나 둥근 점 모양의 뿌리 흔적이 있다. 땅속 뿌리줄기는 마디 사이가 길고 백색인데 땅 위로 나온 것은 마디 사이가 짧고 녹색이다. 잎은 뿌리줄기에서 뭉쳐나고, 길이 30~50cm에 선형으로 잎맥이 없으며 잎끝이 뾰족하고 윤기가 난다. 6~7월에 연한 황색 꽃이 꽃줄기에 수상꽃차례를 이루며 빽빽이 달리고, 삭과인 열매는 난형으로 녹색이며, 종자는 긴 타원형으로 밑부분에 털이 많다.

각 부위 생김새

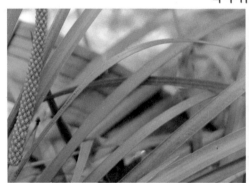

잎 생김새

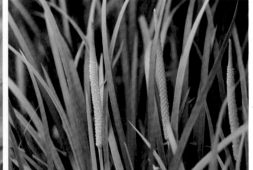

꽃

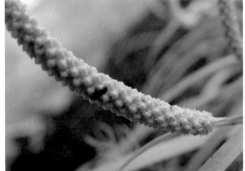

열매

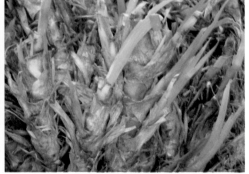

뿌리줄기

🍃 약효와 효능주치

담을 없애고 막힌 곳을 뚫어주는 화담개규(化痰開竅), 습사를 없애고 기를 통하게 하는 화습행기(化濕行氣), 풍사를 제거하고 결리고 아픈 증상을 낮게 하는 거풍이비(祛風利痺), 종기를 가라앉히고 통증을 멎게 하는 소종지통(消腫止痛) 등의 효능이 있어서 열병으로 정신이 혼미한 증상, 배가 그득하게 차오르며 통증이 있는 증상, 풍사와 습사로 인하여 결리고 아픈 증상, 광증(狂症), 이명, 이농(耳膿: 귓속의 농), 심한 가래, 간질 발작, 건망증, 타박상, 기타 부스럼과 종창, 옴 등을 치료하는 데 응용한다.

🍃 약재사용부위

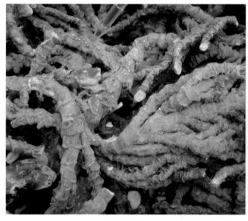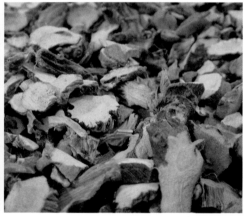

뿌리줄기   약재

🍃 처방 및 용법

깨끗이 씻어서 물에 담가 두었다가 물기가 스며들면 절편해서 햇볕에 말려 사용한다. 건조한 약재로 하루에 4~12g 정도를 사용하는데, 석창포 12g에 물 700mL 정도를 붓고 끓기 시작하면 불을 약하게 줄여서 반으로 달여 2~3회로 나누어 마시면 간질의 발작 횟수가 줄어들고 발작증상도 가벼워진다고 하였다.

중풍의 치료에도 활용하는데, 얇게 썰어서 말린 석창포 1.8kg을 자루에 넣어 청주 180L에 담그고 밀봉해서 100일 동안 두었다가 술이 초록빛이 되면 기장쌀 8kg으로 밥을 지어 넣고 다시 밀봉해 14일 동안 두었다가 걸러서 매일 마신다.

> **주의사항 :** 성미가 맵고 따뜻하며 방향성이 있어 공규(孔竅: 오장육부의 기를 여닫는 9개의 구멍)를 열어 통하게 하고 담을 제거하는 작용이 있으므로 음기가 훼손되고 양기가 항진된 음휴양항(陰虧陽亢), 땀이 많이 나는 다한(多汗), 정액이 잘 흘러나가는 활정(滑精) 등의 병증에는 신중하게 사용하여야 한다.

 장기에 미치는 작용부위

간, 심장, 비장, 위 경락으로 작용한다.

비슷한 약초

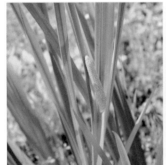
창포 지상부

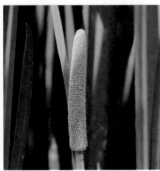
창포 꽃

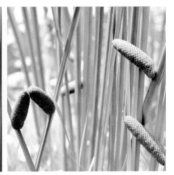
창포 열매

기능성물질 효능에 관한 특허자료

석창포 추출물을 함유하는 당뇨병 치료 또는 예방제 그리고 이를 포함하는 약학적 제제

본 발명은 석창포 추출물을 유효 성분으로 함유하는 인슐린 분비 촉진제에 관한 것으로서, 더욱 상세하게는 석창포를 수용성 유기용제나 물을 사용하여 추출한 석창포 추출물을 유효 성분으로 함유시켜 인슐린 분비 저하로 인해 발생하는 고혈당 및 당뇨 치료에 효과적인 인슐린 분비 촉진 제제 그리고 이를 포함하는 약학적 제제 및 식품에 관한 '것이다.

〈공개번호 : 10-2004-0049959, 출원인 : 임강현, 김혜경, 최강덕, 정주호〉

소 철

Cycas revoluta Thunb.

순환기계 질환

거풍, 어혈, 거담, 지혈

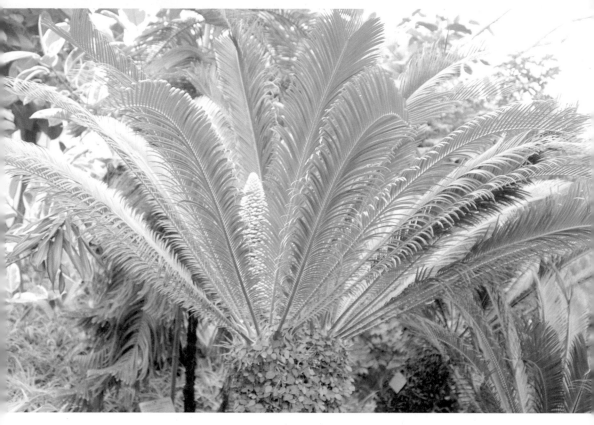

생약명 봉미초엽(鳳尾蕉葉), 봉미초화(鳳尾蕉花), 철수과(鐵樹果)

이명 : 철수(鐵樹), 풍미초(風尾蕉), 피화초(避火蕉)

과명 : 소철과(Cycadaceae)　　　　　　개화기 : 여름철에서 가을

채취시기 : 잎은 연중 수시, 꽃은 여름, 열매는 가을에 채취한다.

사용부위 잎, 꽃, 열매(종자)

성분 : 잎은 사이카신(cycasin)의 배당체와 소철 플라본을 함유하며 그 외 전분, 단백질, 지방, 당류, 사과산, 알기닌(alginine), 콜린(choline) 등을 함유한다. 꽃은 화분(花粉)에 아데닌(adenine), 콜린, 단백질, 당류 등을 함유한다. 종자를 포함한 열매는 사이카신, 네오사이카신 A∼G(neocycasin A∼G), 다량의 유리 팔미트산(palmitic acid), β−카로틴, 크립토크산틴(cryptoxanthin), 제아크산틴(zeaxanthin) 등의 색소를 함유하고 있다.

성질과 맛 : 잎은 성질이 약간 따뜻하고 독이 조금 있으며, 맛은 시고 달다. 꽃은 성질이 약간 따뜻하고 독이 조금 있으며, 맛은 달다. 열매는 성질이 평하고, 독이 있으며, 맛은 쓰고 떫다.

생태적특성

중국 동남부와 일본 남부 지방이 원산인 상록침엽관목 또는 소교목으로, 제주도와 남부의 일부 지역에서 자라고 기타 지역에서는 관상수로 온실이나 실내에서 심어 가꾼다. 높이는 2~3m 정도이고, 줄기는 단생으로 원추형에 가지가 없으며 줄기 껍질은 잎이 떨어진 흔적으로 둘러싸여 있다. 줄기 끝에서 많은 잎이 사방으로 젖혀지는데, 잎은 1회 깃꼴겹잎이며 선상 피침형에 잎끝이 날카롭게 뾰족하고 가장자리는 다소 뒤로 말린다. 자웅 이주이며, 여름에서 가을 사이에 수꽃은 원줄기 끝에 원주형으로 달리고 암꽃은 원줄기 끝에 둥글게 모여 달린다. 구과인 열매는 10월에 익으며, 종자는 길이 4cm 정도에 편평하고 적갈색이다.

각 부위 생김새

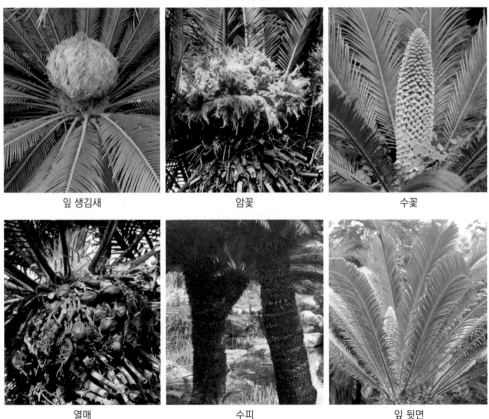

| 잎 생김새 | 암꽃 | 수꽃 |
| 열매 | 수피 | 잎 뒷면 |

약효와 효능주치

잎은 생약명이 봉미초엽(鳳尾蕉葉)이며, 풍사를 제거하고 독을 풀어주고 혈액순환을 원활하게 하는 효능이 있어, 간위기통(肝胃氣痛), 월경폐지(月經閉止), 해수, 토혈, 타박상, 도상(刀傷)을 치료한다. 꽃은 생약명이 봉미초화(鳳尾蕉花)이며, 어혈, 토혈, 타박상 등을 치료한다. 종자는 생약명이 철수과(鐵樹果) 또는 봉미초과(鳳尾蕉果)이며, 수렴(收斂), 통경, 소화, 진해, 거담 등의 효능이 있고 이질 등을 치료한다. 그 외 열매 속의 전분은 이질, 딸꾹질, 염증, 출혈, 해수 등을 치료한다.

약재사용부위

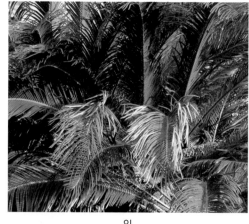

잎

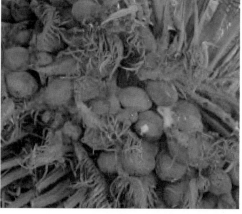

열매

처방 및 용법

잎 1일량 30~50g을 물 1L에 넣고 반으로 달여 2~3회 매 식후 복용하거나, 덖어서 가루 내어 복용한다. 외용할 때는 덖어서 가루를 만들어 연고기제에 혼합하여 환부에 도포한다. 꽃 1일량 100~150g을 물 1L에 넣고 반으로 달여 2~3회 매 식후 복용한다. 종자 1일량 30~50g을 물 1L에 넣고 반으로 달이거나, 가루 내어 연고기제에 혼합하여 환부에 도포한다.

주의사항 : 독이 약간 있으나 용법대로만 사용하면 된다.

🍃 장기에 미치는 작용부위

간, 심장, 비장, 폐 경락으로 작용한다.

비슷한 약초

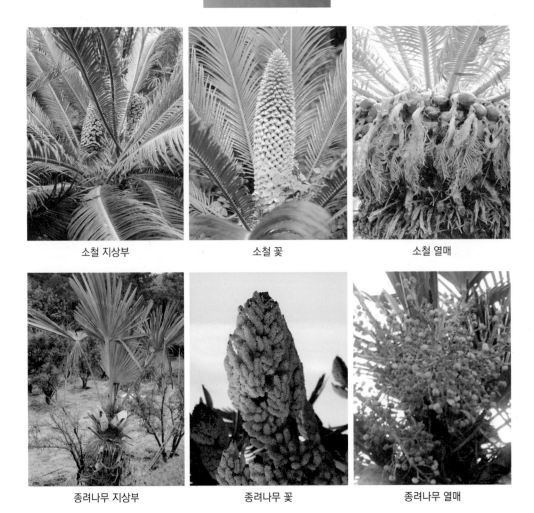

소철 지상부	소철 꽃	소철 열매
종려나무 지상부	종려나무 꽃	종려나무 열매

속단

Phlomis umbrosa Turcz.

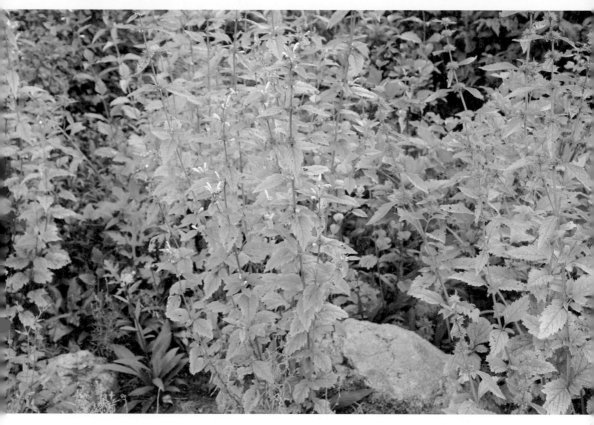

생약명　한속단(韓續斷)

이명 : 묏속단, 멧속단, 두메속단

과명 : 꿀풀과(Labiatae)

개화기 : 7월

채취시기 : 봄가을(9~10월)에 1년생 뿌리를 채취하여 진흙을 털어내고 잔털과 줄기를 제거하고 깨끗이 씻어서 햇볕에 말린다.

사용부위　덩이뿌리

성분 : 정유, 플라보노이드 배당체, 아미노산, 스테로이드, 타닌이 함유되어 있으며, 뿌리에는 알칼로이드가 함유되어 있다.

성질과 맛 : 성질이 따뜻하고 맛은 쓰다.

생태적특성

전국 각지의 산지에 분포하는 여러해살이풀로, 습기가 많은 반그늘의 비옥한 토양에서 자란다. 높이는 1m 정도이며, 줄기가 곧게 서고 전체에 잔털이 있으며 뿌리에 굵은 덩이뿌리가 4~5개 달린다. 잎은 마주나고, 길이 약 13cm, 너비 약 10cm에 심장상 난형이며, 뒷면에 잔털이 있고 가장자리에는 둔하고 규칙적인 톱니가 있다. 7월에 붉은빛이 도는 꽃이 원줄기 윗부분에 윤산꽃차례로 피는데, 작은 꽃자루가 분지 위에 층층이 마주나서 4~5개의 꽃이 달려 전체가 커다란 원추꽃차례를 이룬다. 화관은 입술 모양으로 길이는 1.8cm 정도이며, 상순(上脣)은 모자 모양으로 겉에 우단 같은 털이 빽빽하게 나 있고, 하순(下脣)은 3개로 갈라져 퍼지고 겉에 털이 있다. 수과인 열매는 9~10월경에 익는데, 광난형이며 꽃받침에 싸여 익는다.

각 부위 생김새

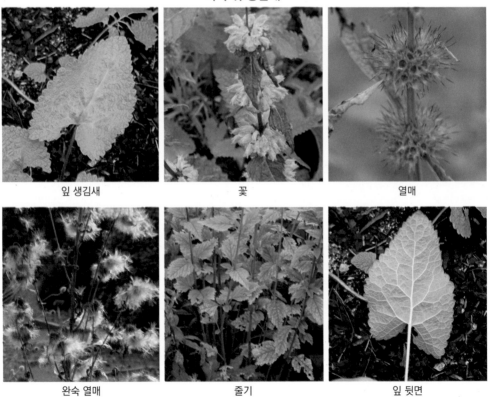

| 잎 생김새 | 꽃 | 열매 |
| 완숙 열매 | 줄기 | 잎 뒷면 |

🍂 약효와 효능주치

간과 신장을 보하고, 통증을 멎게 하며, 근육과 뼈를 튼튼하게 하고 염증을 가라 앉히며 안태시키는 등의 효능이 있어서 허리의 동통, 발목과 무릎의 무력감, 골절, 타박상, 유정(遺精), 자궁 냉증, 붕루(崩漏), 치질, 옹종(癰腫) 등을 치료한다.

🍂 약재사용부위

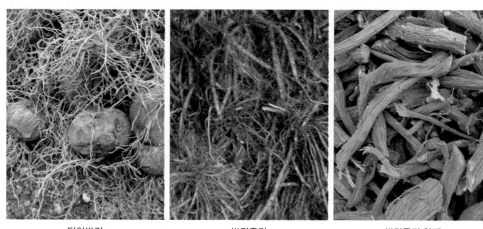

| 덩이뿌리 | 뿌리줄기 | 뿌리줄기 약재 |

🍂 처방 및 용법

하루에 9~15g을 사용하는데, 물 1L 정도를 붓고 달여서 2~3회로 나누어 복용 하거나 가루 또는 환(丸)으로 만들어 복용하기도 한다. 외용할 때는 짓찧어 환부 에 붙인다.

🍂 장기에 미치는 작용부위

간, 심장, 신장 경락으로 작용한다.

비슷한 약초

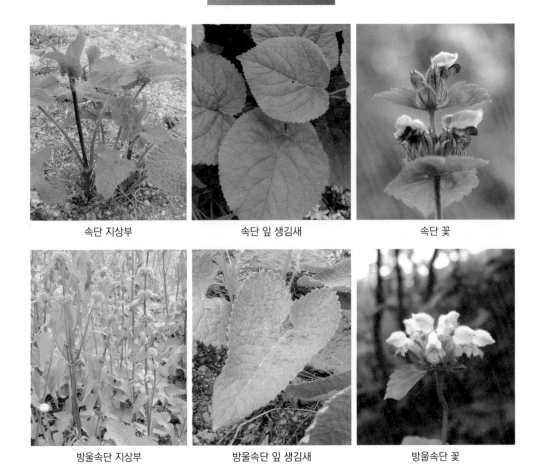

속단 지상부   속단 잎 생김새   속단 꽃

방울속단 지상부   방울속단 잎 생김새   방울속단 꽃

기능성물질 효능에 관한 특허자료

속단 추출물을 유효 성분으로 포함하는 지질 관련 심혈관 질환 또는 비만의 예방 및 치료용 조성물

본 발명은 물, 알코올 또는 이들의 혼합물을 용매로 하여 추출되는 속단 추출물을 유효 성분으로 함유하는 지질 관련 심혈관 질환 또는 비만의 예방 및 치료용 조성물에 관한 것이다. 본 발명의 추출물은 고지방 식이에 의한 체중 증가 및 체지방 증가를 억제하고, 지방 분해 및 열대사를 촉진하며, 혈중 지질인 트리글리세라이드(triglyceride), 총 콜레스 테롤(total cholesterol)을 낮춤으로써 비만 증상을 개선시키므로, 지질 관련 심혈관 질환 또는 비만의 예방 또는 치료제, 또는 상기 목적의 건강식품으로 유용하게 사용될 수 있다.

〈공개번호 : 10-2011-0114940, 출원인 : 사단법인 진안군친환경홍삼한방산업클러스터사업단〉

속새

Equisetum hyemale L.

내분비계 질환

항암, 지혈

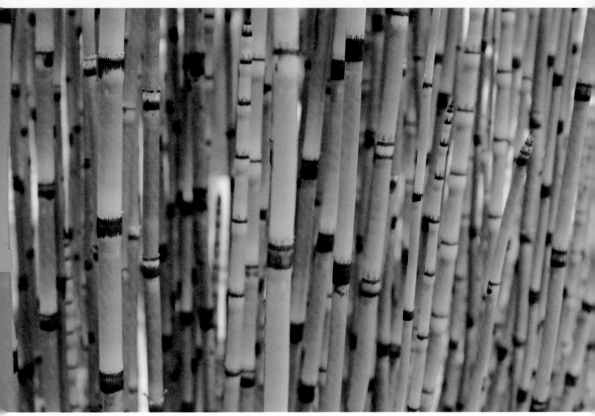

생약명 목적(木賊)

이명 : 찰초(擦草), 좌초(銼草), 목적초(木賊草), 절골초(節骨草), 절절초(節節草)

과명 : 속새과(Equisetaceae)

개화기 : 포자 번식

채취시기 : 여름에서 가을 사이에 지상부를 채취하여 짧게 절단하여 그늘에서 말리거나 햇볕에 말 린다.

사용부위 지상부

성분 : 줄기에 파우스트린(paustrine), 디메틸술폰(dimethylsulfone), 티민(thymine), 바닐린(vanillin), 캠페롤
(kaempferol), 캠페롤글리코시드(kaempferolglycoside) 등이 함유되어 있다.

성질과 맛 : 성질이 평하고, 맛은 달고 쓰다.

생태적특성

강원 이북과 제주도에 분포하는 상록 여러해살이풀로, 산지의 나무 밑이나 음습지에서 잘 자란다. 높이는 30~60cm 정도이고, 땅속줄기가 옆으로 뻗으며 지면 가까운 곳에서 여러 줄기가 갈라져 나와 모여나는 것처럼 보인다. 원줄기는 속이 비어 있으며, 가지가 없고 뚜렷한 마디와 세로 방향으로 패인 10~18개의 가느다란 홈(능선)이 있다.

퇴화하여 비늘 같은 잎이 서로 붙어 마디 부분을 완전히 둘러싸서 엽초(葉鞘)로 되는데, 끝이 톱니 모양이며 갈색이나 검은빛을 띤다. 포자낭수는 원줄기 끝에 달리고 원추형이며 처음에는 녹갈색이다가 황색으로 변한다. 원줄기의 능선에는 규산염이 축적되어 있어 단단하기 때문에 나무를 가는 데 사용하였으므로, 목적(木賊)이라는 이름이 붙었다.

각 부위 생김새

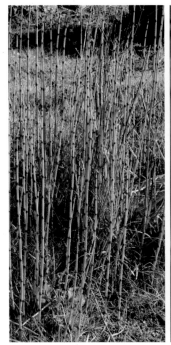
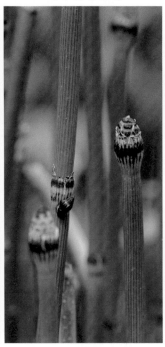
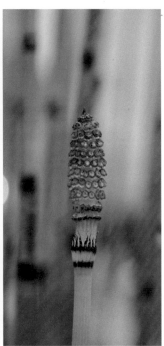

| 줄기 | 생장점 | 포자낭 |

약효와 효능주치

풍사를 제거하고 열을 내려주며, 소변을 원활하게 하고 염증을 가라앉히는 등의 효능이 있어, 해기(解肌: 외감병 초기에 땀이 약간 나는 표증을 치료하는 방법), 퇴예(退翳: 백내장을 없앰) 등에 응용하며 대장염, 장 출혈, 탈항, 후두염, 옹종 등을 치료한다.

 약재사용부위

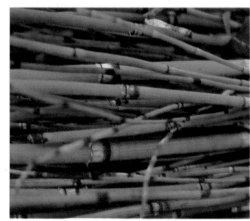

줄기

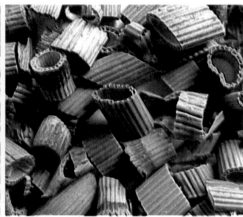

약재

 처방 및 용법

말린 것으로 하루에 6~12g 정도를 사용하는데, 보통 약재 10g에 물 1L를 붓고 끓기 시작하면 불을 약하게 줄여서 200~300mL 정도로 달여 아침저녁 2회로 나누어 복용한다. 환(丸)이나 가루로 만들어 복용하기도 한다.

> **주의사항 :** 발산(發散) 작용으로 진액이 손상될 우려가 있으므로 기혈(氣血)이 허한 경우에는 사용에 신중을 기해야 한다.

 장기에 미치는 작용부위

간, 폐, 대장 경락으로 작용한다.

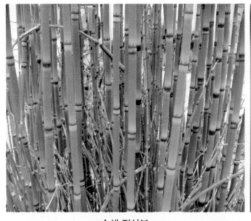

속새 지상부

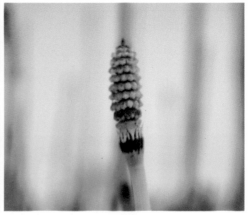

속새 포자낭

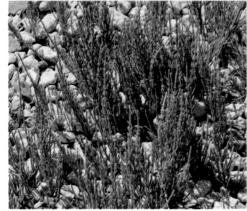

쇠뜨기 지상부

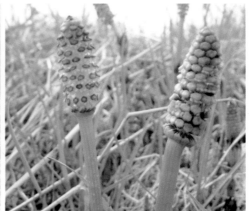

쇠뜨기 포자낭

기능성물질 효능에 관한 특허자료

약용 식물 추출 발효물을 유효 성분으로 함유하는 숙취 예방 또는 해소용 조성물 및 그 제조 방법

본 발명은 속새, 감초, 갈근 등 약용 식물 추출 발효물을 유효 성분으로 함유하는 숙취 예방 또는 해소용 조성물 및 그 제조 방법에 관한 것으로, 보다 상세하게는 인체에 부작용이 없으면서, 알코올 탈수소 효소(ADH) 활성을 저해하면서 알데하이드 탈수소 효소(ALDH) 활성을 촉진하여 숙취 해소 효과가 뛰어난 약용 식물 추출 발효물을 유효 성분으로 함유하는 숙취 예방 또는 해소용 조성물 및 제조 방법에 관한 것이다.

〈공개번호 : 10-0963227-0000 , 출원인 : 극동에치팜㈜〉

송 악

Hedera rhombea (Miq.) Siebold & Zucc. ex Bean = [*Hedera tobleri* Nakai.]

근골격계 질환

관절염, 해독, 보간, 거풍

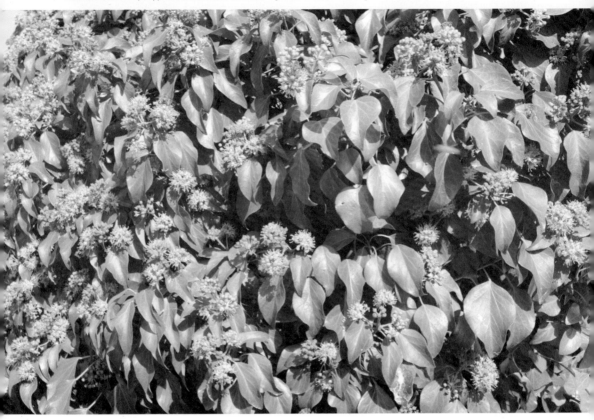

생약명 상춘등(常春藤), 상춘등자(常春藤子)

이명 : 담장나무, 큰잎담장나무, 삼각풍(三角風)

과명 : 두릅나무과(Araliaceae)

개화기 : 10월

채취시기 : 줄기와 잎은 가을에 채취하여 햇볕에 말린다. 열매는 4~5월에 채취한다.

사용부위 줄기와 잎, 열매

성분 : 줄기에 타닌과 수지가 함유되어 있고 잎에는 헤데린(hederin), 이노시톨(inositol), 카로틴, 타닌, 당류
가 함유되어 있다. 열매에는 페트로셀린산(petroselinic acid), 팔미트산(palmitic acid), 올레산(oleic acid)
등이 함유되어 있다.

성질과 맛 : 줄기·잎은 성질이 시원하고, 맛은 쓰다. 열매는 성질이 따뜻하고 독이 없으며, 맛은 달다.

🌰 생태적특성

남부·중부 지방에 분포하는 상록 활엽 덩굴성 목본으로, 덩굴 길이가 10m 이상이며 마디에서 기근(氣根)이 자라 다른 물체에 붙어 뻗어나간다. 줄기의 어린 가지에는 인편상(鱗片狀)의 부드러운 털이 있으나 자라면서 없어진다. 잎은 서로 어긋나고, 가죽질에 광택이 있는 짙은 녹색이며 양끝은 좁게 되어 있다. 어린가지에 달린 잎은 삼각형이고 3~5개로 얕게 갈라지지만, 늙은가지의 잎은 난형 또는 사각형이다. 10월에 녹황색 꽃이 산형꽃차례로 피는데, 꽃줄기 1개 또는 여러 개가 모여 취산상을 이루며, 꽃잎은 겉에 성모가 있고 꽃받침은 거의 밋밋하다. 핵과인 열매는 구형이며 다음 해 4~5월에 검은색으로 익는다.

각 부위 생김새

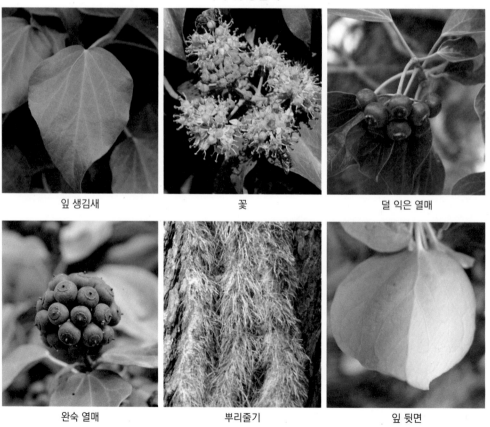

잎 생김새   꽃   덜 익은 열매

완숙 열매   뿌리줄기   잎 뒷면

약효와 효능주치

줄기와 잎은 생약명이 상춘등(常春藤)이며, 진정 작용과 진균에 대한 억제 작용이 있고 거풍, 해독, 보간 등의 효능이 있어, 간염, 황달, 종기, 종독, 관절염, 구안와사, 비출혈, 타박상, 광견교상 등을 치료한다. 열매는 생약명이 상춘등자(常春藤子)이며, 빈혈증과 노쇠(老衰)를 치료한다. 송악의 추출물은 멜라닌 생성을 억제하는 효능이 있어 피부 미백제로 사용한다.

약재사용부위

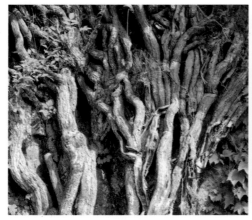
줄기

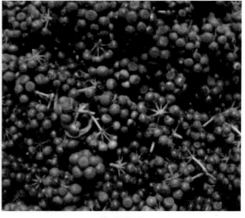
열매

처방 및 용법

줄기와 잎 1일량 20~30g을 물 1L에 넣고 반으로 달여 2~3회 매 식후 복용한다. 외용할 때는 달인 액으로 씻거나 짓찧어서 환부에 붙인다. 열매 1일량 20~40g을 물 1L에 넣고 반으로 달여 2~3회 매 식후 복용한다.

장기에 미치는 작용부위

간, 비장 경락으로 작용한다.

비슷한 약초

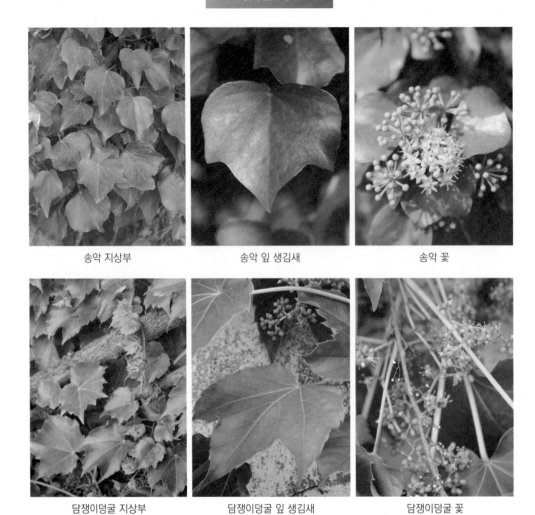

송악 지상부

송악 잎 생김새

송악 꽃

담쟁이덩굴 지상부

담쟁이덩굴 잎 생김새

담쟁이덩굴 꽃

기능성물질 효능에 관한 특허자료

송악 추출물을 함유하는 미백 화장료 조성물

본 발명은 멜라닌 생성 억제성 및 티로시나아제 저해 활성을 갖는 송악 추출물을 제조하는 방법에 관한 것으로, 상기 송악 추출물은 미백 화장료 조성물 및 멜라닌 생성 억제제로 사용할 수 있다.

〈공개번호 : 10-2009-0104519, 출원인 : 재단법인 제주하이테크산업진흥원〉

쇠무릎

Achyranthes japonica (Miq.) Nakai

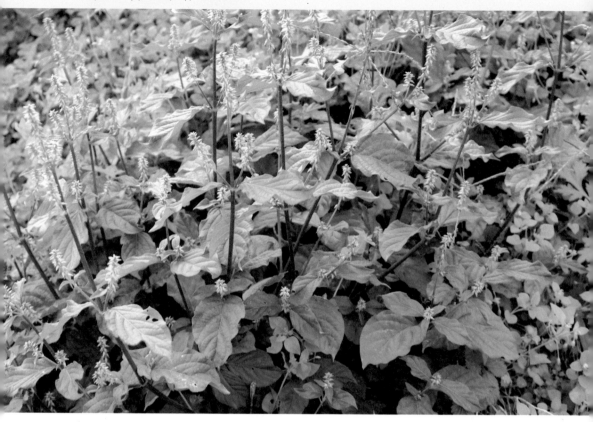

생약명 우슬(牛膝)

이명 : 쇠무릅, 우경(牛莖), 우석(牛夕), 백배(百倍), 접골초(接骨草)

과명 : 비름과(Amaranthaceae)

개화기 : 8~9월

채취시기 : 가을에서 이듬해 봄 사이에 줄기와 잎이 마른 뒤 뿌리를 채취하되 잔털과 이물질을 제거하고
그대로 또는 주초(酒炒: 술을 흡수시켜 볶음)하여 말린다.

사용부위 뿌리

성분 : 엑디스테론(ecdysterone), 이노코스테론(inokosterone), 미시스틴산(mysistic acid), 팔미트산(palmitic
acid), 올레산(oleic acid), 리놀산(linolic acid), 아키란테스사포닌(achiranthes saponin) 등을 함유한다.

성질과 맛 : 성질이 평하고, 맛은 쓰고 시다.

🌿 생태적특성

전국 각지의 산과 들에 분포하는 여러해살이풀로, 높이는 50~100cm 정도로 자란다. 뿌리는 토황색에 가늘고 길며, 원줄기는 네모지고 곧게 서며 가지가 많이 갈라진다. 줄기의 마디가 두드러져 소의 무릎처럼 보인다고 하여 쇠무릎이라는 이름이 붙었다. 잎은 마주나고 길이 10~20cm, 너비 4~10cm에 타원형 또는 도란형으로, 잎끝이 좁고 털이 약간 있으며 가장자리가 밋밋하다. 8~9월에 녹색 꽃이 원줄기 끝과 잎겨드랑이에서 수상꽃차례로 피고, 열매는 포과(胞果)로 긴 타원형이며 9~10월에 익는다. 유사종인 당우슬은 남서부 도서 지역에, 붉은쇠무릎은 제주도 등지에 분포한다.

각 부위 생김새

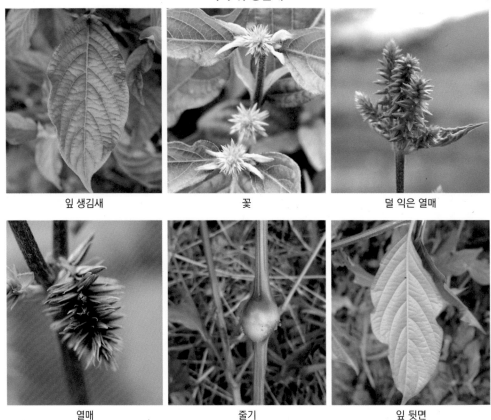

잎 생김새	꽃	덜 익은 열매
열매	줄기	잎 뒷면

🍃 약효와 효능주치

혈액순환을 원활하게 하고 경락을 잘 통하게 하며, 관절을 부드럽게 하고 혈액을 하초(下焦)로 끌어내리며, 간과 신장의 기능을 보하고 허리와 무릎을 튼튼하게 하며 소변을 원활하게 하는 등의 효능이 있어서 월경부조(月經不調), 경폐(經閉), 출산 후 태반이 나오지 않아서 오는 복통, 습사와 열사로 인하여 관절이 걸리고 아픈 증상, 코피, 입안의 종기나 상처, 두통, 어지럼증, 허리와 무릎이 시리고 아프며 무력한 병증 등을 치료한다.

🍃 약재사용부위

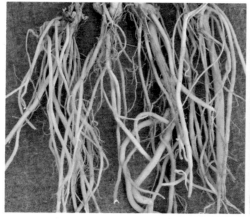

뿌리

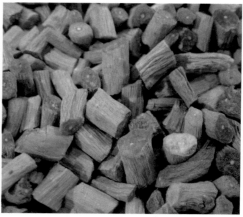

약재

🍃 처방 및 용법

말린 것으로 하루에 6~18g 정도를 사용하는데, 노두(蘆頭: 뿌리 꼭대기의 줄기가 나오는 부분)를 제거하고 잘게 썰어서 그대로 또는 주초(酒炒: 약재 무게 약 20%의 술을 흡수시켜 프라이팬에 약한 불로 노릇노릇하게 볶음)하여 사용한다. 약재 10g에 물 700mL 정도를 붓고 끓기 시작하면 불을 약하게 줄여서 200~300mL 정도로 달여 아침저녁 2회로 나누어 복용한다. 환, 가루, 또는 고(膏)로 만들거나 주침(酒

浸)하여 복용하기도 한다. 말린 우슬에 간과 신장을 보하는 기능이 있는 두충, 상기생(桑寄生), 금모구척(金毛狗脊), 모과 등의 약재를 배합하여 허리와 대퇴부의 시리고 아픈 증상, 발과 무릎이 연약해지고 무력해지는 증상 등을 치료하는 데 응용한다. 보통 이들 약재를 같은 양으로 배합하여 물을 붓고 달여서 먹기도 하지만, 식혜를 만들어 먹기도 한다.

주의사항 : 월경 과다(月經過多), 몽정(夢精)이나 유정(遺精)일 경우, 임산부 등은 사용을 금한다.

 ## 장기에 미치는 작용부위

간, 심장, 신장 경락으로 작용한다.

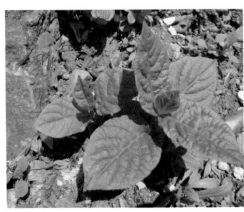
새싹

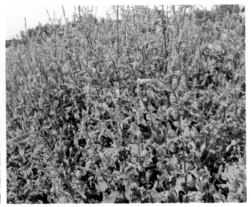
종자 결실

기능성물질 효능에 관한 특허자료

우슬 또는 유백피 추출물을 함유한 류마토이드 관절염 치료용 약제 조성물
본 발명은 관절염 치료를 위하여 슈퍼옥사이드(Superoxide), 프로스타글란딘(PGE2), 인터루킨-1β(Interleukin-1β)의 생성을 억제할 뿐만 아니라, 결합 조직의 기질인 콜라겐 단백질을 분해하는 콜라게나제 효소의 활성을 억제시킴과 동시에 콜라겐 단백질 합성을 촉진시키는 우슬(쇠무릎 뿌리) 추출물, 유백피 추출물, 또는 이들의 혼합물을 함유한 류마토이드 관절염 치료용 약제 조성물에 관한 것이다. 〈공개번호 : 10-1999-0039416, 출원인 : (주)엘지생활건강〉

수리취

Synurus deltoides (Aiton) Nakai

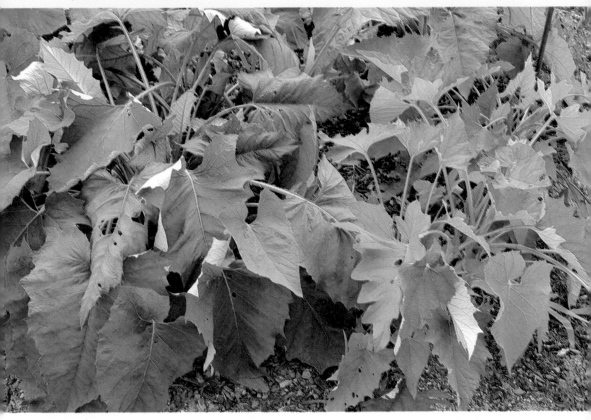

생약명 산우방(山牛蒡)

이명 : 개취, 조선수리취, 다후리아수리취

과명 : 국화과(Compositae)

개화기 : 9〜10월

채취시기 : 가을에 열매가 익은 후에 이삭을 채취하여 종자를 털어내 햇볕에 말린다.

사용부위 종자

성분 : 사포닌

성질과 맛 : 성질이 시원하고, 맛은 달고 쓰다.

🌿 생태적특성

전국 각지의 산비탈, 숲속이나 초지에 분포하는 여러해살이풀로, 양지 또는 반그늘의 물 빠짐이 좋고 토양이 비옥한 곳에서 자란다. 높이는 50~100cm이고, 원줄기는 능선이 지며 백색 털이 빽빽이 나 있고 윗부분은 가지를 적게 치며 암자색을 띤다. 근생엽은 꽃이 필 때 없어지거나 남아 있고, 경엽은 어긋나며 밑부분의 잎은 길이 10~20cm에 난상 긴 타원형으로 잎끝이 뾰족하고 가장자리에 결각상의 톱니가 있다. 잎의 표면에는 꼬불꼬불한 털이 있고 뒷면에는 백색 털이 밀생한다. 9~10월에 갈자색 또는 검은빛을 띤 녹색 꽃이 원줄기 끝이나 가지 끝에서 밑을 향하여 달리는 데, 길이 3cm, 지름 4.5~5.5cm로 겉에는 거미줄 같은 백색 털로 덮여 있다. 수과인 열매는 11월경에 익으며, 1.8cm 정도 되는 갈색 관모가 있다. 종자는 약용하고, 어린잎은 나물로 먹는다.

각 부위 생김새

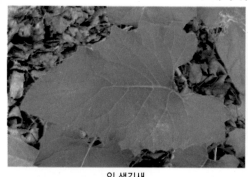

잎 생김새

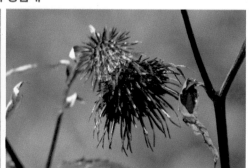

꽃

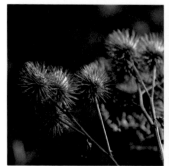

열매

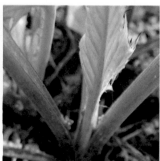

줄기

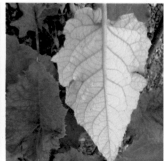

잎 뒷면

🍂 약효와 효능주치

열을 내리고 독을 풀어주며, 출혈을 멎게 하고 대소변을 원활하게 하며 종기를
가라앉히는 등의 효능이 있어서 부종, 토혈, 고혈압, 변비, 당뇨병 등을 치료하
고 균을 억제하는 데 이용한다. 또한 기침, 감기, 홍역, 인후종통, 두드러기, 피
부병, 폐렴, 폐결핵, 기관지염, 류머티즘, 위염, 위·십이지장궤양, 나력(瘰癧)
등을 치료하는 데 쓴다.

🍂 약재사용부위

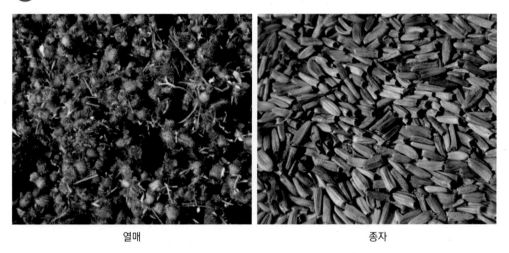

열매   종자

🍂 처방 및 용법

하루에 15~30g을 사용하는데, 물 1L 정도를 붓고 달여서 2~3회로 나누어 복용
한다.

🍂 장기에 미치는 작용부위

간, 비장, 폐 경락으로 작용한다.

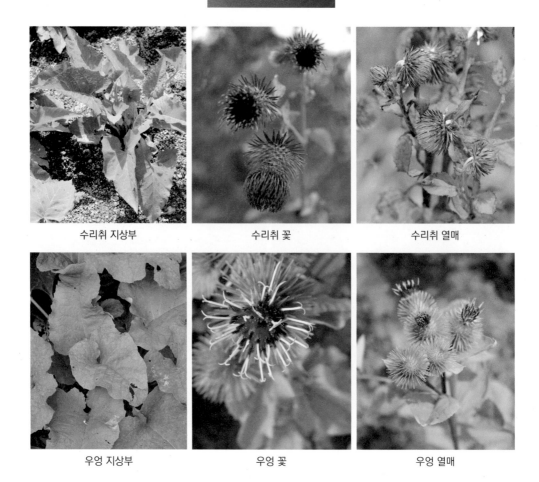

수리취 지상부

수리취 꽃

수리취 열매

우엉 지상부

우엉 꽃

우엉 열매

기능성물질 효능에 관한 특허자료

수리취 추출물을 포함하는 세포 노화 억제용 조성물

본 발명은 수리취 추출물을 포함하는 세포 노화 억제용 조성물에 관한 것으로, 세포 노화 억제 효능이 우수한 수리취 추출물을 유효 성분으로 함유하는 조성물은 노화 관련 질환, 예를 들어 피부 노화, 류머티즘성 관절염, 골관절염, 간염, 만성 피부 손상 조직, 동맥 경화, 전립샘 증식증 또는는 간암 등과 같은 질환의 예방에 유용하게 사용될 수 있다.

〈공개번호 : 10-2014-0111184, 출원인 : 대한민국(농촌진흥청장)〉

수세미오이

Luffa cylindrica Roem.

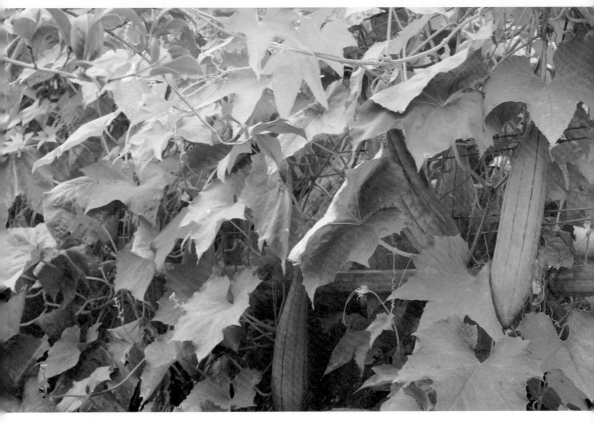

생 약 명 사과락(絲瓜洛)

이명 : 사과(絲瓜), 천락사, 천라, 수세미

과명 : 박과(Cucurbitaceae)

개화기 : 8~9월

채취시기 : 열매가 완숙되기 전에 채취하여 잘게 썰어 햇볕에 말린다.

사용부위 덜 익은 열매

성분 : 열매에는 시트룰린(citrulline), 쿠쿠르비타신(cucurbitacin) 등이 함유되어 있다.

성질과 맛 : 성질이 시원하며 맛은 달고, 독은 없다.

🔵 생태적특성

인도 원산의 덩굴성 한해살이풀로, 전국 각지의 농가에서 재배한다. 덩굴 줄기는 길이 12m 정도이며, 녹색에 각(角)이 있고 다른 물체를 감으면서 자란다. 잎은 길이가 15~30cm 정도이며, 심장형으로 가장자리가 얕게 장상(掌狀)으로 갈라지고 열편 끝이 뾰족하며 표면은 거칠다. 8~9월에 노란색 꽃이 피는데, 암꽃과 수꽃이 한그루에 따로따로 달리며, 열매는 원통형에 녹색이고 겉에 얕은 세로 골이 있다. 어린 것은 식용하고, 성숙한 것은 과육 중에서 섬유질의 망상 조직이 발달하여 해면으로 이용한다. 옛날에 식기를 닦는 데 이 섬유질 조직을 이용한 데서 열매의 이름이 유래하였다. 수세미 외에도 철도 차량, 선박 기관 및 갑판의 세척용 슬리퍼, 바구니 등을 만드는 데 쓰인다. 지상 30cm 정도를 잘라 나오는 수액을 화장수로 이용하기도 한다.

각 부위 생김새

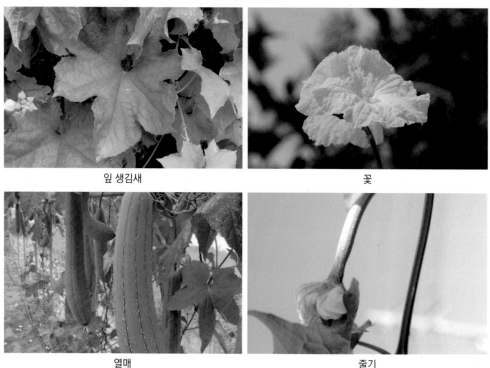

잎 생김새	꽃
열매	줄기

약효와 효능주치

열을 내려주고 가래를 없애주며, 혈액을 맑게 하고 독을 풀어주며 종기를 가라앉히는 등의 효능이 있어서, 열병으로 몸에 열이 오르는 증상, 가래 천식과 해수, 산모의 젖 분비가 안 되는 증상, 장염, 붕루, 옹종, 정창 등의 치료에 이용한다.

 약재사용부위

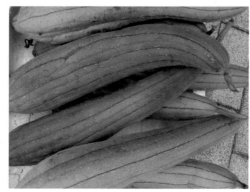
열매

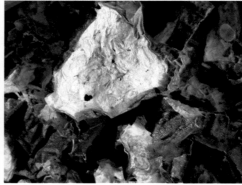
약재

 처방 및 용법

민간요법으로는, 가래가 제거되지 않고 목구멍에서 가르랑가르랑할 때 수세미오이수로 입안을 헹군다. 또한 백일해에 효과가 있다고 예로부터 민간약으로 많이 써 왔다. 가장 많이 이용하는 방법은 수세미오이수를 내어 사용하는 것인데, 살갗이 튼 데나 가벼운 동상에 발라주면 효과가 있다. 성숙한 열매를 1주일 정도 물에 가라앉혀 두었다가, 표면이 검게 부패하면 껍질을 벗기고 두드려서 과육과 종자를 털어낸 다음 씻어 말려서 수세미 솔을 만들 수 있다.

 장기에 미치는 작용부위

폐, 간, 위 경락으로 작용한다.

시 호

Bupleurum falcatum L.

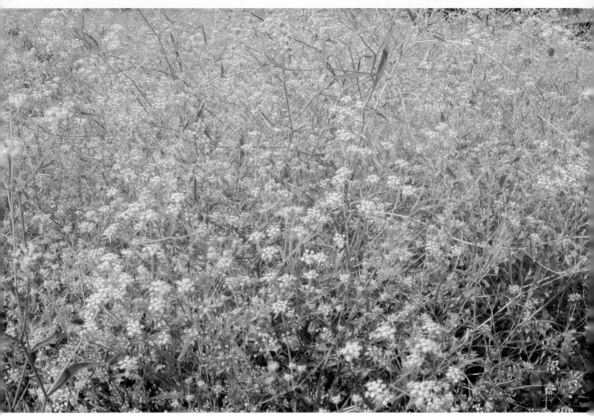

생 약 명 시호(柴胡)

이명 : 큰일시호, 자호(茈胡), 산채(山菜), 여초(茹草), 자초(紫草)

과명 : 산형과(Umbelliferae) **개화기 :** 8~9월

채취시기 : 가을에서 이듬해 봄 사이에 뿌리를 채취하여 경엽과 흙모래 및 이물질을 제거하고 건조한다. 외감에는 말린 것을 그대로 사용[生用]하고, 내상승기(內傷升氣)에는 약재에 술을 흡수시킨 후 프라이팬에서 약한 불로 볶아내는 주초(酒炒)를 하여 사용한다. 음이 허한 사람에게 사용할 때는 초초(醋炒: 식초를 흡수시켜 볶아서 사용하는 것)하거나 별혈초(鼈血炒: 자라피를 흡수시켜 볶아서 사용하는 것)한다.

사용부위 뿌리

성분 : 뿌리에 사포닌 3% 정도와 사이코사포닌 A~E(saikosaponin A~E) 등과 루틴(rutin), 켐페리트린 (kaempferitrin), 켐페롤-7-람노시드(kaempferol-7-rhamnoside) 등이 함유되어 있다.

성질과 맛 : 성질이 시원하고, 맛은 쓰며, 독은 없다.

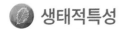 **생태적특성**

시호는 전국 각지의 산과 들에 분포하는 여러해살이풀로, 주로 밭에서 재배한다. 높이는 약 40~70cm이고, 원줄기는 가늘고 딱딱하며 털이 없고 윗부분에서 약간 가지를 친다.

경엽(莖葉)은 길이 4~10cm, 너비 0.5~1.5cm에 넓은 선형 또는 피침형으로 잎맥이 평행하며 가장자리는 밋밋하고 털이 없다. 잎끝은 뾰족하고 밑부분이 좁아져서 잎자루처럼 되어 원줄기에 달린다. 8~9월에 노란색 꽃이 원줄기 끝과 가지 끝에 겹산형꽃차례로 피고, 타원형 열매는 9월에 익는다. 뿌리를 약재로 사용하는데, 뿌리의 상부는 굵고 하부는 가늘고 길며, 머리 부분에는 줄기의 기부가 남아 있다. 뿌리 표면은 연갈색 또는 갈색이며 깊은 주름이 있다. 질은 절단하기 쉽고, 단면은 약간 섬유성이다.

시호 외에 북시호(北柴胡)와 남시호(南柴胡)의 뿌리도 시호라 하며 약용한다. 북시호의 뿌리는 길이 6~15cm, 지름 0.3~0.8cm에 원추형으로 분지되어 있다. 표면은 흑갈색 또는 담자갈색이며 세로주름과 곁뿌리의 흔적 및 피공(皮孔)이 있고, 정단에는 줄기의 기부와 섬유상의 잎 기부가 남아 있다. 질은 단단하면서 질기며 절단하기 어렵다.

단면은 편상의 섬유성으로 껍질부는 엷은 갈색이며 목부는 황백색이다. 길림성, 요령성, 허난성, 산둥성, 안후이성, 장쑤성, 저장성, 후베이성, 쓰촨성, 산시성 등지에 분포한다. 남시호는 뿌리가 비교적 가늘고 많이 분지되어 있다. 표면은 갈홍색 또는 흑갈색이며, 뿌리의 머리 부분에는 여러 개의 혹 모양 돌기가 있고, 정단에는 섬유상의 엽기로 싸여 있다. 질은 약간 유연하고 절단하기 쉬우며, 단면은 약간 평탄하다.

흑룡강, 길림성, 요령성, 내몽고, 허베이성, 산둥성, 장쑤성, 안후이성, 간쑤성, 칭하이성, 쓰촨성, 후베이성 등지에 분포한다.

각 부위 생김새

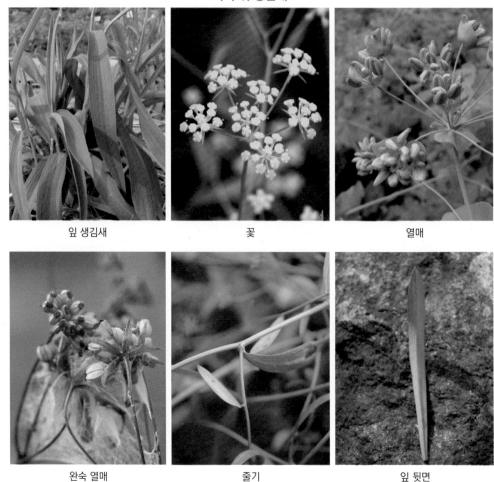

잎 생김새	꽃	열매
완숙 열매	줄기	잎 뒷면

🌿 약효와 효능주치

표사(表邪)를 없애고 열을 내려주며, 간의 기운을 통하게 하여 울체된 기운을 풀어주고 양기를 거두어 올리는 등의 효능이 있어, 감기 발열과 한열이 왕래하는 증상, 가슴이 그득하고 옆구리에 통증이 있는 증상, 입이 마르고 귀에 농이 생기는 증상, 두통과 눈이 침침한 증상, 심한 설사로 인한 탈항, 월경부조(月經不調), 자궁하수(子宮下垂), 말라리아 등을 치료한다.

🌿 약재사용부위

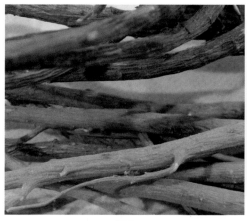

뿌리

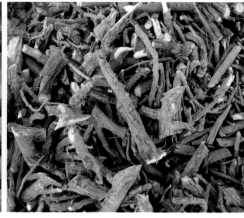

약재

🌿 처방 및 용법

말린 것으로 하루에 6~12g 정도를 사용하는데, 물을 붓고 달여서 복용하거나 가루 또는 환을 만들어 복용한다. 민간에서는 해열, 진통, 감기 치료를 위하여 시호, 모과, 진피, 인동덩굴 각 8g씩을 물 1L 정도에 넣고 끓기 시작하면 불을 약하게 줄여서 200~300mL 정도로 달여 아침저녁 2회로 나누어 복용한다. 또한 말라리아 치료에 15~20g의 시호를 물에 달여서 발작하기 2~3시간 전에 먹으면 추웠다 더웠다 하는 한열왕래(寒熱往來) 증상을 잘 낫게 한다.

> **주의사항 :** 상승하고 발산하는 승발(昇發)의 기운이 있으므로 진액이 휴손(虧損)된 경우나 간의 양기가 위로 항진된 간양상항(肝陽上亢)의 경우 및 간의 풍사(風邪)가 안으로 동하는 간풍내동(肝風內動)의 경우에는 사용하지 않는다.

🌿 장기에 미치는 작용부위

간, 담낭, 심장, 폐 경락으로 작용한다.

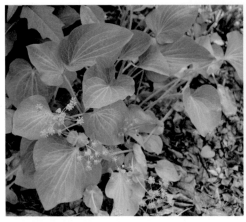

섬시호

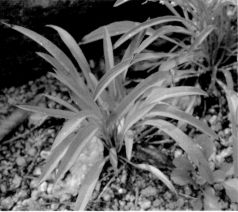

등대시호

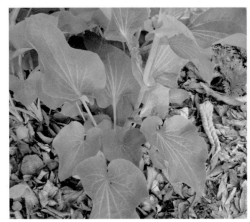

개시호

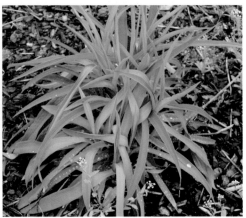

장수시호

기능성물질 효능에 관한 특허자료

시호 추출물을 포함하는 뇌암 치료용 조성물 및 건강 기능성 식품

본 발명은 시호 에탄올 추출물을 유효 성분으로 함유하는 뇌암 예방 및 치료용 조성물 및 뇌암 예방용 기능성 식품에 관한 것이다. 본 발명에 따른 뇌암 치료용 조성물 및 기능성 식품은 뇌암 세포의 성장을 억제하고 세포 사멸을 유도하는 효과가 있어 뇌암 치료 및 예방에 효과적으로 사용할 수 있다.

〈공개번호 : 10-2012-0092272, 출원인 : (주)한국전통의학연구소〉

실새삼

Cuscuta australis R. Br.

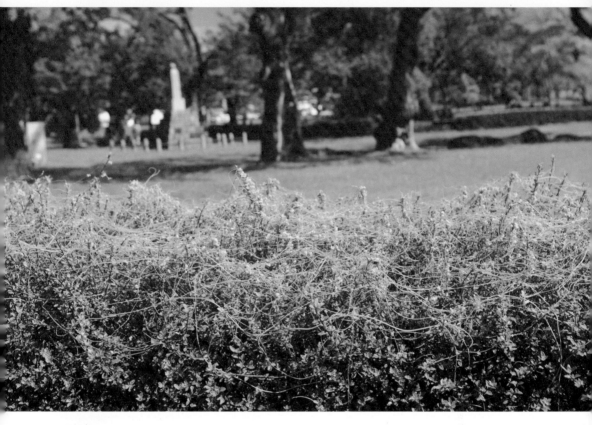

생약명 토사자(菟絲子), 토사(菟絲)

이명 : 토로(菟蘆), 사실(絲實)

과명 : 메꽃과(Convolvulaceae)   개화기 : 7~8월

채취시기 : 9~10월에 성숙한 종자를 채취하여 이물질을 제거하고 깨끗이 씻어서 햇볕에 말린 다음 사용
한다. 전제(煎劑: 끓이는 약)에 넣을 때는 프라이팬에 미초(微炒: 약한 불로 살짝 볶음)하여 가루를
내고, 환(丸)에 넣을 때는 소금물(2% 정도)에 삶은 후 갈아서 떡[餠]으로 만들어 볕에 말려서 사
용한다.

사용부위 종자, 전초

성분 : 배당체로서 종자에 β-카로틴(β-carotene), γ-카로틴(γ-carotene), 5,6-에폭시-α-카로틴
(5,6-epoxy-α-carotene), 테트라크산틴(tetraxanthine), 루테인(lutein) 등을 함유한다.

성질과 맛 : 성질이 평하고, 맛은 맵고 달며, 독은 없다.

생태적특성

실새삼은 전남, 경남, 강원도, 경기도, 평안북도, 함경남도 등지에 분포하는 1년생 덩굴성 기생 식물로, 새삼에 비해 아주 가늘고 주로 콩과 식물에 기생하여 콩밭에 큰 피해를 준다. 뿌리가 없고 줄기는 길이가 50cm 정도이며, 황색의 실 모양으로 전체에 털이 없고 식물체에 붙어 왼쪽으로 감아 올라간다. 잎은 어긋나고 비늘같이 작으며 드문드문 달린다. 7~8월에 백색 꽃이 가지의 각 부분에 취산꽃차례 또는 총상꽃차례로 피는데, 화경이 짧고 꽃자루가 달린 잔꽃이 밀생한다. 열매는 편구형의 삭과로 9월에 익는다.

새삼은 전국 각지에서 자생하는 1년생 덩굴성 기생 초본으로, 철사 같은 원줄기는 가늘고 황적색이며 기생하는 식물체에 붙어서 왼쪽으로 감아 올라간다. 잎은 어긋나고, 길이 2mm 정도에 비늘 같으며 삼각형이다. 8~9월에 흰색 꽃이 가지의 각 부분에 총상꽃차례로 달리는데, 꽃자루는 매우 짧거나 없다. 열매는 난형의 삭과이며, 9~10월에 황갈색으로 익으면 벌어지면서 종자가 나온다.

중국의 요령성, 길림성, 허베이성, 허난성, 산둥성, 산시성, 장쑤성 등지에서 토사자를 생산하고, 대토사자는 산시성, 구이저우성, 윈난성, 쓰촨성 등지에서 생산하며, 거의 전량을 중국에서 수입한다.

각 부위 생김새

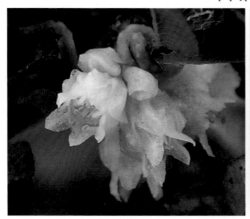

꽃

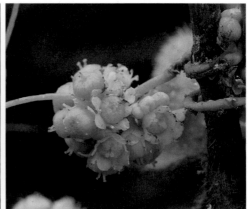

덜 익은 열매

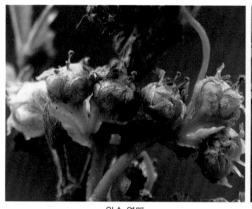
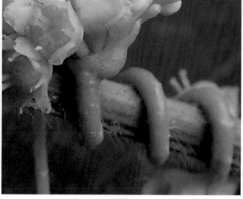

완숙 열매   줄기

 약효와 효능주치

전초를 토사(菟絲)라고 하고, 종자를 토사자(菟絲子)라고 하는데, 새삼과 실새삼의
약성, 약효 등은 동일하다. 간과 신장을 보하며 정액을 단단하게 하고, 간 기능을
자양하고 눈을 밝게 한다. 또한 안태(安胎)시키며 진액을 생성하는 효능이 있어서
강장(强壯), 강정(强精)하고 정수를 보하는 기능이 있다. 신체 허약, 허리와 무릎이
시리고 아픈 증상을 치료하며, 유정(遺精), 소갈(消渴), 음위(陰痿), 빈뇨 및 잔뇨감,
당뇨, 비허설사(脾虛泄瀉), 습관성 유산 등을 치료하는 데 이용한다.

 약재사용부위

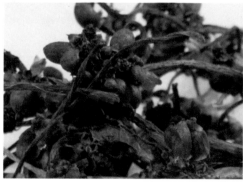
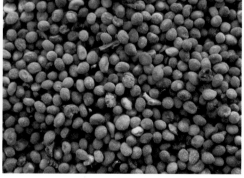

전초   씨앗

🌿 처방 및 용법

말린 것으로 하루에 6~15g을 사용하는데, 물에 달여서 복용하거나 가루나 환으로 만들어 복용한다.

숙지황, 구기자, 오미자, 육종용 등을 가미하여 신장의 양기를 보양하고, 두충과 함께 사용하여 간과 신장을 보하고 안태하는 효과를 얻는다. 민간에서는 종자 말린 것 15g에 물 700mL 정도를 붓고 끓기 시작하면 불을 약하게 줄여서 200~300mL 정도로 달여 아침저녁 2회로 나누어 복용한다.

> **주의사항 :** 양기(陽氣)를 튼튼하게 함으로써 지사(止瀉)의 작용이 있기 때문에 신장에 열이 많거나 양기가 강성하여 위축되지 않는 강양불위(强陽不萎), 대변조결(大便燥結)인 경우에는 모두 피한다

🌿 장기에 미치는 작용부위

간, 신장 경락으로 작용한다.

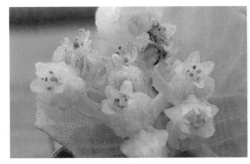

갯실새삼 꽃

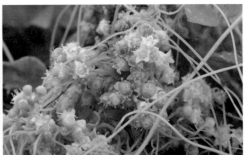

미국실새삼 꽃

기능성물질 효능에 관한 특허자료

토사자 추출물을 포함하는 당뇨병 예방 및 치료를 위한 조성물

본 발명은 토사자(새삼 또는 실새삼의 씨앗) 추출물을 포함하는 당뇨병 예방 및 치료를 위한 조성물에 관한 것으로, 본 발명의 토사자 추출물은 우수한 혈당 강하 작용을 나타내어 당뇨병 및 이로 인한 각종 합병증의 예방 및 치료에 유용한 약제 및 건강 기능 식품으로 이용할 수 있다. 〈공개번호 : 10-2005-0003668, 출원인 : 씨제이제일제당㈜〉

앵초

Primula sieboldii E. Morren

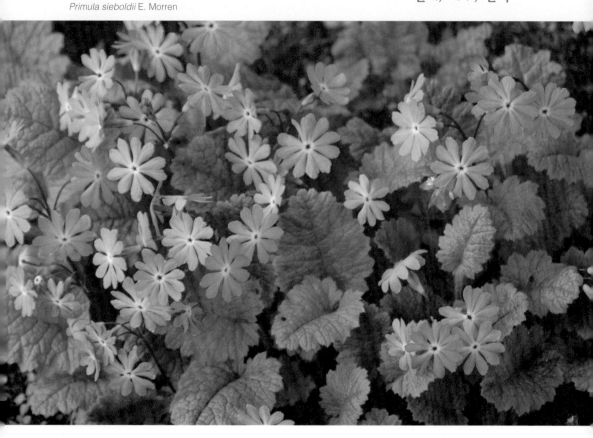

생약명 앵초근(櫻草根)

이명 : 취란화, 깨풀, 연앵초

과명 : 앵초과(Primulaceae)

개화기 : 4월

채취시기 : 8~9월에 뿌리를 포함한 전초를 채취하여 햇볕에 말리거나 생것으로 사용하기도 한다.

사용부위 뿌리와 뿌리줄기

성분 : 전초에 트리테르페노이드(triterpenoid)계 사포닌(saponin), 사쿠라소산(sakuraso acid)이 함유되어
있다.

성질과 맛 : 성질이 평하고, 맛은 달다.

생태적특성

전국 각지의 산지에 분포하는 숙근성 여러해살이풀로, 배수가 잘되고 비옥한 토양의 반그늘에서 잘 자란다. 높이는 10~25cm이고, 줄기 전체에 부드러운 털이 있으며, 짧은 근경이 비스듬히 서고 잔뿌리가 내린다. 잎은 뿌리에서 모여나고, 길이 4~10cm, 너비 3~6cm에 난형 또는 타원형으로 가는 섬모가 있으며 표면에 주름이 많이 지고 가장자리가 얕게 갈라져 있다. 4월에 7~20개의 홍자색 꽃이 줄기 끝에 산형꽃차례로 피며, 삭과인 열매는 8월경에 달리는데 원추상 편구형이고 지름이 5mm 정도이다. 꽃 모양이 마치 앵두와 같다고 하여 앵초라는 이름이 붙여졌다.

각 부위 생김새

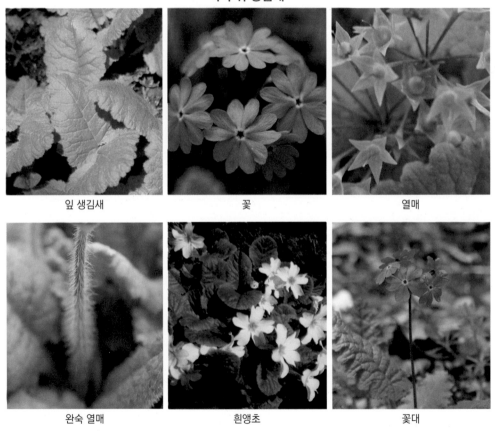

잎 생김새	꽃	열매
완숙 열매	흰앵초	꽃대

🌰 약효와 효능주치

기침을 멎게 하고 가래를 제거하며 종기를 가라앉히는 등의 효능이 있어서 해수, 천식, 기관지염, 창종(瘡腫: 헌데나 부스럼) 등을 치료한다. 특히 오래된 기침을 치료하는 데 효과적이다.

🌰 약재사용부위

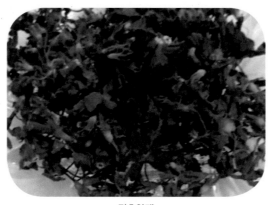

전초약재

🌰 처방 및 용법

하루에 10~15g을 사용하는데, 물 1L 정도를 붓고 달여서 2~3회로 나누어 복용한다.

🌰 장기에 미치는 작용부위

폐 경락으로 작용한다.

여 로

Veratrum maackii var. japonicum (Baker) T. Schmizu

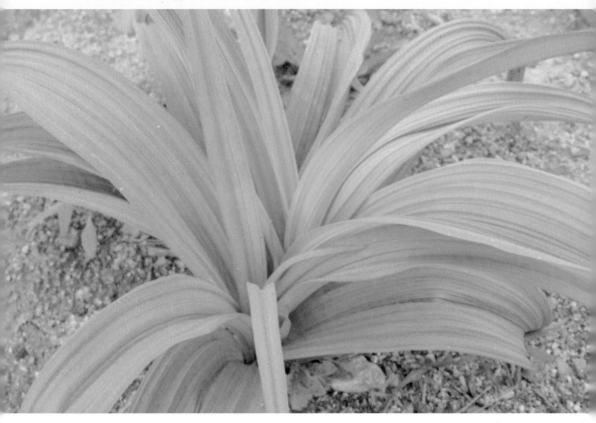

생 약 명 여로(藜蘆)

이명 : 산총(山葱), 총규(葱葵), 총염(葱苒), 공염(公苒), 총담(葱菼)

과명 : 백합과(Liliaceae)

개화기 : 7~8월

채취시기 : 이른 봄과 가을에 뿌리를 채취하여 그늘에서 말리거나 끓는 물에 담갔다가 햇볕에 말려 사용한다.

사용부위 뿌리와 뿌리줄기

성분 : 알칼로이드계 베라트라민(veratramine), 베라트린(veratrine), 슈도제르빈(pseudojervine), 제르빈(jervine), 루비제르빈(rubijervine), 콜히친(colchicine), 게르메린(germerine), 베라트로일-지가데닌(veratroyl-zygadenine) 등을 함유한다.

성질과 맛 : 성질이 차고 맛은 쓰고 맵다. 독이 있다.

🌱 생태적특성

전국 각지에서 자생하는 여러해살이풀로, 습기가 많은 반그늘이나 양지에서 자란다. 높이는 40~120cm 정도이고, 원줄기가 곧게 서며 돌기 같은 털이 있다. 근경은 짧고 밑에서 잔뿌리가 많이 나며 비스듬히 땅속으로 들어간다. 잎은 줄기 아랫부분에서 어긋나고 잎집이 원줄기를 완전히 둘러싼다. 밑부분에 있는 잎은 길이 20~35cm, 너비 3~5cm에 좁은 피침형이며 잎끝이 뾰족하고 밑부분이 점차 좁아져 위로 올라갈수록 선형으로 된다. 7~8월에 짙은 자줏빛이 도는 갈색 꽃이 피어 약간 드문드문 달리며 겹총상꽃차례를 이루는데, 밑부분에는 수꽃이, 윗부분에는 수꽃과 암꽃이 모두 달린다. 열매는 타원형의 삭과이며 9~10월경에 익는다. 사슴이 병에 걸렸을 때 먹는 풀이라 하여 '녹총(鹿蔥)'이라 부르기도 한다.

각 부위 생김새

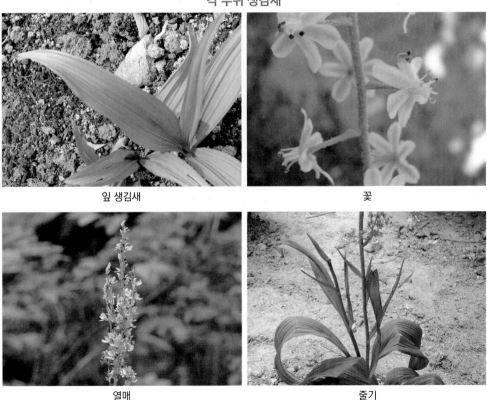

잎 생김새

꽃

열매

줄기

약효와 효능주치

구토를 촉진시키고 기생충을 없애는 효능이 있으며, 풍담(風痰)을 토하게 하고 벌레의 독을 제거하는 작용이 있다. 중풍으로 인하여 담이 많이 생긴 증상, 간의 내풍으로 인하여 생긴 간질, 황달, 오래된 말라리아, 설사, 두통, 목구멍이 붓고 아픈 증세, 콧속에 군살이 생겨서 콧구멍을 가로막는 증상, 옴, 악성 화농성 종기 등을 치료한다.

 ## 약재사용부위

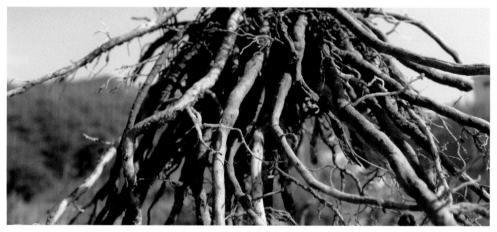

뿌리 채취품

 ## 처방 및 용법

하루에 0.3~0.6g을 사용하는데, 물 1L 정도를 붓고 달여서 2~3회로 나누어 복용한다. 환(丸) 또는 가루를 만들어 복용하거나 가루를 개어서 환부에 바르거나 코 안에 넣기도 한다.

주의사항 : 독성이 있는 약재이므로 반드시 전문가의 처방에 따라 써야 하며 일반인의 단독 사용을 금한다.

장기에 미치는 작용부위

간, 폐 경락으로 작용한다.

비슷한 약초

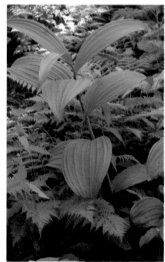

박새 지상부

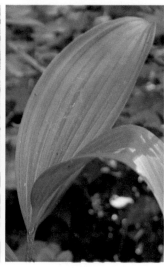

박새 잎 생김새

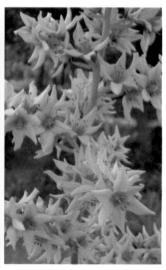

박새 꽃

기능성물질 효능에 관한 특허자료

인삼 및 여로의 혼합 추출물을 유효 성분으로 포함하는 비만의 예방 또는 치료용 조성물

본 발명은 인삼 및 여로의 혼합 추출물을 유효 성분으로 포함하는 비만의 예방 또는 치료용 조성물에 관한 것이다. 본 발명에 따른 인삼 및 여로의 혼합 추출물은 비만 동물 모델에서 체중 및 백색 지방 증가를 억제하고, 혈중 총 콜레스테롤, 중성 지방, LDL 수치를 낮추는 우수한 효과를 가지고 있어, 비만의 예방 또는 치료에 유용하게 사용될 수 있다.

〈공개번호 : 10-2014-0074560, 출원인 : 원광대학교 산학협력단〉

연꽃

Nelumbo nucifera Gaertn.

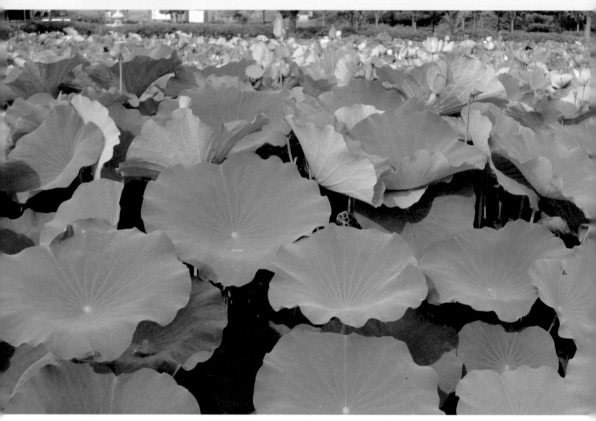

생약명 연자심(蓮子心), 연자육(蓮子肉)

이명 : 연자(蓮子), 연실(蓮實), 우실(藕實), 택지(澤芝), 수지단(水芝丹)

과명 : 수련과(Nymphaeaceae) **개화기** : 7~8월

채취시기 : 열매와 종자는 늦가을에 채취하고, 뿌리줄기와 뿌리줄기 마디는 연중 채취하며, 잎은 여름에 채취하여 말린다.

사용부위 종자의 배아, 종자

성분 : 종자에 누시페린(nuciferine), 노르누시페린(nornuciferine), 노르아르메파빈(norarmepavine)이 함유되어 있고, 잎에는 레메린(roemerine), 누시페린, 노르누시페린(nornuciferine), 아르메파빈(armepavine), 프로누시페린(pronuciferine), 리리오데닌(liriodenine), 아노나인(anonaine), 쿼르세틴(quercetin), 이소쿼르시트린(isoquercitrin), 넬룸보시드(nelumboside) 등이 함유되어 있다.

성질과 맛 : 부위에 따라서 약간씩 차이가 있다. 연자육(열매, 종자)은 성질이 평하고, 맛은 달고 떫다. 연자심(익은 종자에서 빼낸 녹색의 배아)은 맛이 달다. 연근(뿌리줄기)은 성질이 차고 맛은 달다. 하엽(잎)은 성질이 평하고, 맛은 쓰다.

생태적특성

중부 이남에서 분포하는 여러해살이수초로, 습지나 마을 근처의 연못에서 자라며 논밭에서 재배하기도 한다. 높이는 1m 정도이며, 근경은 원주형으로 옆으로 길게 뻗으며 마디가 많고 가을에 끝부분이 굵어진다. 근경에서 잎자루가 긴 잎이 나와 물 위로 올라오는데, 잎은 지름이 약 40cm이고 백록색에 둥근 방패 모양으로, 물에 잘 젖지 않고 잎맥이 방사상으로 퍼지며 가장자리가 밋밋하다. 7~8월에 연한 홍색 또는 흰색 꽃이 꽃줄기 끝에 1개씩 피는데, 잎과 같이 수면보다 위에서 전개된다. 꽃은 지름이 15~20cm이고 꽃잎은 도란형이며 꽃줄기는 잎자루처럼 가시가 있다. 수과인 열매는 길이 2cm 정도에 타원형이며 검은색으로 익는다.

각 부위 생김새

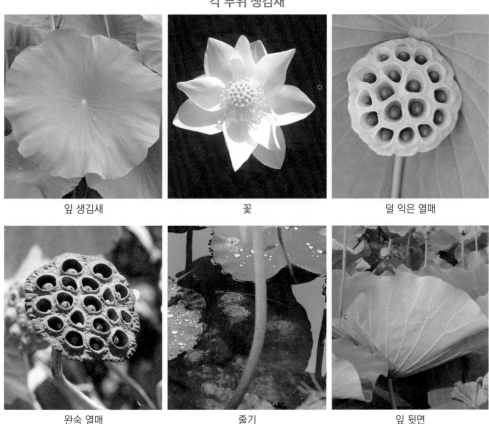

잎 생김새　　　　　　　　꽃　　　　　　　덜 익은 열매

완숙 열매　　　　　　　　줄기　　　　　　　잎 뒷면

🌿 약효와 효능주치

부위에 따라 약효가 다르다. 열매와 종자는 생약명이 연자(蓮子)이며, 허약한 심기를 길러주고 신장 경락의 기운을 더해주어 유정을 멈추게 하는 효능이 있다. 또한 수렴 작용 및 비장을 강화하는 효능이 있어서 오래된 이질이나 설사를 멈추게 하고 꿈이 많아 숙면을 취하지 못하는 다몽(多夢), 임질, 대하를 치료하는 데 이용한다. 뿌리줄기는 생약명이 우절(藕節)이며, 열을 내리고 어혈을 제거하며 독성을 풀어주는 효능이 있어서, 가슴이 답답하고 열이 나며 목이 마르는 열병번갈(熱病煩渴), 주독(酒毒), 토혈, 열이 하초에 몰려 생기는 임질을 치료하는 데 이용한다.

잎은 생약명이 하엽(荷葉)이며, 수렴제 및 지혈제로 사용하거나 민간요법으로 야뇨증 치료에 이용한다. 꽃봉오리는 혈액순환을 돕고 풍사(風邪)와 습사(濕邪)를 제거하며 지혈의 효능이 있다. 화탁은 생약명이 연방(蓮房)이며, 뭉친 응어리를 풀어주고 습사를 제거하며 출혈을 멎게 한다. 연꽃의 익은 종자에서 빼낸 녹색의 배아는 생약명이 연자심(蓮子心)이며, 마음을 진정시키고 열을 내려주며 출혈을 멎게 하고, 신장기능을 강화하여 유정을 멈추게 하는 효능이 있다.

🍂 약재사용부위

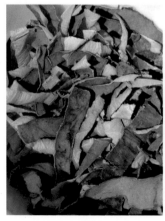

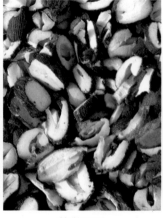

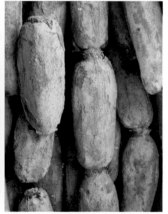

| 잎 | 열매(연자육) | 뿌리 |

처방 및 용법

연자육 1일량 12~24g에 물을 붓고 달여서 복용하거나 환(丸) 또는 가루를 내어 복용한다. 연잎 1일량 6~12g에 물을 붓고 달여서 복용하거나 환(丸) 또는 가루를 내어 복용한다.

주의사항 : 변비가 심한 사람은 과용하지 않도록 한다.

장기에 미치는 작용부위

심장, 비장, 신장 경락으로 작용한다.

비슷한 약초

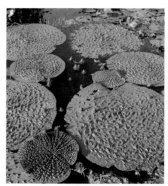

가시연꽃 지상부

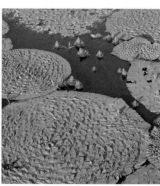

가시연꽃 잎 생김새

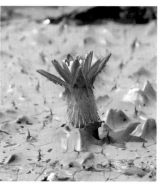

가시연꽃 꽃

기능성물질 효능에 관한 특허자료

연잎 추출물 및 타우린을 함유하는 대사성 질환 예방 및 치료용 조성물

본 발명은 고지혈증 또는 지방간 예방 및 치료용 조성물에 관한 것으로서, 보다 상세하게는 연잎 추출물 및 타우린을 유효 성분으로 함유하는 대사성 질환인 고지혈증 또는 지방간 예방 및 치료용 조성물에 관한 것이다.

〈공개번호 : 10-1176435-0000, 출원인 : 인하대학교 산학협력단〉

예덕나무

Mallotus japonicus (L.f.) Müll.Arg. = [*Croton japonicum* Thunb.]

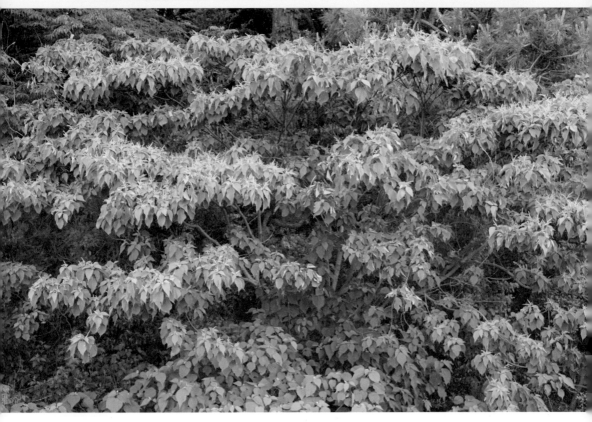

생약명 야오동(野梧桐)

이명 : 쾌잎나무, 비닥나무, 시닥나무, 예닥나무, 야동(野桐), 적아곡(赤芽槲)

과명 : 대극과(Euphorbiaceae)

개화기 : 6~7월

채취시기 : 수피를 봄가을에 채취한다.

사용부위 수피

성분 : 수피에 베르게닌(bergenin)이 함유되어 있고, 잎에는 루틴(rutin), 리놀레산(linoleic acid)이 함유되어 있다.

성질과 맛 : 성질이 평하고, 맛은 쓰고 떫다.

🌿 생태적특성

제주도 및 남해안 바닷가와 산지에 분포하는 낙엽활엽소교목으로, 높이는 10m 정도로 자란다. 가지는 굵고 어릴 때는 별 모양의 인모로 덮여 있으며 붉은빛이 돌지만 점차 회백색으로 되며 수피는 매끄럽고 회백색이다. 잎은 서로 어긋나며 가지의 끝에 모여 나 있다. 새로 나온 잎은 난형 또는 마름모형에 붉은색으로, 잎끝이 뾰족하고 밑부분은 뭉툭하거나 넓은 쐐기형이며 가장자리가 밋밋하고 3갈래로 갈라져 있다. 잎 표면에는 붉은 선모가 나 있고 뒷면에는 황갈색의 작은 선점(腺點)이 있으며 잎자루가 길다. 자웅 이주이며, 6~7월에 녹황색 꽃이 가지 끝에 원추꽃차례로 핀다. 열매는 삭과로 지름 7mm에 구형이며 9~10월에 성숙하여 벌어진다.

각 부위 생김새

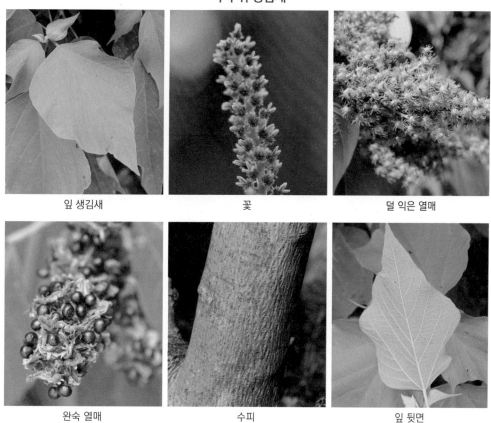

| 잎 생김새 | 꽃 | 덜 익은 열매 |
| 완숙 열매 | 수피 | 잎 뒷면 |

약효와 효능주치

수피는 생약명이 야오동(野梧桐)이며, 위를 편안하게 해주고 위염, 위궤양, 십이지장 궤양을 치료한다. 수피 엑기스는 간 기능을 개선하고, 추출물은 피부 노화 방지나 얼굴 여드름의 예방과 개선에 효과가 있다.

 약재사용부위

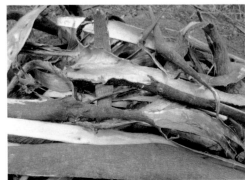

껍질

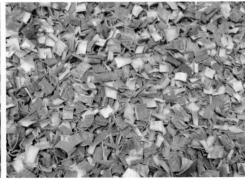

약재

 처방 및 용법

하루에 수피 10~20g을 물 1L에 넣고 반으로 달여 2~3회 매 식후 복용한다.

 장기에 미치는 작용부위

위장, 담낭 경락에 작용한다.

기능성물질 효능에 관한 특허자료

예덕나무피 엑기스를 유효성분으로 하는 간 기능 개선제

본 발명은 예덕나무피 엑기스를 유효 성분으로 하는 간 기능 개선제에 관한 것으로 본 발명의 간 기능 개선제는 간질환의 예방 및 치료 작용을 가지고 있다. 〈공개번호 : 10-1999-0066787, 특허권자 : 오기완〉

오갈피나무

Eleutherococcus sessiliflorus (Rupr. & Maxim.) S.Y.Hu =
[*Acanthopanax sessiliflorus* (Rupr. et Max.) Seem]

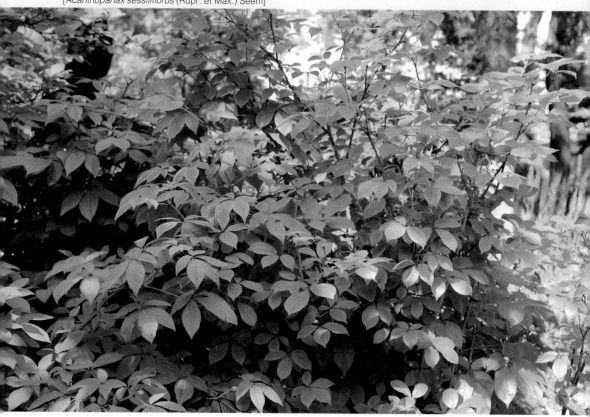

생약명 오가피(五加皮), 오가엽(五加葉)

이명 : 오갈피, 서울오갈피나무, 남오가피, 참오갈피나무, 아관목, 문장초(文章草)

과명 : 두릅나무과(Araliaceae)　　　　　　　　**개화기** : 8~9월

채취시기 : 수피는 가을 이후, 근피는 봄부터 초여름, 잎은 봄여름에 채취한다.

사용부위 줄기 · 뿌리 껍질, 잎

성분 : 수피 및 근피에는 아칸토시드 A, B, C, D(acanthoside A, B, C, D), 시릴가레시놀(syringaresinol), 타닌, 팔미트산(palmitic acid), 강심 배당체, 세사민(sesamin), 사비닌(savinin), 사포닌, 안토사이드(antoside), 캠페리트린(kaempferitrin), 다우코스테롤(daucosterol), 글루칸(glucan), 쿠마린(coumarin) 등이 함유되어 있다. 정유 성분으로 4-메틸살리실 알데히드(4-methylsalicyl aldehyde)도 함유되어 있다. 잎에는 강심 배당체, 정유, 사포닌 및 여러 종류의 엘레우테로사이드(eleutheroside)가 함유되어 있고 엘레우테로사이드 A, B, C, D, E, 쿠마린 X, β-시토스테린(β-sitosterin), 카페인산, 올레아놀산(oleanolic acid), 콘페릴알데히드(conferylaldehyde), 에틸에스테르(ethylester), 세사민 등이 함유되어 있다.

성질과 맛 : 수피는 성질이 따뜻하고 독이 없으며, 맛은 맵고 쓰며 약간 달다. 근피 · 잎은 성질이 따뜻하고, 맛은 쓰고 맵다.

🌀 생태적특성

전국 각지에 분포하는 낙엽활엽관목으로, 높이는 3~4m 정도로 자란다. 뿌리 근처에서 가지가 많이 나와 사방으로 뻗으며, 회갈색에 털이 없고 가시가 드문드문 하나씩 나 있다.

잎은 어긋나며, 손바닥 모양 겹잎이고 작은 잎은 3~5개로 도란형 또는 도란상 타원형이다. 잎의 표면은 녹색에 털이 없으며 잎맥 위에는 잔털이 나 있고 가장자리에 잔톱니가 있다. 8~9월에 자주색 꽃이 가지 끝에 산형꽃차례를 이루며 취산상으로 배열되고, 장과인 열매는 타원형으로 10~11월에 익는다.

각 부위 생김새

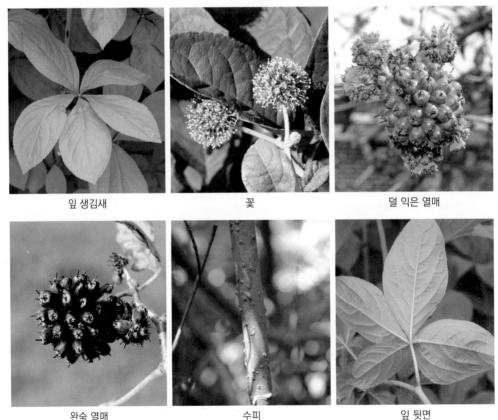

잎 생김새   꽃   덜 익은 열매

완숙 열매   수피   잎 뒷면

수피 및 근피는 생약명이 오가피(五加皮)이며, 자양 강장, 강정, 강심, 항종양, 항염증, 면역 증강에 독특한 효력을 지니고 있고 보간, 보신, 진통, 진정의 효능이 있으며, 신경통, 관절염, 요통, 마비 통증, 타박상, 각기 불면증 등을 치료하고 간세포 보호 작용과 항지간(抗脂肝) 작용도 있다. 잎은 생약명이 오가엽(五加葉)이며, 심장병의 치료에 효과적이고 피부 풍습(風濕)이나 피부 가려움증, 타박상, 어혈 등을 치료한다. 오갈피 추출물은 골다공증, 위염, 위궤양, 치매, C형 간염 등에 치료 효과가 있다.

 약재사용부위

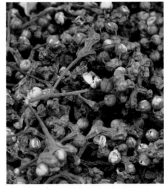

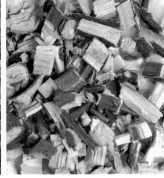

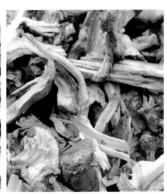

| 열매 | 목질부 | 뿌리 |

처방 및 용법

수피 및 근피 1일량 6~12g을 물 1L에 넣고 반으로 달여 2~3회 매 식후 또는 아침저녁에 복용한다. 외용할 때는 타박상이나 염좌 등에 짓찧어서 도포한다. 잎 1일량 30~40g을 물 1L에 넣고 반으로 달여 2~3회 매 식후 복용한다. 피부 풍습(風濕)이나 가려움증에 생잎을 식용하고, 외용할 때는 타박상이나 어혈에 짓찧어서 도포한다.

장기에 미치는 작용부위

폐, 신장 경락으로 작용한다.

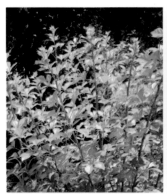

섬오갈피나무 지상부

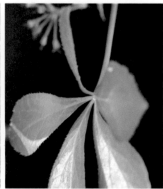

섬오갈피나무 잎 생김새

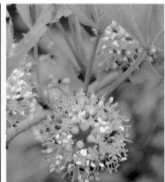

섬오갈피나무 꽃

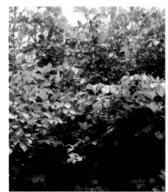

가시오갈피나무 지상부

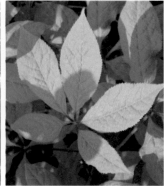

가시오갈피나무 잎 생김새

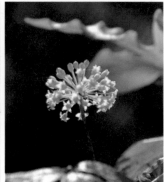

가시오갈피나무 꽃

기능성물질 효능에 관한 특허자료

오가피 추출물 및 이를 포함하는 성장기 뼈 형성 촉진 및 골다공증 예방 또는 치료용 약학적 조성물

본 발명의 오가피 추출물은 골다공증, 퇴행성 골 질환 및 류머티즘에 의한 관절염과 같은 골 질환의 예방 또는 치료에 유용하게 사용될 수 있다.　　　〈공개번호 : 10-0399374-0000, 출원인 : (주)오스코텍〉

오리나무

청열, 항산화, 심장 질환

Alnus japonica (Thunb.) Steud. = [*Betula japonica* Thunb.]

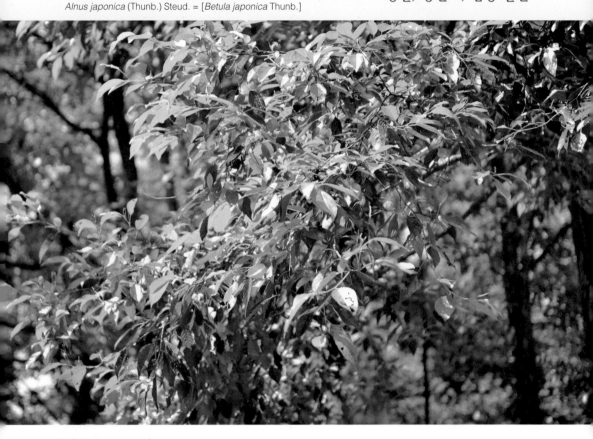

생 약 명 적양(赤楊)

이명 : 물오리나무, 잔털오리나무, 섬오리나무, 너른닢잔털오리나무, 오리목(五里木), 수과수(水瓜樹), 수동과(水冬瓜)

과명 : 자작나무과(Betulaceae)

개화기 : 3~4월

채취시기 : 가지와 잎 또는 수피를 봄가을에 채취한다.

사용부위 가지 · 잎 · 줄기껍질

성분 : 가지와 잎, 수피에는 루페논(lupenone), β−아미린(β-amyrin), 글루테놀(glutenol), 타락세롤(taraxerol), 베툴산(betulic acid) 등 다종의 트리테르페노이드(triterpenoid) 외에 β−시토스테롤(β-sitosterol), 헵타코산(heptacosane), 지방족알코올, 피로카테콜(pyrocatechol)계 타닌이 함유되어 있다.

성질과 맛 : 성질이 시원하고, 맛은 쓰고 떫다.

🌿 생태적특성

전국 각지에 분포하는 낙엽활엽교목으로, 산과 들의 습기 많은 곳이나 마을 근처에서 자란다. 높이는 20m 내외이며, 수피는 담자갈색에 거칠고 불규칙하게 갈라진다. 잎은 서로 어긋나고, 길이 6~12cm에 타원형 또는 도란상 타원형으로 잎끝이 날카로우며 밑부분은 쐐기 모양이고 가장자리에 뾰족한 톱니가 있다. 잎이 먼저 난 다음 3~4월에 자주색 꽃이 피는데, 자웅 동주이며 수꽃이삭은 길게 늘어지고 암꽃이삭은 타원형이다. 열매는 난형의 견과이며 10~11월에 심갈색으로 익는다. 종자는 길이 3~4mm에 편평한 광타원형 또는 도란형으로 양쪽에 날개가 있으나 뚜렷하지 않다.

각 부위 생김새

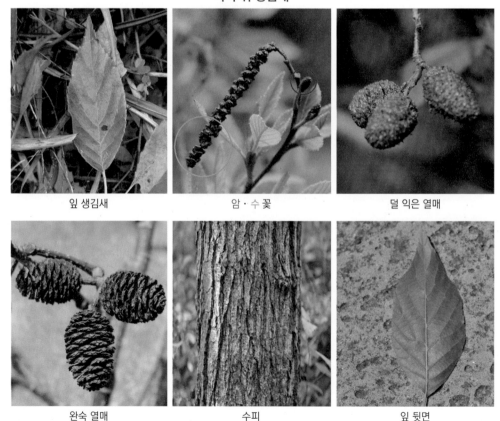

| 잎 생김새 | 암·수꽃 | 덜 익은 열매 |
| 완숙 열매 | 수피 | 잎 뒷면 |

🍂 약효와 효능주치

가지와 잎, 수피는 생약명이 적양(赤楊)이며 해열, 지혈, 수렴 등의 효능이 있어 육혈(衄血: 코피), 혈변, 장염, 설사, 외상 출혈 등을 치료한다.

오리나무의 추출물은 항산화, 간세포 보호, 심장 질환 개선, 항바이러스 치료 효과도 있다.

🍂 약재사용부위

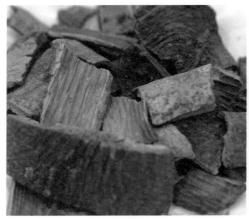
껍질약재

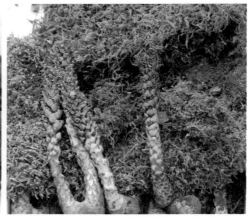
오리나무 더부살이

🍂 처방 및 용법

가지와 잎, 수피 1일량 20~30g을 물 1L에 넣고 반으로 달여 2~3회 매 식후 복용한다. 외용할 때는 짓찧어서 도포하거나 가루 내어 살포하며 기름에 개어서 붙이기도 한다.

🍂 장기에 미치는 작용부위

심장, 폐 경락으로 작용한다.

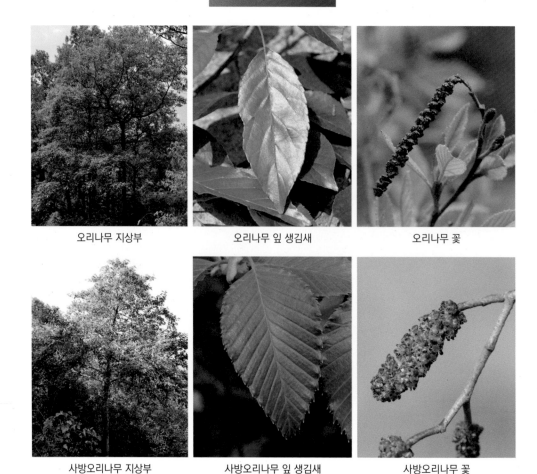

오리나무 지상부   오리나무 잎 생김새   오리나무 꽃

사방오리나무 지상부   사방오리나무 잎 생김새   사방오리나무 꽃

기능성물질 효능에 관한 특허자료

오리나무 추출물을 함유하는 항바이러스 조성물

본 발명은 오리나무 추출물을 함유하는 항바이러스 조성물에 관한 것으로서, 더욱 상세하게는 인간, 돼지, 말 및 조류 등을 감염시키는 인플루엔자 바이러스(influenza virus) 질환의 예방 또는 치료용 조성물에 관한 것이다. 본 발명의 오리나무 추출물은 정상 세포에 대한 독성이 낮으면서도 항바이러스 효과가 탁월하므로, 이를 포함하는 조성물은 인플루엔자 바이러스 질환의 예방 및 병증 개선을 위한 식품 또는 약학 조성물 등에 유용하다.

〈공개번호 : 10-2007-0012216, 특허권자 : (주)알앤엘바이오〉

오미자

Schisandra chinensis (Turcz.) Baill.

호흡기계 질환
자양, 강장, 익신, 생진, 진해

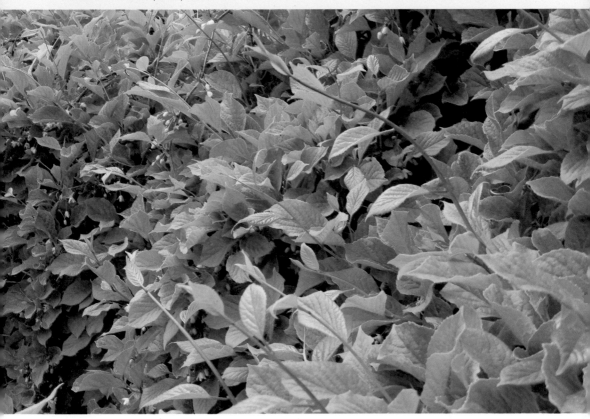

생 약 명   오미자(五味子)

이명 : 개오미자, 오매자(五梅子), 문합(文蛤), 경저(莖藸), 현급(玄及), 북미(北味)

과명 : 오미자과(Schisandraceae)   개화기 : 5~6월

채취시기 : 열매를 9~10월에 채취한다.

사용부위   열매

성분 : 열매에는 데옥시시잔드린(deoxyschizandrin), γ–시잔드린(γ-schizandrin), 시잔드린 A, B, C(schizandrin A, B, C), 이소시잔드린(isoschizandrin), 안젤로일이소고미신 H, O, P, Q(angeloylisogomisin H, O, P, Q), 벤조일고미신 H(benzoylgomisin H), 벤조일이소고미신 O(benzoylisogomisin O), 티글로일고미신 H, P(tigloylgomisin H, P), 에피고미신 O(epigomisin O), 데옥시고미신 A(deoxygomisin A), 프레곤미신(pregomisin), 우웨이지수 A–C(wuweizisu A-C), 우웨이지춘 A, B(wuweizichun A, B), 시잔헤롤(shizanherol) 등이 함유되어 있고 정유로서 시트랄(citral), α, β–카미그레날(α, β-chamigrenal)과 기타 유기산인 시트르산, 사과산, 주석산, 비타민 C, 지방산 등이 함유되어 있다.

성질과 맛 : 성질이 따뜻하고, 맛은 시고 달고 맵고 쓰다.

생태적특성

전국의 깊은 산 계곡 골짜기에 자생하거나 재배하는 낙엽 활엽 덩굴성 목본으로, 덩굴의 길이는 3m 내외이다. 작은 가지는 홍갈색이고 오래된 가지는 회갈색이며, 수피는 조각조각 떨어져 벗겨진다. 잎은 서로 어긋나고 길이 7~10cm, 너비 3~5cm에 넓은 타원형, 긴 타원형 또는 난형이며 가장자리에 치아 모양의 톱니가 있다. 자웅 이주이며, 5~6월에 붉은빛이 도는 황백색 꽃이 새로 나온 짧은 가지의 잎겨드랑이에 1송이씩 피고, 화턱이 길이 3~5cm로 자라서 열매가 수상(穗狀)으로 달린다. 장과인 둥근열매는 여러 개가 송이 모양으로 달려 밑으로 처지고 9~10월에 심홍색으로 익는다.

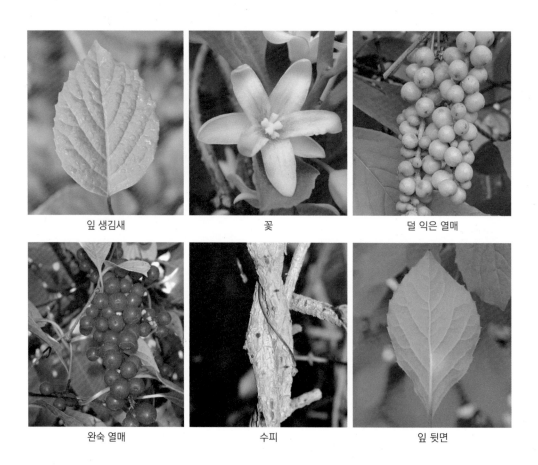

잎 생김새	꽃	덜 익은 열매
완숙 열매	수피	잎 뒷면

약효와 효능주치

열매는 생약명이 오미자(五味子)이며, 강장, 익신(益腎), 윤폐(潤肺), 생진(生津), 지한(止汗), 진해 등의 효능이 있어 폐 기능의 허(虛)에서 비롯된 해수, 유정(遺精), 양위(陽痿), 구갈(口渴), 도한(盜汗), 자한(自汗), 급성 간염 등을 치료한다. 열매 및 종자 추출물은 항암, 대장염, 알츠하이머병, 비만 등의 치료에 효과가 있다.

 ## 약재사용부위

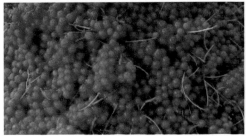
생열매

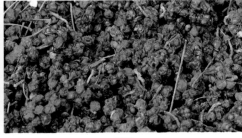
약재

 ## 처방 및 용법

열매 1일량 3~12g을 물 1L에 넣고 반으로 달여 2~3회 매 식후 복용한다. 외용할 때는 건조하여 분말로 만들어 환부에 문지르거나 달인 액으로 환부를 씻어준다.

장기에 미치는 작용부위

간, 심장, 폐, 신장 경락으로 작용한다.

기능성물질 효능에 관한 특허자료

오미자 추출물로부터 분리된 화합물을 유효 성분으로 함유하는 대장염 질환의 예방 및 치료용 조성물

본 발명은 오미자 추출물로부터 분리된 화합물을 유효 성분으로 함유하는 조성물에 관한 것으로, 상기 조성물을 대장염 질환의 예방 및 치료용 약학 조성물 또는 건강 기능 식품으로 유용하게 이용할 수 있다.

〈공개번호 : 10-2012-0008366, 출원인 : 김대기〉

옻나무

Rhus verniciflua Stokes

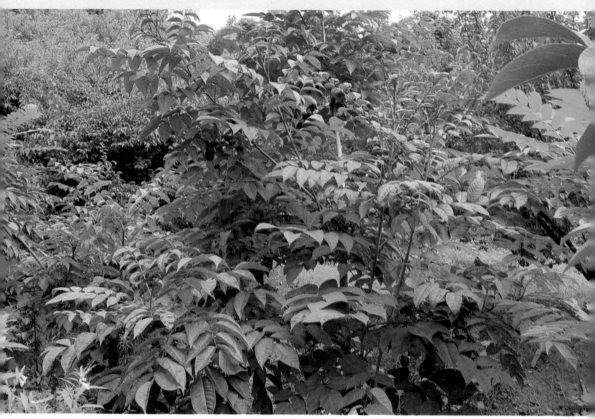

생 약 명 건칠(乾漆), 칠피(漆皮), 칠수목심(漆樹木心)

이명 : 옻나무, 참옻나무, 칠수(漆樹), 대목칠(大木漆), 생칠(生漆), 칠수피(漆樹皮), 칠수목심(漆樹木心)
과명 : 옻나무과(Anacardiaceae)　　　　　　　　　**개화기** : 5～6월
채취시기 : 나뭇진은 4～5월, 줄기껍질은 봄가을, 심재는 연중 수시 채취한다.

사용부위 굳은 나뭇진, 줄기껍질, 심재

성분 : 수지는 생약명이 생칠(生漆)이며, 건칠(乾漆)은 생칠 중의 우루시올(urushiol)이 라카아제(laccase) 작용으로 공기 중에서 산화되어 생성된 검은색의 수지 물질을 가공한 건조품이다. 생칠은 수피를 긁어 상처를 내어 나오는 지방액을 모아서 저장하였다가 사용한다. 수지에는 스텔라시아닌(stellacyanin), 라카아제, 페놀라아제(phenolase), 타닌과 콜로이드질이 함유되어 있다. 콜로이드의 주요 성분은 다당류로 글루쿠론산(glucuronic acid), 갈락토오스(galactose), 자일로스(xylose)도 함유되어 있다.

성질과 맛 : 수지는 성질이 따뜻하고 독성이 있으며, 맛은 쓰다. 수피·심재는 성질이 따뜻하고 독성이 조금 있으며, 맛은 맵다.

🌿 생태적특성

전국의 산지에 자생하거나 재배하는 낙엽활엽교목으로, 높이 20m 내외로 자란다. 작은 가지는 굵으며 회황색이고 어릴 때는 털이 있으나 차츰 없어진다. 잎은 홀수깃꼴겹잎이 나선상으로 서로 어긋나고, 작은 잎은 9~11개인데 난형 또는 타원상 난형으로 잎끝이 점차 날카로워지고 밑부분은 쐐기형 또는 둥근형이며 가장자리가 밋밋하다. 5~6월에 황록색 꽃이 잎겨드랑이에 원추꽃차례로 달리는데, 꽃은 단성이거나 양성, 자웅 이주 또는 잡성주에 꽃자루가 짧다.
핵과인 열매는 편구형이며 10~11월경 익는다.

각 부위 생김새

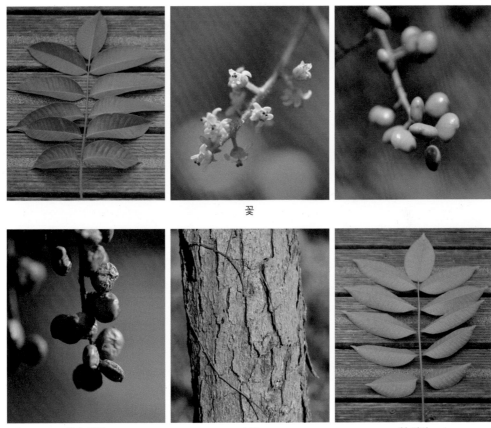

	꽃	
완숙 열매	수피	잎 뒷면

🍃 약효와 효능주치

건칠은 열을 내리고 적취를 풀어주며, 어혈을 없애고 균을 죽이며, 위를 튼튼하게 하고 월경을 통하게 하는 등의 효능이 있어, 말라리아, 염증, 월경 폐지, 진해, 관절염 등을 치료한다. 수피와 근피는 생약명이 칠수피(漆樹皮)이며, 골절, 타박상을 치료하는 데 사용하고 특히 흉부 손상에 효과적이다. 외용할 때는 칠수피를 짓찧어서 술에 볶아 환부에 붙인다. 심재는 생약명이 칠수목심(漆樹木心)이며 진통, 행기(行氣) 등의 효능이 있고, 심위기통(心胃氣痛)을 치료한다.

🍃 약재사용부위

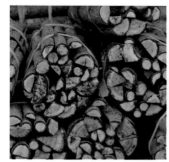 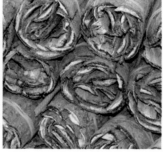 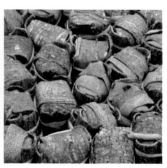

| 목질부 | 껍질 | 수피(건칠) |

🍃 처방 및 용법

건칠 1일량 3~6g을 환제나 산제로 하여 2~3회 매 식후 복용한다. 수피 1일량 3~6g을 물 1L에 넣고 반으로 달여 2~3회 매 식후 복용하거나 10~20g을 닭 한 마리에 넣고 고아서 적당히 복용한다. 외용할 때는 짓찧어서 술에 볶아 환부에 붙인다. 심재 1일량 10~20g을 물 1L에 넣고 반으로 달여 2~3회 매 식후 복용한다. 옻나무의 추출물은 간 질환의 예방 및 치료에 효과적이라는 연구 보고도 있다.

> **주의사항 :** 임산부, 신체 허약자는 주의하여 복용한다. 옻이 체질에 맞지 않거나 알레르기를 일으키는 사람은 복용을 금지한다. 반하(半夏)는 배합 금기이다. 수지의 독성은 피부염이나 알레르기 질환을 일으키므로 주의를 요한다.

장기에 미치는 작용부위

간, 비장, 위 경락으로 작용한다.

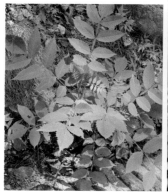

붉나무 지상부

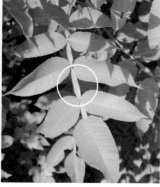

붉나무 잎 생김새

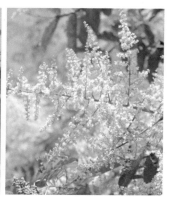

붉나무 꽃

옻나무와 붉나무

옻나무과에 속하는 옻나무와 붉나무는 낙엽교목으로, 두 나무 모두 홀수깃꼴겹잎이고 꽃차례도 원추꽃차례이며 열매도 핵과로 비슷하다. 다만 옻나무는 독성이 있어서 접촉하면 피부 알레르기를 일으켜 가렵고 홍반이 생기며 호흡 곤란을 일으키는 등 심한 부작용이 일어나지만, 붉나무는 그렇지 않다. 옻나무와 붉나무는 성분이나 약효도 모두 다르다. 특히 붉나무 잎에 오배자 진딧물에 의하여 생긴 벌레집을 오배자라고 하여 수렴제로 사용하는 점이 특이하다.

기능성물질 효능에 관한 특허자료

옻나무로부터 분리된 추출물 및 플라보노이드 화합물들을 함유한 간 질환 치료제

본 발명은 옻나무의 극성 용매 또는 비극성 용매 가용 추출물 및 그 분획물로부터 분리된 푸스틴 및 설퍼레틴 화합물을 함유하는 간 기능 개선, 간세포 섬유화에 따른 간경화 예방 및 치료를 위한 조성물에 관한 것으로서, 담도 결찰하여 간 섬유화를 유도한 군에서 발생하는 AST, ALT, SDH, γ-GT 활성을 저해할 뿐만 아니라 총 빌리루빈, 히드록시프롤린 및 MDA 농도량을 유의성 있게 억제하여 간 질환의 예방 및 치료에 효과적이고 안전한 의약품 및 건강 보조 식품을 제공한다.

〈공개번호 : 10-2004-0043255, 출원인 : 학교법인 상지학원〉

용담

Gentiana scabra Bunge f. scabra

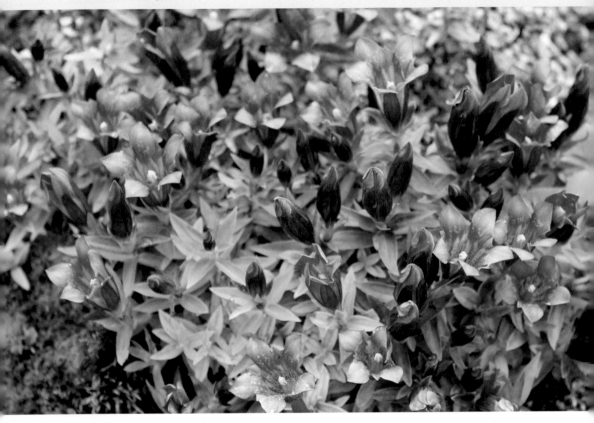

생 약 명 용담(龍膽)

이명 : 초룡담, 섬용담, 과남풀, 선용담, 초용담, 룡담

과명 : 용담과(Gentianaceae)

개화기 : 8~10월

채취시기 : 봄과 가을에 뿌리를 채취하여 햇볕에 말리며 가을에 말린 것이 약성이 더 좋다.

사용부위 뿌리

성분 : 겐티오피크린(gentiopicrin), 겐티아닌(gentianine), 겐티아노스(gentianose), 스웨르티아마린
　　　(swertiamarin) 등을 함유한다.

성질과 맛 : 성질이 차고 맛은 쓰다.

🪸 생태적특성

전국의 산과 들에 분포하는 숙근성 여러해살이풀로, 풀숲이나 양지에서 자란다. 높이는 20~60cm이고, 줄기가 곧게 서나 개화기에는 옆으로 눕는다. 잎은 마주나고, 길이 4~8cm, 너비 1~3cm에 잎자루가 없이 뾰족하다. 잎의 앞면은 녹색, 뒷면은 회백색을 띤 연녹색이며 가장자리는 밋밋하지만 물결 모양으로 된다. 8~10월에 자주색 꽃이 윗부분의 잎겨드랑이와 끝에 달려 피는데, 길이는 4.5~6cm이고 꽃자루가 없다. 삭과인 열매는 10~11월에 익고 시든 꽃부리와 꽃받침에 달리며 씨방에 작은 종자가 많이 들어 있다. 꽃이 많이 달리면 옆으로 처지기도 하고 바람에 약해 쓰러지기도 하지만 쓰러진 잎과 잎 사이에서 꽃이 많이 피기 때문에 줄기가 상했다고 끊어내면 안 된다.

각 부위 생김새

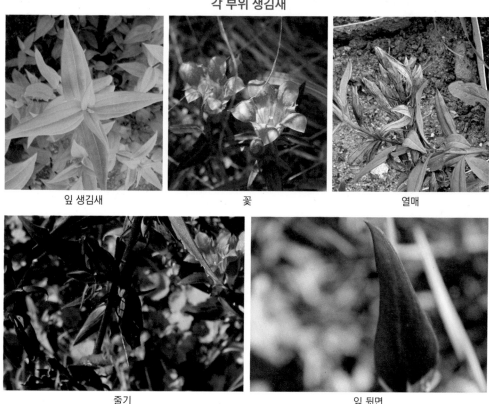

잎 생김새　　　　　　　꽃　　　　　　　열매

줄기　　　　　　　잎 뒷면

🐚 약효와 효능주치

위를 튼튼하게 하고 열을 내려주며, 담 기능을 이롭게 하고 간열을 내리며 염증을 가라앉히는 등의 효능이 있어서 소화불량, 간열증(肝熱症), 담낭염, 황달, 두통, 간질, 뇌염, 방광염, 요도염, 눈에 핏발이 서는 증상 등을 치료하는 데 이용한다.

🐚 약재사용부위

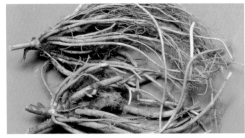
뿌리

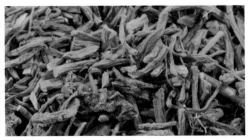
약재

🐚 처방 및 용법

하루에 3~10g을 물 1L에 넣고 달여서 2~3회로 나누어 복용한다.

> **주의사항 :** 용담은 쓰고 찬 성질이 강하므로 전문가의 처방에 따라 신중하게 사용해야 한다.

🐚 장기에 미치는 작용부위

간, 담낭, 심장 경락으로 작용한다.

기능성물질 효능에 관한 특허자료

용담 추출물의 분획물을 유효 성분으로 포함하는 당뇨병 전증 또는 당뇨병의 예방 또는 치료용 조성물
본 발명은 용담 추출물의 특정 분획물의 당뇨병 전증 또는 당뇨병의 예방 또는 치료용 조성물에 관한 것이다. 상기 조성물은 생체 내 독성이 없으면서도, 인간 장내 분비 세포에서의 GLP-1의 분비를 촉진하고 혈당 강하 효능을 가지므로, 당뇨병 전증 또는 당뇨병의 예방 또는 치료에 효과적인 의약품 또는 건강 기능 식품으로 사용할 수 있다.

〈공개번호 : 10-2014-0147482, 출원인 : 경희대학교 산학협력단〉

우산나물

Syneilesis palmata (Thunb.) Maxim.

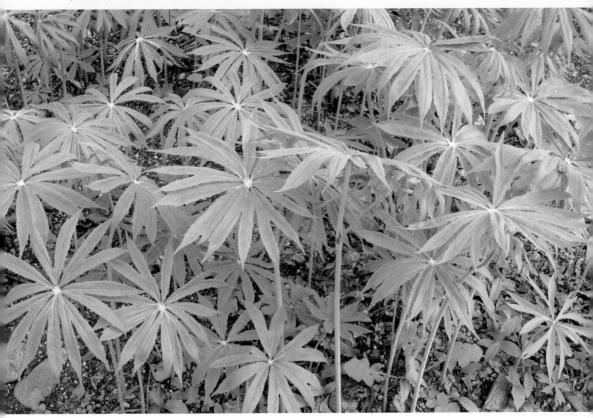

생 약 명　금작화(金雀花), 골담초근(骨膽草根)

이명 : 섬우산나물, 대청우산나물, 삿갓나물

과명 : 국화과(Compositae)

개화기 : 6~8월

채취시기 : 가을에 전초를 채취하여 햇볕에 말리는데, 신선한 것(생풀)을 그대로 쓰는 경우도 있다.

사용부위　꽃, 뿌리

성분 : 세코피롤리지딘(secopyrrolizidine), 아세틸시네일레신(acetylsyneilesine), 시네일레신(syneilesine), 세네시오닌(senecionine)을 함유한다.

성질과 맛 : 성질이 따뜻하고 맛은 쓰고 맵다.

생태적특성

전국 각지의 산지에 분포하는 여러해살이풀로, 야산에서부터 표고 1,000m의 고산지대까지 나무 밑의 습한 반그늘에 군락을 이루며 자생한다. 높이는 70~120cm이고, 짧은 근경이 옆으로 뻗는다. 줄기는 곧게 서며 분백색이 돌고, 털이 있다가 점차 없어지며 가지가 없고 2~3개의 잎이 달린다. 잎은 지름 35~40cm에 둥글고 손바닥 모양으로 7~9개가 깊게 갈라지며, 열편은 흔히 2개씩 2회 갈라지고 가장자리에 톱니가 있다. 이른 봄 꽃이 피기 전에 윗부분에 달리는 잎은 우산 모양으로 퍼지면서 나오고 가는 털이 많이 나 있다. 6~8월에 흰색 꽃이 원추꽃차례를 이루며 피는데, 7~13개의 작은 꽃들이 뭉쳐 달리며 암술은 '∞' 모양을 하고 있다. 수과인 열

각 부위 생김새

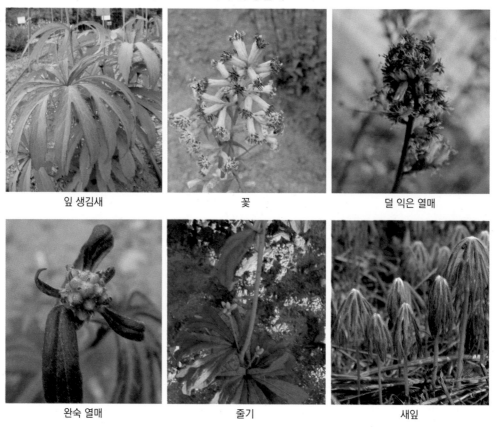

잎 생김새	꽃	덜 익은 열매
완숙 열매	줄기	새잎

매는 9~10월경에 익으며, 종자에는 갈색의 갓털이 붙어 있어 결실이 완료되는 시점을 놓치면 바람에 날아간다. 속명인 Syneilesis는 '한데 붙어 있는 어린잎이 있다'는 뜻이고, 종소명인 palmata는 '손바닥 모양의 잎을 가지고 있다'는 뜻이다.

🍂 약효와 효능주치

풍사(風邪)를 없애 풍을 치료하고 습사(濕邪)를 제거하며, 독을 풀어주고 혈액순환을 원활하게 하며, 종기를 가라앉히고 통증을 멎게 하는 등의 효능이 있어서 풍사와 습사로 인하여 나타나는 마비 증상, 관절동통, 부스럼과 종기, 타박상 등을 치료한다.

🍂 약재사용부위

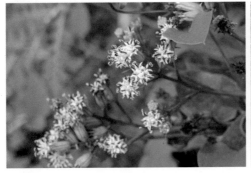
꽃

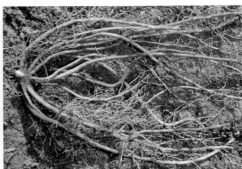
뿌리

🍂 처방 및 용법

하루에 9~20g을 사용하는데, 물 1L 정도를 붓고 달여서 2~3회로 나누어 복용하거나 짓찧어서 환부에 붙인다.

🍂 장기에 미치는 작용부위

간, 심장 경락으로 작용한다.

원추리

Hemerocallis fulva L.

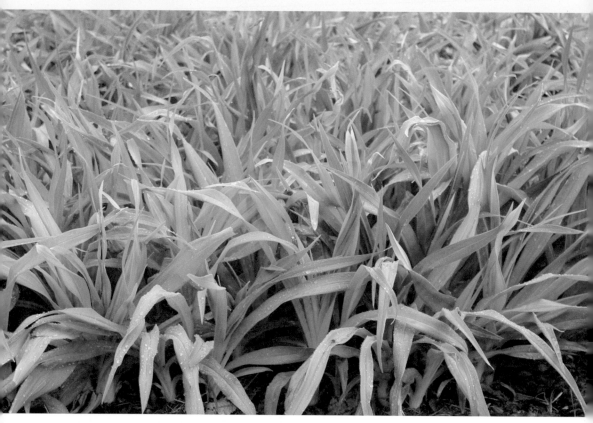

생약명 훤초근(萱草根), 훤초눈묘(萱草嫩苗), 금침채(金針菜)

이명 : 넘나물, 들원추리, 큰겹원추리, 겹첩넘나물, 홑왕원추리

과명 : 백합과(Liliaceae)　　　　　　　개화기 : 6~8월

채취시기 : 이른 봄에 어린순을 채취하고, 여름에는 꽃, 가을에는 뿌리를 채취하여 햇볕에 말린다.

사용부위 뿌리와 뿌리줄기, 어린순, 꽃봉오리

성분 : 꽃에는 비타민 A가 풍부하고, 잎에는 비타민 C가 함유되어 있다. 뿌리에는 아스파라긴, 콜히친(colchicine) 등이 함유되어 있고 그 외에 γ-하이드로글루타민산(γ-hydro glutaminic acid), 프리델린(friedelin), β-시토스테롤(β-sitosterol), D-글루코시드(D-glucoside), 비타민 A · B · C, 티로신(tyrosine), 아르기닌(arginine), 젖산, 리신(lysine), 에틸-벤조에이트(ethyl-benzoate)를 함유되어 있다.

성질과 맛 : 성질이 시원하고 맛은 달다.

🌿 생태적특성

전국 각지에 분포하는 숙근성 여러해살이풀로, 산지 계곡이나 산기슭의 습도
가 높고 토양이 비옥한 곳에서 군락을 이루며 자생한다. 높이는 50~100cm이
고, 줄기는 잎과 구분되지 않으며 뿌리는 사방으로 뻗고 끝이 방추형으로 굵어
지는 것도 있다. 잎은 밑에서 두 줄로 마주나고, 끝이 둥글게 뒤로 젖혀지며 길이
60~80cm, 너비 1.2~2.5cm에 흰빛이 도는 녹색이다. 6~8월에 등황색 꽃이 피
는데, 잎 사이에서 나온 꽃줄기 끝에서 짧은 가지가 갈라져 6~8개의 꽃이 총상
꽃차례를 이루며 달린다. 꽃은 아침에 피었다가 저녁에 시들지만, 계속해서 새
로운 꽃이 10여 송이 핀다. 삭과인 열매는 타원형으로 9~10월경에 익고, 종자는
광택이 나며 검은색이다.

각 부위 생김새

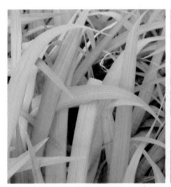

잎 생김새

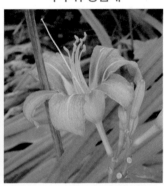

꽃

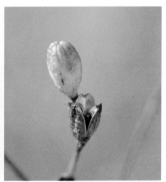

열매

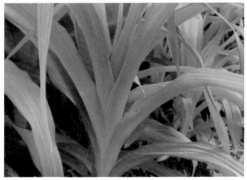

줄기

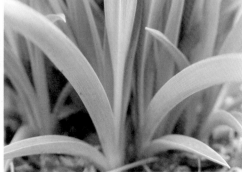

잎 뒷면

부위에 따라 효능이 다르다. 뿌리는 소변을 원활하게 하고 혈액의 열을 내려주는 효능이 있어서 체내 수습이 정체되어 발생하는 부종, 배뇨 곤란, 임질, 대하, 황달, 코피, 혈변, 붕루, 유옹(乳癰), 석림(石淋: 임질의 하나. 콩팥이나 방광에 돌처럼 굳은 것이 생겨서 소변 볼 때 요도 통증이 심하며 돌이 섞여 나옴) 등을 치료한다. 어린순은 습사(濕邪)와 열사(熱邪)를 내려주는 효능이 있으며 가슴을 편안하게 해준다. 또한 소화를 촉진하고 체증을 가라앉히는 효능이 있어서 가슴이 답답하고 열이 나는 증상과 황달을 치료하며, 소변이 붉고 시원하지 않은 증상을 개선하는 데 이용한다. 꽃은 습사와 열사를 내려주고 흉격의 기를 잘 통하게 하는 효능이 있어서 소변이 붉고 원활하지 않은 증세, 가슴이 답답한 증세, 번열증, 우울증, 불면증, 치질로 인한 혈변을 치료한다.

 약재사용부위

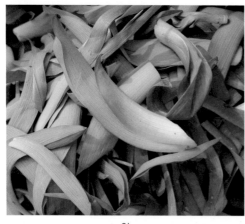

잎

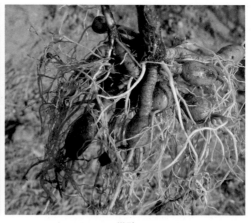

뿌리

 처방 및 용법

하루에 뿌리는 6~15g을, 어린순은 신선한 것 15~30g을, 꽃은 15~30g을 사용하는데, 물 1L 정도를 붓고 달여서 2~3회로 나누어 복용하거나 짓찧어서 즙을 내어 복용하기도 한다.

장기에 미치는 작용부위

심장, 비장, 방광 경락으로 작용한다.

비슷한 약초

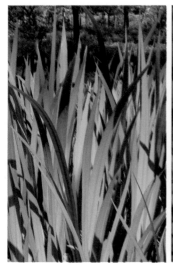

붓꽃 지상부

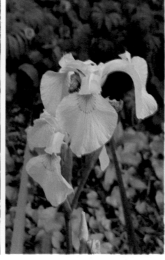

붓꽃 꽃

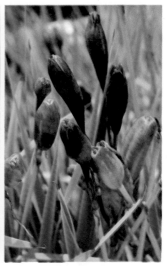

붓꽃 열매

기능성물질 효능에 관한 특허자료

원추리 꽃 추출물을 유효 성분으로 함유하는 우울증의 예방 및 치료용 조성물

본 발명은 원추리 꽃 추출물을 유효 성분으로 함유하는 우울증의 예방 및 치료를 위한 조성물에 관한 것으로, 상세하게는 본 발명의 원추리 추출물은 기존의 우울증 치료제에 비하여 강력하게 우울증을 억제시킴을 확인하였으므로, 우울증의 예방 및 치료에 유용한 약학 조성물 및 건강 기능 식품에 이용될 수 있다.

〈공개번호 : 10-2011-0064917, 출원인 : 대구한의대학교 산학협력단〉

유자나무

Citrus junos Siebold ex Tanaka

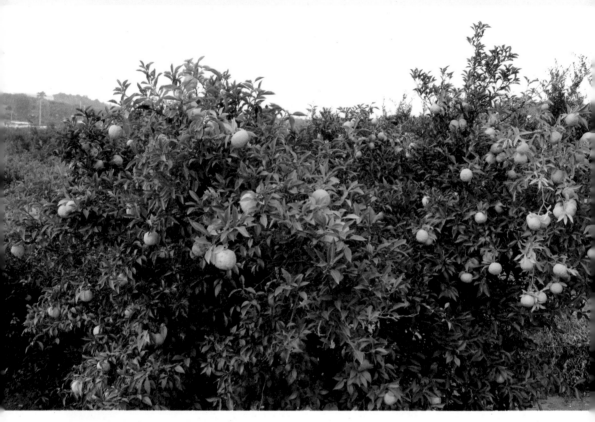

생약명 등자(橙子), 등자피(橙子皮)

이명 : 산유자나무, 향등(香橙), 금구(金球), 유자(柚子)

과명 : 운향과(Rutaceae)　　　　　　　　　　　개화기 : 5~6월

채취시기 : 열매를 가을철(10~11월) 과실 성숙기에 채취한다.

사용부위 열매, 과피

성분 : 열매에는 헤스페리딘(hesperidin), 구연산, 사과산, 호박산, 지방유, 단백질, 당류, 펙틴, 비타민 C 등
이 함유되어 있고 정유는 0.1~0.3%가 함유되어 있으며 그 주요 성분은 게라니알(geranial), 리모넨
(limonene) 등이고 정유에는 테르펜(terpene), 알데히드, 케톤, 페놀, 알코올, 에스테르, 산 및 쿠마린
(coumarin)류 등 70여 종이 보고되었다. 과피에는 헤스페리딘, 정유, 펙틴, 카로틴 등이 함유되어 있고
정유의 주성분은 게라니알, 리모넨 등이며 또 게르마크렌 B(germacrene B), 오바쿨락톤(obaculactone),
노밀린(nomilin), 게르마크렌 D 및 비시클로게르마크렌(bicyclogermacrene)이 분리되기도 했다.

성질과 맛 : 열매는 성질이 시원하고, 맛은 시다. 과피는 성질이 따뜻하고, 맛은 쓰다.

생태적특성

제주도와 남부 지방 일부에서 심어 가꾸는 상록활엽소교목으로, 높이는 4m 내외로 자라고 가지에 길고 뾰족한 가시가 나 있다. 잎은 서로 어긋나고, 타원형 또는 난상 타원형에 잎끝이 뾰족하며 조금 오목하게 들어가고 가장자리는 밋밋하거나 얕은 파상의 톱니가 있다. 5~6월에 흰색 꽃이 잎겨드랑이에 1개씩 달리거나 쌍생(雙生)하고, 장과인 열매는 편구형이며 10~11월에 황색으로 익는다. 과피는 울퉁불퉁하고 까끌까끌하며 방향성 향기가 있다.

각 부위 생김새

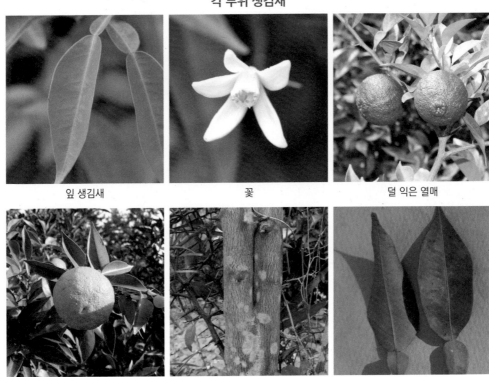

| 잎 생김새 | 꽃 | 덜 익은 열매 |

| 완숙 열매 | 수피 | 잎 뒷면 |

 약효와 효능주치

열매는 생약명이 등자(橙子)이며, 주독과 생선독을 풀어주고 구토, 구역질 등을 치료한다. 과피는 생약명이 등자피(橙子皮)이며, 건위, 해독, 화담(化痰)의 효능이 있고 구토, 만성 위장병 등을 치료한다. 열매와 과피 추출물은 뇌 질환, 심장 질환, 당뇨 등 예방 및 치료에 효과적이다.

🌰 약재사용부위

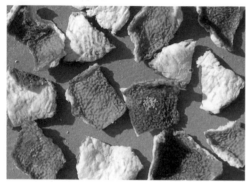
유자껍질

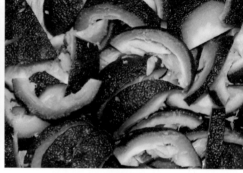
껍질(청피)

🌰 처방 및 용법

열매 1일량 50~100g을 물 1L에 넣고 반으로 달여 2~3회 매 식후 복용한다. 과피 1일량 12~24g을 물 1L에 넣고 반으로 달여 2~3회 매 식후 복용한다.

🌰 장기에 미치는 작용부위

간, 위 경락으로 작용한다.

기능성물질 효능에 관한 특허자료

유자 추출물을 함유하는 뇌혈관 질환의 예방 또는 치료용 조성물

본 발명의 유자 추출물을 포함하는 조성물은 뇌세포에 대한 보호 효과를 나타낼 뿐만 아니라, 허혈성 뇌혈관 질환인 뇌경색 억제에도 뛰어난 효능이 있으므로, 다양한 뇌혈관 질환의 예방 또는 치료에 유용하게 사용될 수 있다.

〈공개번호 : 10-1109174-0000, 출원인 : 건국대학교 산학협력단 외〉

율무

Coix lacrymajobi var. *mayuen* (Rom.Caill.) Stapf

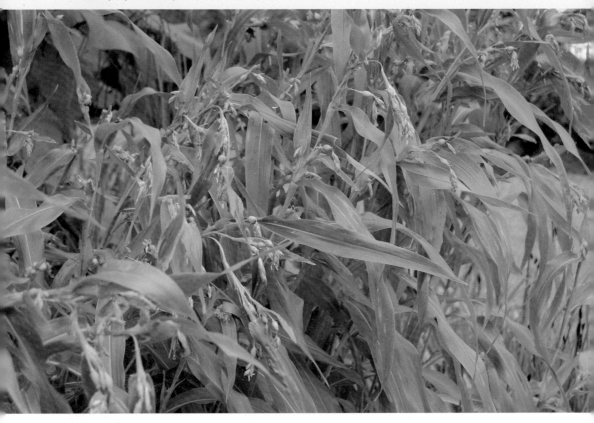

생 약 명 **의이인**(薏苡仁)

이명 : 율미, 인미, 구실, 수승

과명 : 벼과(Gramineae)

개화기 : 7∼9월

채취시기 : 가을철 과실 성숙기에 채취하여 겉껍질과 속껍질을 제거하고 햇볕에 말린다.

사용부위 **열매**

성분 : 식물 호르몬 성분의 시토스테롤(sitosterol)을 함유하고 아세톤의 추출물에서 코익세놀라이드 (coixenolide)의 비결정성 성분을 포함한다. 단백질 중의 아미노산은 류신(leucine), 티로신(tyrosine) 등이 들어 있다. 잎에는 결정성의 알칼로이드가 함유되어 있고 뿌리에는 코익솔(coixol)이 함유되어 있다.

성질과 맛 : 성질이 약간 차고, 맛은 달고 담담하며 독은 없다.

북부 지방 일부를 제외한 전국 각지의 밭에서 재배하는 한해살이풀로, 높이가 1~1.5m이고 줄기에는 마디가 13~18개 있다. 벼와 같이 밑부분의 마디 사이는 극히 짧아 육안으로 구분하기 힘들고, 윗부분 5~7개의 마디 사이만 길게 성장한다. 밑부분에서부터 2~5번째 마디에서 가지가 나오고, 마디 사이가 성장한 3~4번째 마디부터는 열매를 맺는 가지가 나온다. 잎은 어긋나고 피침형이며 잎몸과 잎집으로 구분되는데, 잎몸은 아랫부분이 넓고 끝으로 갈수록 좁아지며, 잎집은 줄기를 둘러싸고 있다. 7~9월경에 윗부분의 마디에서 나온 가지에서 꽃이삭이 나오고 열매를 맺는다. 9월 중순 이후에 회백색, 황갈색, 암갈색 및 흑갈색을 띤 염주알 비슷한 모양의 종자를 맺는다. 인도를 중심으로 한 동남아 원산으로, 우리나라에 들어와 재배되기 시작한 때는 확실하지 않다.

각 부위 생김새

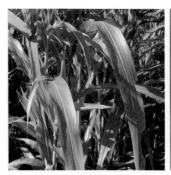

잎 생김새

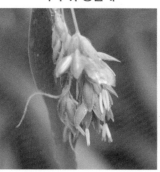

꽃

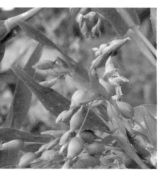

덜 익은 열매

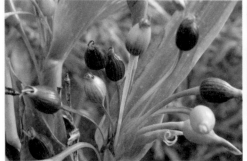

완숙 열매

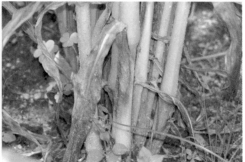

줄기

🍃 약효와 효능주치

혈압 강하 및 혈당 저하 등의 작용이 있다. 또한 코익세놀라이드(coixenolide)는 종양을 억제하여 항암 작용이 있다고 한다. 무사마귀는 바이러스에 의하여 생긴다고 하지만 그것 자체의 병리가 아직 완전 규명되지 않았으므로 뭐라고 단언할 수는 없지만 그러한 효과가 나타나는 것은 사실이다.

🍃 약재사용부위

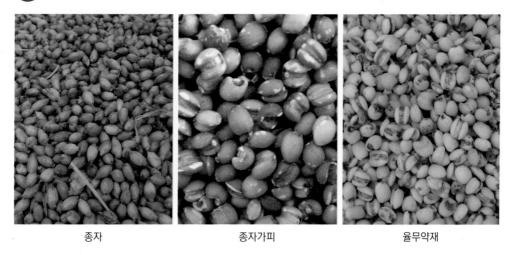

| 종자 | 종자가피 | 율무약재 |

🍃 처방 및 용법

하루에 10~30g을 차처럼 달여서 수시로 복용한다.

> **주의사항 :** 율무는 성질이 약간 차기 때문에 위장이 허랭(虛冷)하거나 약한 사람이 많이 먹으면 변이 묽어질 수 있으니 주의해야 한다. 또 임산부는 사용에 주의한다.

🍃 장기에 미치는 작용부위

비장, 폐 경락으로 작용한다.

으름덩굴

Akebia quinata (Houtt.) Decne. = [*Rojania quinata* Thunb.]

내분비계 질환

부종, 수종, 신경통

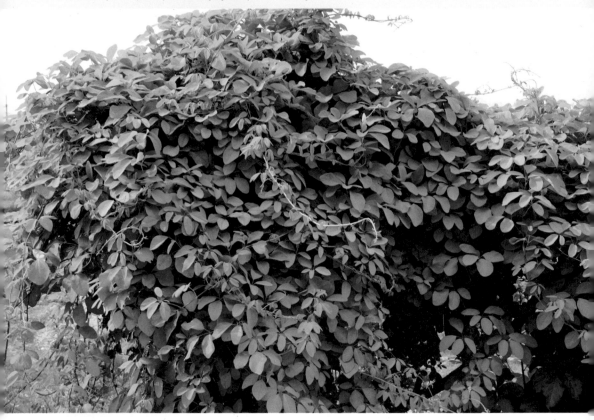

생약명 　팔월찰(八月札), 목통(木通), 목통근(木通根)

이명 : 으름, 목통, 통초(通草), 연복자(燕覆子)

과명 : 으름덩굴과(Lardizabalaceae)　　　　　　　　　개화기 : 4~5월

채취시기 : 열매는 9~10월, 덩굴줄기 · 목질부는 가을, 뿌리는 9~10월에 채취한다.

사용부위 　열매, 덩굴줄기와 심재, 뿌리

성분 : 열매에는 트리테르페노이드사포닌(triterpenoid saponin)으로서 올레아놀산(oleanolic acid), 헤데라게닌 (hederagenin), 콜린소니딘(collinsonidin), 칼로파낙스사포닌 A(kalopanaxsaponin A), 헤데로시드 D2(hederoside D2) 등이 함유되어 있다. 덩굴줄기와 목질부에는 사포닌의 헤데라게닌 및 올레아놀산(oleanolic acid)을 게닌 (genin)으로 하는 아케보시드 st b~f, h~k(akeboside st b~f, h~k), 퀴나토시드 A~D(quinatoside A~D) 등과 트리테르페노이드(triterpenoid)로서 노라주놀산(norajunolic acid), 기타 스티그마스테롤(stigmasterol), 스테롤 (sterol) 등이 함유되어 있다. 뿌리에는 스티그마스테롤, β−시토스테롤(β-sitosterol), β−시토스테롤−β−d−글 루코시드(β-sitosterol-β-d-glucoside)가 함유된 외에 아케보시드 등이 함유되어 있다.

성질과 맛 : 열매는 성질이 차고, 맛은 달다. 덩굴줄기 · 목질부와 뿌리는 성질이 평하고, 맛은 쓰다. 뿌리 는 성질이 평하고, 맛은 쓰다.

🌿 생태적특성

전국의 산기슭 계곡에 자라는 낙엽 활엽 덩굴성 목본으로, 덩굴 길이는 5m 내외로 뻗어나가고 가지에 털이 없으며 회색에 가는 줄이 있다. 잎은 새 가지에서는 어긋나고 오래된 가지에서 모여나며, 손바닥처럼 생긴 겹잎이다. 작은 잎은 5~6개이며 도란형 또는 타원형에 잎끝이 약간 오목하고 양면에 털이 있으며 가장자리가 밋밋하다. 자웅 동주이고, 4~5월에 암자색 꽃이 짧은 가지의 잎 사이에서 나오는 짧은 총상꽃차례에 달리는데, 수꽃은 작고 많이 달리며 암꽃은 크고 적게 달린다. 열매는 액과로 긴 타원형이며 양끝이 둥글고 9~10월에 갈색으로 익어 벌어진다.

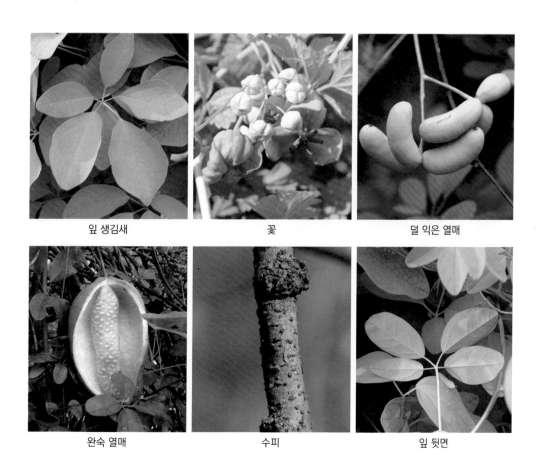

잎 생김새	꽃	덜 익은 열매
완숙 열매	수피	잎 뒷면

🌿 약효와 효능주치

열매는 생약명이 팔월찰(八月札)이며 진통, 이뇨, 활혈(活血)의 효능이 있고 번갈(煩渴), 이질, 요통, 월경통, 헤르니아, 혈뇨, 탁뇨(濁尿), 요로 결석을 치료한다. 덩굴줄기와 목질부는 생약명이 목통(木桶)이며, 진통, 진정, 항염, 사화(瀉火), 혈맥통리(血脈通利)의 효능과 이뇨, 항균, 병원성 진균에 대한 억제 작용이 있고 소변불리, 소변혼탁, 수종(水腫), 부종, 전신의 경직통, 유즙불통 등을 치료한다. 뿌리는 생약명이 목통근(木桶根)이며, 거풍, 이뇨, 활혈, 행기(行氣), 보신, 보정(補精) 등의 효능이 있고 관절통, 소변 곤란, 헤르니아, 타박상 등을 치료한다. 으름덩굴의 종자 추출물은 암 예방과 치료에도 효과적이다.

🌿 약재사용부위

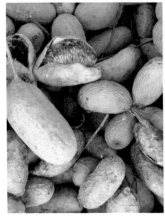 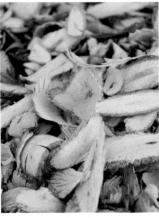 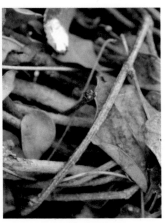

| 열매 | 목질부 | 줄기 |

🌿 처방 및 용법

열매 1일량 50~100g을 물 1L에 넣고 반으로 달여 2~3회 매 식후 복용한다. 또는 술에 용출하여 아침저녁으로 복용해도 된다. 덩굴줄기·목질부 1일량 6~20g을 물 1L에 넣고 반으로 달여 2~3회 매 식후 복용한다. 뿌리 1일량 6~20g을 물

1L에 넣고 반으로 달여 2~3회 매 식후 복용한다. 즙을 내어 먹거나 술에 용출하여 먹어도 된다. 외용할 때는 뿌리를 짓찧어서 환부에 붙인다.

장기에 미치는 작용부위

심장, 소장, 방광 경락으로 작용한다.

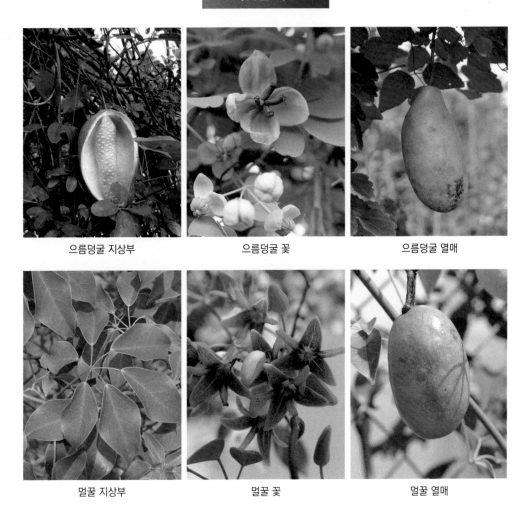

비슷한 약초

| 으름덩굴 지상부 | 으름덩굴 꽃 | 으름덩굴 열매 |
| 멀꿀 지상부 | 멀꿀 꽃 | 멀꿀 열매 |

은행나무

Ginkgo biloba L.

호흡기계 질환

기관지염, 천식

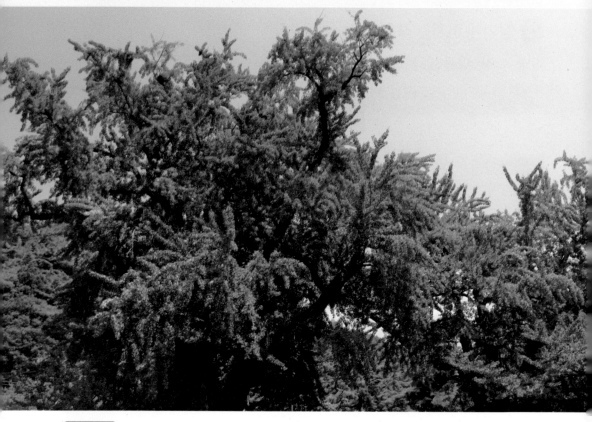

생약명 은행엽(銀杏葉), 백과수피(白果樹皮), 백과(白果), 백과근(白果根)

이명 : 공손수(公孫樹), 백과수(白果樹), 행자목(杏子木), 압각수(鴨脚樹), 백과목(白果木), 은행목(銀杏木)

과명 : 은행나무과(Ginkgoaceae)   **개화기** : 5월

채취시기 : 잎은 9~10월 황록색으로 변할 때 채취하고, 수피는 봄가을, 열매와 근피는 9~10월에 채취한다.

사용부위 잎, 줄기껍질, 종자, 뿌리와 뿌리껍질

성분 : 잎에는 이소람네틴(isorhamnetin), 켐페롤, 퀘르세틴, 루틴, 퀘르시트린, 깅게틴(ginkgetin), 카테킨, 타닌, 아피게닌(apigenin), 아카세틴(acacetin), 아스트라갈린(astragalin), 미리세틴(myricetin), 빌로발리드(bilobalide), 플라보노이드 등이 함유되어 있다. 수피에는 타닌, 내피에는 시킴산, 목부에는 셀룰로오스, 헤미셀룰로오스(hemicellulose), 리그난, 글루코만난, 다량의 라피노오스(raffinose)가 함유되어 있다. 종자에는 소량의 청산 배당체와 지베렐린(gibberellin), 시토키닌(cytokinin) 등이 함유되어 있다. 내배유에는 2종의 리보뉴클레아제(ribonuclease)가 함유되어 있으며 종자의 일반 조성은 단백질, 지방, 탄수화물, 칼륨, 인, 철분, 카로틴, 비타민 B2와 여러 종류의 아미노산이다. 종자 껍질에는 깅골산, 빌로볼(bilobol), 긴놀(ginnol), 아스파라긴, 개미산, 프로피온산(propionic acid), 락산, 옥탄산(octanoic acid) 등이 함유되어 있다. 꽃가루는 여러 종류의 아미노산, 글루타민, 아스파라긴, 단백질, 구연산, 서당 등이 함유되어 있다. 근피에는 깅골리드 A · B(ginkgolide A·B) 등이 함유되어 있다.

성질과 맛 : 잎은 성질이 평하고, 맛은 쓰고 달며 떫다. 수피는 성질이 평하고, 맛은 쓰고 떫다. 열매는 성질이 평하고, 독성이 있으며, 맛은 달고 쓰며 떫다. 근피는 성질이 평하고, 독이 없으며, 맛은 달다.

생태적특성

전국 각지에 분포하는 낙엽침엽교목으로, 공원이나 길가에 심어 가꾼다. 높이는 40m 이상 자라며, 수피는 회색에 두꺼운 코르크질이며 균열이 생긴다. 가지는 길고 짧은 두 종류가 있는데, 긴 가지에는 잎이 서로 어긋나고 짧은 가지에는 모여난다. 긴 잎자루의 잎은 부채 모양이고 중간에서 2갈래로 얕게 갈라지며, 밑부분은 쐐기 모양에 잎맥은 평행하고 2개씩 갈라진다. 자웅 이주이고, 4~5월에 연한 녹색 꽃이 짧은 가지에 피는데, 수꽃은 밑으로 늘어진 짧은 미상꽃차례를 이루어 4~6개가 달리고, 암꽃은 한 가지에 2~3개씩 달리며 각각 2개의 배주(胚珠)가 있지만 그중 1개만이 익는다. 열매는 난형의 핵과(核果)이며 9~10월에 황색으로 익고, 열매의 과육과 종피는 악취가 나며 빨리 썩는다.

각 부위 생김새

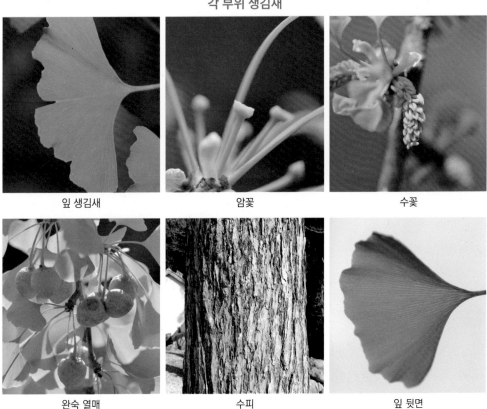

잎 생김새   암꽃   수꽃

완숙 열매   수피   잎 뒷면

약효와 효능주치

잎은 생약명이 백과엽(白果葉)이며, 혈관 확장 작용이 있어 혈액순환을 원활하게 하고 익심(益心), 지사, 진해거담, 화습(化濕)의 효능이 있어 천식해수(喘息咳嗽), 수양하리(水樣下痢), 심장동통, 백대(白帶), 백탁(白濁)을 치료한다.

수피는 생약명이 백과수피(白果樹皮)이며, 지사, 수렴의 효능이 있고 습진, 단독을 치료한다. 열매는 생약명이 백과(白果)이며, 수렴 작용과 진해, 거담 작용이 있어 기관지 천식을 진정시키고 천식, 담수(痰嗽), 백대, 임병, 유정을 치료한다. 또한 포도상 구균, 연쇄상 구균, 디프테리아균, 탄저균, 고초균, 대장균에 대한 억제 작용이 있으며 과육은 과피보다 항균력이 강하다.

근피는 생약명이 백과근(白果根)이며, 기를 북돋우고 허약을 보하는 효능이 있어 과로로 인한 허약 증상과 백대, 유정을 치료한다. 뿌리의 추출액은 탈모 치료에 효과가 있다.

 약재사용부위

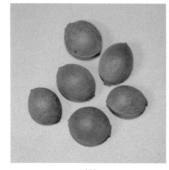
씨앗

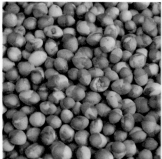
열매(종인)

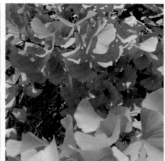
잎

 처방 및 용법

잎 1일량 20~30g을 물 1L에 넣고 반으로 달여 2~3회 매 식후 복용한다. 가루를 내어 복용하기도 한다. 수피 1일량 10~20g을 물 1L에 넣고 반으로 달여 2~3회 매 식후 복용한다. 외용할 때는 짓찧어서 환부에 붙이거나 즙을 내어 바른다. 열매 1일량 30~50g을 물 1L에 넣고 반으로 달여 2~3회 매 식후 복용한다. 외용할 때는 과육을 짓찧어 환부에 붙인다. 근피 1일량 10~20g을 1L에 넣고 반으로 달여 2~3회 매 식후 복용한다.

주의사항 : 생열매는 독성이 있으므로 삶거나 볶아서 먹는다. 많이 먹으면 중독을 일으킨다. 종자 껍질에는 피부염을 일으키는 깅코톡신(ginkgotoxine)이 함유되어 있어서 알레르기 증상으로 피부가 가렵거나 두드러기가 일어난다.

🧠 장기에 미치는 작용부위

폐와 신경 경락으로 작용한다.

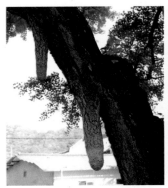
줄기가 밑으로 뻗친 모습

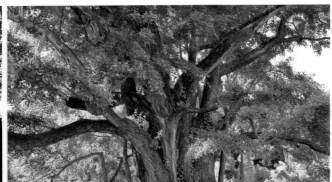
살아있는 화석 은행나무

기능성물질 효능에 관한 특허자료

은행나무 뿌리 추출액을 함유하는 발모제

본 발명은 은행나무 뿌리 추출액을 유효 성분으로 함유하는 발모제에 관한 것이다. 또한, 본 발명에서는 발모제 성분으로 사용할 수 있는 은행나무 뿌리 추출액의 제조 방법이 제공된다. 본 발명에 따른 은행나무 뿌리 추출액 발모제를 계속하여 3개월 정도 적용할 경우 건강한 모발이 자라는 정상적인 모주기를 회복하여 대부분의 경우에서 탈모 전의 정상 모발 상태로 돌아갈 수 있으며, 또 본 발명의 발모제는 장기간 사용 시에도 부작용이 없으므로 그동안 치료 방법이 없어 고민하던 많은 탈모 환자의 치료에 이용될 수 있다.

〈공개번호 : 10-0604949-0000, 출원인 : 이덕희〉

인 삼

Panax ginseng C.A. Meyer

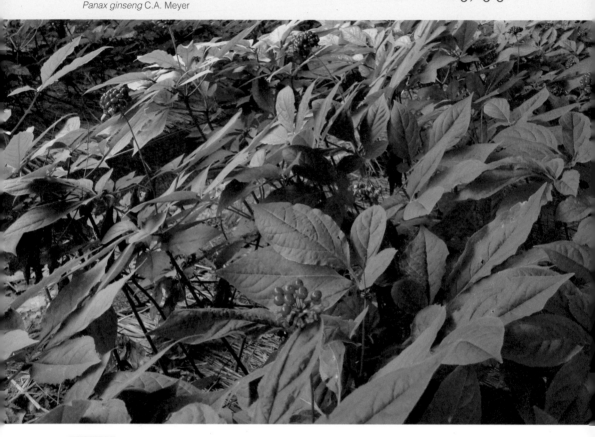

생약명 인삼(人蔘)

이명 : 고려인삼, 방초(芳草), 황삼(黃蔘), 신초(神草)

과명 : 두릅나무과(Araliaceae)　　　　　　　　　　　　개화기 : 4~6월

채취시기 : 재배삼은 8~10월에, 산삼은 5~10월에 채취하여 햇볕에 말린다.

사용부위 뿌리

성분 : 뿌리에 사포닌 배당체로 파낙시놀(panaxynol), 파낙스사포게놀(panaxsapogenol), 파낙신(panaxin) 등을 함유하며 파낙신은 가수 분해에 의하여 결정성(結晶性)의 α−파낙신을 생성하며 이것을 강산(強酸)으로 가수 분해하면 아글리콘(aglycone)의 염화물 및 글루코오스(glucose)를 생성한다. 그리고 정유로서 파나센(panacene)을 함유하는데, 이 성분이 인삼 특유의 방향(芳香)를 나타낸다. 그 외에 피토스테롤(phytosterol), 스테아르산(stearic acid), 팔미트산(palmitic acid), 리놀레산(linoleic acid) 등의 지방산과 에스테르를 이루고 있고 자당, 전분 등이 다량 함유되어 있다.

성질과 맛 : 성질이 따뜻하고, 맛은 달고 약간 쓰며 독은 없다.

🌱 생태적특성

밭에서 재배하는 여러해살이풀로, 높이가 40~60cm 내외이고 근경은 짧고 마디가 있다. 비대한 백색 다육의 뿌리는 원뿌리, 곁뿌리 및 땅속줄기의 세 부분으로 분지(分枝)되어 있다. 잎은 원줄기 끝에서 3~4개가 돌려나며, 긴 잎자루 끝에 손바닥처럼 생긴 겹잎이 5개 달린다. 작은 잎은 장난형 또는 타원형에 잎끝이 뾰족하고 잎맥 위에 잔털이 약간 있으며 가장자리에 잔톱니가 있다. 초여름에 담황록색 꽃이 긴 꽃자루로 된 줄기 끝에서 여러 개 모여 산형꽃차례로 피고, 열매는 장과(漿果)모양의 핵과(核果)이며 납작한 구형으로 익는다. 보통 4~6년 된 뿌리를 채취하여 약용하는데, 가공 방법에 따라 이름이 다르다. 밭에서 채취한 그대로의 생근을 수삼(水蔘)이라 하고, 생근의 세근과 코르크 피(皮)를 벗겨서 양건(陽

각 부위 생김새

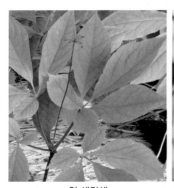

잎 생김새

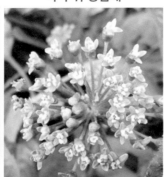

꽃

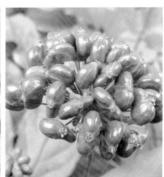

덜 익은 열매

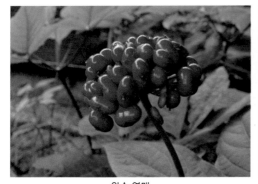

완숙 열매

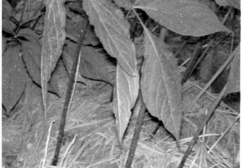

줄기

乾)한 것을 백삼(白蔘)이라 하며, 껍질이 터지지 않도록 감싸서 증열(蒸熱)하여 화건(火乾) 또는 일건(日乾)한 것을 홍삼(紅蔘)이라 하여 우리나라에서는 전매품으로 취급하고 있다. 중국이 원산으로 만주, 러시아, 일본, 한국 등지에 재배하고 있는데, 한국산은 고려인삼이라 하여 그 품질을 세계적으로 인정받고 있다.

🍃 약효와 효능주치

대보원기(大補元氣: 원기를 크게 보함), 강심(强心: 심기를 튼튼하게 함), 안신(安神: 정신을 안정시킴), 건비위(健脾胃: 비위를 튼튼하게 함), 생진(生津: 진액을 생성함) 등의 효능이 있어서 강장(强壯), 강정(强精) 및 건위약으로 쓰고 위의 쇠약으로 인한 신진대사 기능의 감약에 따르는 식욕 부진, 소화불량, 구토, 설사 등의 치료와 병약자에 사용한다. 생리 작용으로 인공적 혈당 및 요당을 억제하며, 대뇌에 대하여 진정 작용이 있어 연수의 모든 중추 즉 혈관 운동 중추 및 호흡 중추에 대하여 소량은 흥분키기고 다량은 마비시키는 작용이 있어서 인체의 신진대사를 항진시키고 이뇨 작용도 현저하게 나타난다. 현대 의학적인 임상 효과를 종합해보면 소화기 계통 질환, 순환기 계통 질환, 신경계 질환, 피부 질환, 정력 감퇴, 허약 증상 등 각종 질환에 유효한 것으로 알려져 있으나 아직도 인삼의 신비가 완전히 밝혀졌다고는 할 수 없다. 앞으로도 국내외 학자들에 의해 인삼의 약효 성분에 대한 연구가 활발히 진행되어야 할 것이다.

🍃 약재사용부위

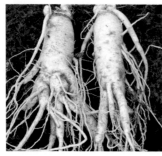
수삼

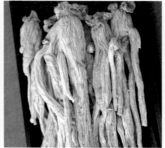
건삼

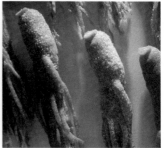
정과삼

🌿 처방 및 용법

한방에서 인삼을 응용한 대표적인 방제는 사군자탕(四君子湯: 인삼, 백출, 백복령, 감초 각 4g)이며 원기와 비위장(脾胃腸)이 허약할 때, 식욕 감퇴, 사지 무력, 구토, 하리 등에 쓴다. 가정에서는 하루에 말린 인삼 6~12g 정도를 물 1L에 넣고 달이거나 맥문동, 오미자와 함께 달여 복용하면 좋다.

🌿 장기에 미치는 작용부위

심장, 비장, 폐 경락으로 작용한다.

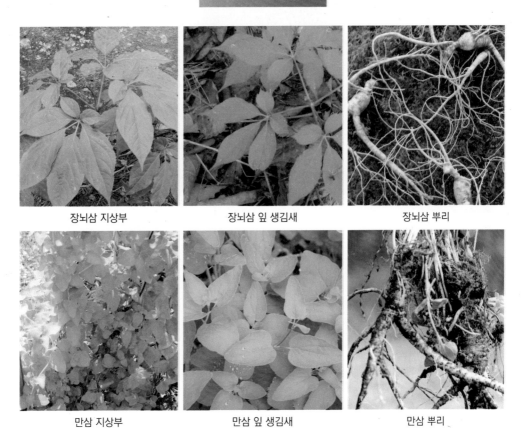

비슷한 약초

장뇌삼 지상부

장뇌삼 잎 생김새

장뇌삼 뿌리

만삼 지상부

만삼 잎 생김새

만삼 뿌리

작약

Paeonia lactiflora Pall.

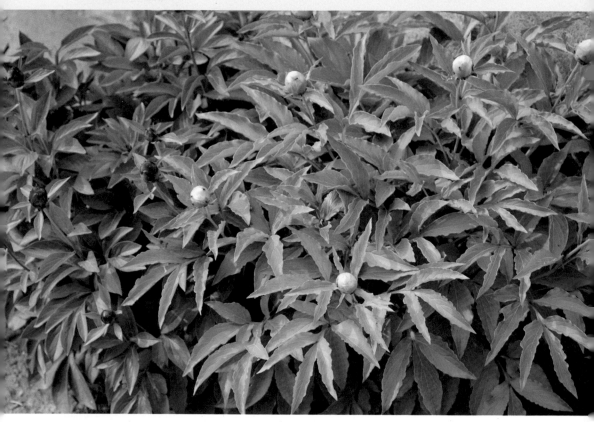

생약명 작약(芍藥)

이명 : 집함박꽃, 적작약, 함박초

과명 : 작약과(Paeoniaceae)

개화기 : 5~6월

채취시기 : 심은 후 4~5년 된 뿌리를 가을에 채취하여 깨끗이 씻은 후 조피(粗皮: 겉껍질)를 제거하고 가볍게삶아서 건조하거나 그대로 건조한다.

사용부위 뿌리

성분 : 안식향산, 아스파라긴, 미량의 타닌산 및 다량의 전분이 함유되어 있으며 배당체로서 파에오니플로린(paeoniflorin), 파에오닌(paeonine) 등도 함유되어 있다.

성질과 맛 : 성질이 약간 차고, 맛은 시며 독은 없다.

🍃 생태적특성

중국, 일본, 한국 등지에서 분포하는 숙근(宿根) 여러해살이풀로, 꽃이 아름다워 우리나라에서는 관상용으로 많이 재배하고 있다. 높이는 50~80cm 정도이고 줄기가 곧게 서며 가지가 갈라져 있다. 근생엽은 어긋나고 1~2회 깃꼴겹잎이며, 윗부분의 잎은 3개로 깊게 갈라지기도 한다. 작은 잎은 피침형, 타원형 또는 난형으로 양면에 털이 없고 가장자리가 밋밋하다. 5~6월에 백색 또는 붉은색의 큰 꽃이 가지 끝에 한 송이씩 피고, 골돌과인 열매는 8월에 익는다. 뿌리는 방추형으로 굵고 길며 절단면은 붉은빛이 돌아 적작약이라고도 한다. 백작약의 기원 식물인 P. japonica의 뿌리 비대 속도가 느려 농가에서 재배를 기피하고 이 작약을 주로 재배하며, 채취 후 가공 방법에 따라서 백작약과 적작약으로 유통되고 있다.

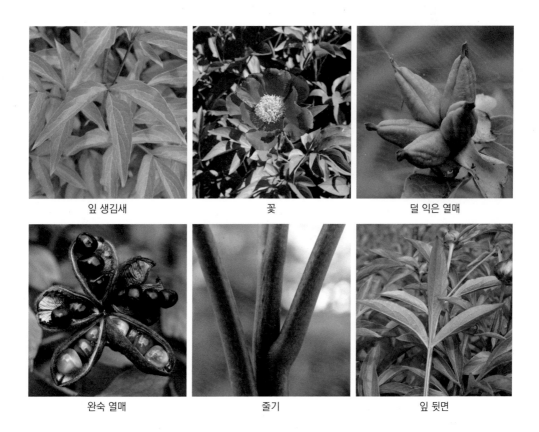

잎 생김새 　　　　　 꽃 　　　　　 덜 익은 열매

완숙 열매 　　　　　 줄기 　　　　　 잎 뒷면

🍃 약효와 효능주치

거담, 진정(鎭靜), 진경(鎭痙), 진통, 해열 등의 효능이 있어 비장근(脾臟筋)의 경련
성 동통, 위장 연동 항진으로 인한 복통, 적리, 세균성 감염 등의 치료에 유효하
다. 또한 지한 작용(止汗作用)이 있고 여성들의 월경불순, 생리통, 하복부 요통,
대하증, 갱년기 장애에 주기적인 호르몬 분비의 불균형, 산전 산후의 쇠약, 생리
기능의 부전, 수족냉증, 혈행 불순 등을 치료한다.

🍃 약재사용부위

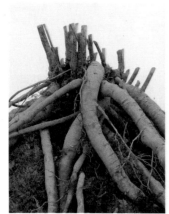
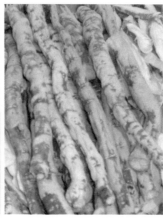
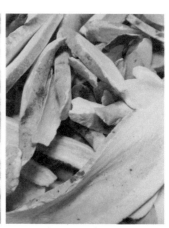

| 생뿌리 | 말린 뿌리 | 약재 |

🍃 처방 및 용법

하루에 6~12g 정도를 물 1L에 넣고 반으로 달여 마시는데, 당귀와 함께 달이면
효과가 좋다.

🍃 장기에 미치는 작용부위

간, 비장 경락으로 작용한다.

잔대

Adenophora triphylla var. japonica (Regel) H. Hara

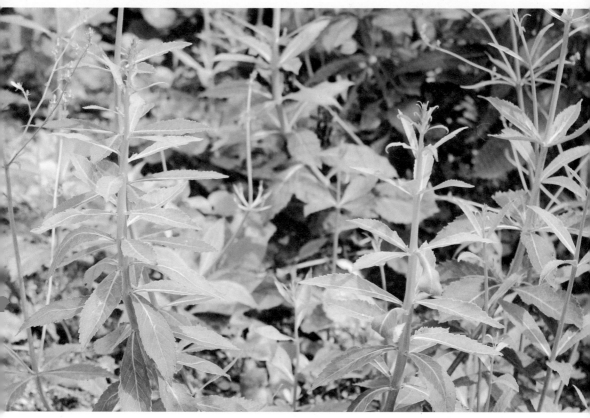

생약명 금작화(金雀花), 골담초근(骨膽草根)

이명 : 갯딱주, 남사삼(南沙參), 지모(知母), 사엽사삼(四葉沙參)

과명 : 초롱꽃과(Campanulaceae)

개화기 : 7～9월

채취시기 : 가을에 뿌리를 채취하여 이물질을 제거하고 세정한 후 두껍게 절편하여 건조해서 사용한다.

사용부위 뿌리

성분 : 뿌리에 샤셰노사이드(shashenoside) Ⅰ～Ⅲ, 시린지노사이드(siringinoside), β－시토스테롤글루코시드
(β-sitosterolglucoside), 리놀레산(linoleic acid), 메틸스테아레이트(methylstearate), 6－히드록시오이게놀
(6-hydroxyeugenol), 사포닌, 이눌린(inulin) 등을 함유한다.

성질과 맛 : 성질이 시원하고, 맛은 달며 독이 없다.

🌸 생태적특성

전국 각지의 산과 들에 자생하는 여러해살이풀로, 높이는 40~120cm 정도로
자란다. 줄기는 곧게 서고 전체에 잔털이 있다. 근생엽은 잎자루가 길지만 꽃
이 필때쯤 없어지고, 경엽(莖葉)은 마주나기, 돌려나기 또는 어긋나기하며 길이
4~8cm, 너비 5~40mm에 긴 타원형 또는 피침형, 넓은 선형으로 양끝이 좁고
가장자리에 톱니가 있다. 다양하다. 7~9월에 보라색 또는 분홍색 꽃이 원줄기
끝에 엉성한 원추꽃차례를 이루며 피는데, 꽃부리의 길이는 1.5~2cm이며 종 모
양으로 생겼다. 삭과인 열매는 10월경에 달리고 갈색으로 된 씨방에는 먼지 같
은 작은 종자들이 많이 들어 있다. 뿌리는 도라지처럼 엷은 황백색을 띠며 굵은
데, 질은 가볍고 절단하기 쉬우며 절단면은 유백색을 띠고 빈틈이 많다.

각 부위 생김새

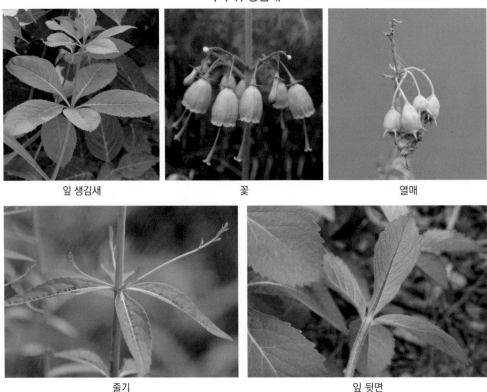

잎 생김새   꽃   열매

줄기   잎 뒷면

🍃 약효와 효능주치

기력이 왕성하게 하고 폐의 기운을 맑게 하며, 기침을 멎게 하고 가래를 제거하며 종기를 가라앉히는 효능이 있어서, 폐결핵성 해수(咳嗽), 옹종(擁腫) 등의 치료에 효과적이다. 특히 각종 독성을 풀어주는 효능이 뛰어나고 자궁의 수축 기능이 있기 때문에 출산 후 회복기의 산모에게 매우 유용하다.

🍃 약재사용부위

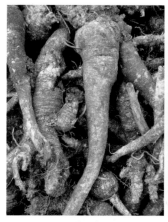 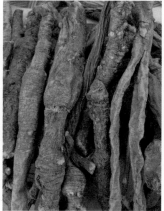 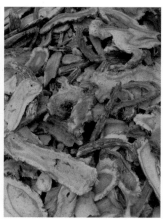

생뿌리　　　　　　　　　건조뿌리　　　　　　　　　약재

🍃 처방 및 용법

건조한 약재로 하루에 12~24g를 사용하는데, 잔대 10~20g에 물 1L 정도를 붓고 끓기 시작하면 불을 약하게 줄여서 200~300mL 정도로 달여 아침저녁 2회로 나누어 복용한다. 또는 환(丸)이나 가루로 만들어 복용하기도 한다. 민간에서는 주로 독성을 제거하는 데 유용하게 사용해 왔다. 아울러 민간에서는 산후 조리를 위하여 다음의 방법으로 사용한다. 먼저 잔대 100~150g과 대추 100g을 함께 넣고 푹 달여 삼베에 거른다. 여기에 속을 긁어낸 늙은 호박 하나를 작게 토막 내어 넣고 푹 삶은 다음, 호박을 으깨어 삼베에 거른다. 여기에 막걸리 1병을 넣고 다시 끓인 다음 하루 2~3차례 한 대접씩 먹으면, 산후의 부기를 빼주며 자궁의 수축 효과가 있어 산모의 산후 회복에 아주 효과적이다. 산후에 2번 정도 만들어 먹으면 산모의 회복에 매우 좋다.

주의사항 : 성미가 달고 차므로 풍사와 한사로 인하여 기침을 하는 풍한해수(風寒咳嗽) 및 비위(脾胃)가 허(虛)하고 찬 경우에는 부적당하다. 방기(防己)나 여로(藜蘆)와 함께 사용하지 않는다.

🌰 장기에 미치는 작용부위

간, 담낭, 심장, 소장, 비장, 위, 폐, 대장, 신장, 방광 경락으로 작용한다.

비슷한 약초

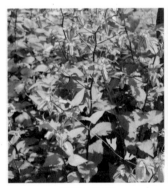
초롱꽃 지상부

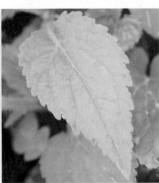
초롱꽃 잎 생김새

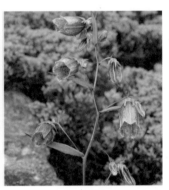
초롱꽃 꽃

기능성물질 효능에 관한 특허자료

잔대로부터 추출된 콜레스테롤 생성 저해 조성물 및 그 제조 방법
본 발명은 잔대의 에탄올 추출물을 유효 성분으로 포함하는 콜레스테롤 생성 저해 기능을 갖는 조성물 및 그 제조 방법에 관한 것으로, 잔대의 유효 성분이 콜레스테롤 생합성 과정 중 후반부 경로에 관여하는 효소를 특이적으로 저해하는 것을 특징으로 한다. 이러한 본 발명은, 현재 가장 많이 복용되는 스타틴(statin)계 약물이 콜레스테롤 생합성 전반부에 작용하면서 부작용을 동반하고 있는 것과는 달리, 콜레스테롤 생합성 후반부에 작용함으로써 부작용이 적은 치료제나 건강식품의 성분으로서 유용하게 사용될 수 있다.

〈공개번호 : 10-2003-0013482, 출원인 : (주)한국야쿠르트〉

잣 나 무

Pinus koraiensis Siebold & Zucc.

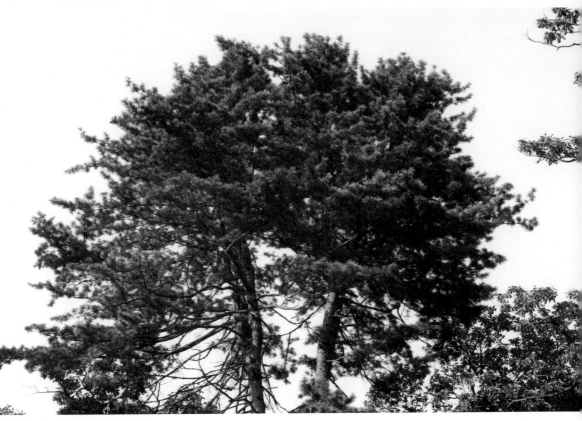

생약명 해송자(海松子)

이명 : 홍송(紅松), 송자(松子), 송자인(松子仁), 신라송자(新羅松子)
과명 : 소나무과(Pinaceae)　　　　　　　　　　개화기 : 4~5월
채취시기 : 종자를 10~11월에 채취한다.

사용부위 종자

성분 : 종자에는 지방유가 74% 함유되어 있고 주성분은 에틸올레산(ethyloleic acid), 에틸리놀레산 (ethyllinoleicacid)이며 팔미틴(palmitin)과 단백질, 정유 등도 함유되어 있다. 유수지(油樹脂)에는 α, β─피넨(α, β-pinene), 캄펜(camphene), 3─카렌(3-carene), 사비넨(sabinene), 디펜텐(dipentene), 미 르센(myrcene), β─펠란드렌(β-phellandrene), γ─테르피넨(γ-terpinene), p─시멘(p-cymene), 셈부렌 (cembrene), 이소셈브롤(isocembrol), 일랑게(ylange), 롱기폴렌(longifolene), 피나센(pinacene) 등이 함 유되어 있다.

성질과 맛 : 성질이 따뜻하고 독이 없으며, 맛은 달다.

🍃 생태적특성

전국 각지의 산과 들에 분포하는 상록침엽교목으로, 높이 30m 정도로 자란다. 수피는 회갈색이며 비늘처럼 갈라져 있고 어린가지에는 잔털이 있다. 잎은 5개씩 모여나고, 침형으로 3개의 능선이 있으며 양면에 흰색 기공선이 5~7줄 있고 가장자리에는 잔톱니가 있다. 자웅 동주이며, 4~5월에 적황색 수꽃과 녹황색 암꽃이 피는데, 5~6개의 수꽃차례가 새가지 밑에 달리고 2~5개의 암꽃차례가 가지 끝에 달린다. 구과인 열매는 장난형 또는 원통상 난형이며 10~11월에 익는다. 속에 들어 있는 종자는 난상 삼각형으로, 날개가 없고 양면에 얇은 막이 있다. 조림 후 약 20년이 지나야 열매가 달린다.

각 부위 생김새

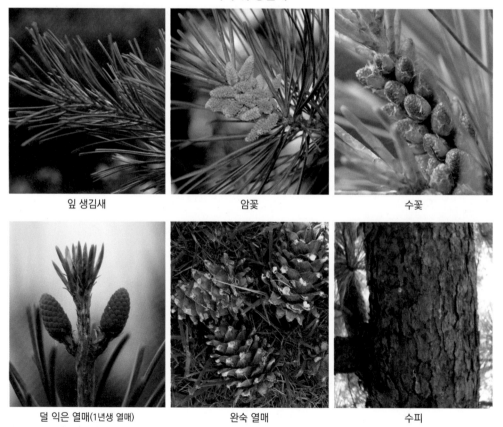

잎 생김새   암꽃   수꽃

덜 익은 열매(1년생 열매)   완숙 열매   수피

🦪 약효와 효능주치

종자는 생약명이 해송자(海松子)이며, 자양 강장, 윤폐(潤肺), 윤장(潤腸), 보기(補氣), 양혈(凉血) 등의 효능이 있어서 토혈, 변비, 현기증을 치료한다. 잎 추출물은 혈중 콜레스테롤을 내려주고 당뇨의 예방 및 치료에 효과가 있다.

🦪 약재사용부위

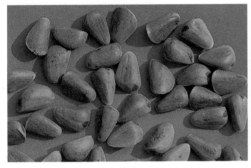
종자

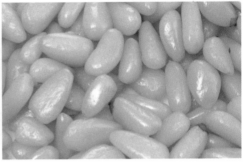
종인

🦪 처방 및 용법

종자 1일량 6~15g을 물 1L에 넣고 반으로 달여 2~3회 매 식후 복용한다.

🦪 장기에 미치는 작용부위

비장, 폐, 대장 경락으로 작용한다.

기능성물질 효능에 관한 특허자료

잣나무 잎 추출물을 유효 성분으로 함유하는 혈중 콜레스테롤 강하용 조성물

본 발명은 혈당 그리고 콜레스테롤을 조절하는 데 있어서의 잣나무 잎 추출물의 용도 및 이용 방법에 관한 것이다. 본 발명에 따른 추출물은 췌장 세포에서 인슐린 분비 결핍으로 인한 체중 감소를 억제하며 혈당을 강하할 뿐만 아니라, 혈중 콜레스테롤 수준을 낮추며, 지질 대사를 개선하고 신장 기능 저하를 억제하며, 탁월한 항당뇨 효과를 나타낸다. 따라서 안전한 치료제, 건강식품, 건강 기능 식품 및 식품 원료 물질로 제조될 수 있다.

〈공개번호 : 10-2012-0074269, 출원인 : (주)메테르젠〉

장구채

Silene firma Siebold & Zucc.

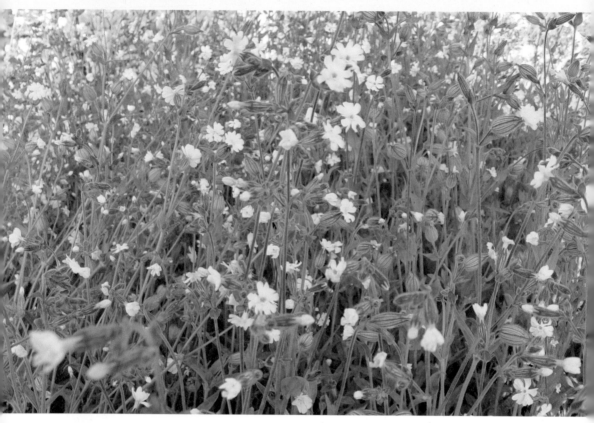

생약명 왕불류행(王不留行)

이명 : 여루채(女婁菜), 불류행(不留行), 금궁화(禁宮花), 맥람자(麥藍子)

과명 : 석죽과(Caryophyllaceae)

개화기 : 7~8월

채취시기 : 여름에서 가을 사이에 전초를 채취하여 이물질을 제거하고 햇볕에 말려서 사용한다.

사용부위 전초

성분 : 종자에 다종의 사포닌, 바카로사이드(vaccaroside), 이소사포나린(isosaponarin) 등이 함유되어 있다.

성질과 맛 : 성질이 평하고, 맛은 슴슴하고 달며, 독은 없다.

🌿 생태적특성

전국 각지에 야생하는 두해살이풀로, 높이는 30~80cm 정도로 자란다. 줄기는 곧게 서고 분지하지 않으며, 녹색 또는 자색을 띠는 녹색에 마디 부분은 흑자색이고 털이 없다. 잎은 마주나고, 길이 3~10cm, 너비 1~3cm에 넓은 피침형 또는 긴 타원형으로 양끝이 좁으며 가장자리에 털이 있고 잎자루가 없다. 7~8월에 흰색의 작은 꽃이 잎겨드랑이와 원줄기 끝에 층층이 취산꽃차례를 이루며 피고, 삭과인 열매는 난형이고 끝이 6개로 갈라지며, 종자는 자갈색에 콩팥 모양이고 겉에 작은 돌기가 있다. 유사종인 애기장구채는 전체에 가는 털이 있으며 잎은 배 모양의 피침형이다.

각 부위 생김새

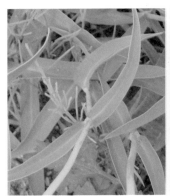
잎 생김새

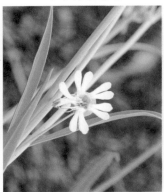
꽃

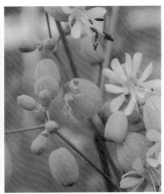
덜 익은 열매

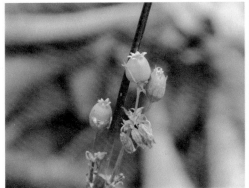
완숙 열매

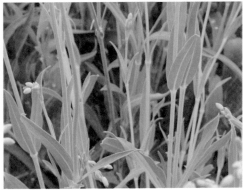
줄기

약효와 효능주치

전초를 말린 것은 생약명이 왕불류행(王不留行)이며, 혈액순환을 원활하게 하고 경락을 잘 통하게 하며, 젖이 잘 나오게 하고 종기를 가라앉히는 효능이 있어, 여성의 경폐(經閉), 월경불순, 유즙불통(乳汁不通), 유옹종통(乳癰腫痛) 등을 치료하는 데 이용한다.

약재사용부위

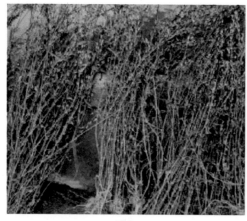
전초

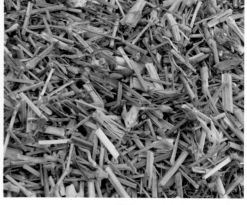
약재

처방 및 용법

전초 말린 것으로 하루에 6~12g를 사용하는데, 잘 말린 전초 10g에 물 1L를 붓고 끓기 시작하면 불을 약하게 줄여서 200~300mL 정도로 달여 아침저녁 2회로 나누어 복용한다. 가루를 내어 복용하기도 한다.

경폐(經閉: 생리가 끊긴 증상)를 다스리고자 할 때는 당귀(當歸), 향부자(香附子), 천궁(川芎), 도인(桃仁), 홍화(紅花) 등을 배합하여 사용하고, 젖이 잘 나오지 않을 때는 천산갑(穿山甲), 맥문동(麥門冬), 구맥(瞿麥), 용골(龍骨) 등을 배합하여 사용한다.

주의사항 : 활혈통경(活血通經)의 효능이 있어서 조산의 우려가 있기 때문에 임신부 또는 혈허(血虛)하면서 어체(瘀滯)가 없는 경우에는 사용을 피한다

🍃 장기에 미치는 작용부위

심장, 비장, 폐 경락에 작용한다.

비슷한 약초

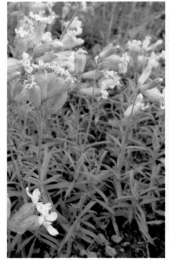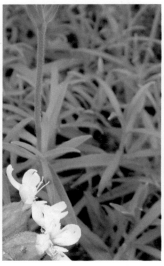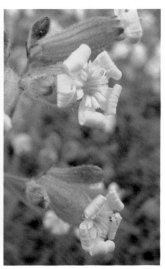

| 오랑캐장구채 지상부 | 오랑캐장구채 잎 생김새 | 오랑캐장구채 꽃 |

기능성물질 효능에 관한 특허자료

장구채 뿌리 추출물을 포함하는 항암제 조성물
본 발명은 장구채 식물 추출물을 유효 성분으로 함유하는 항암제 조성물 및 이를 포함하는 건강 기능성 식품 조성물에 관한 것이다.

〈공개번호 : 10-2012-0000246, 출원인 : 한림대학교 산학협력단〉

주목

Taxus cuspidata Siebold & Zucc.

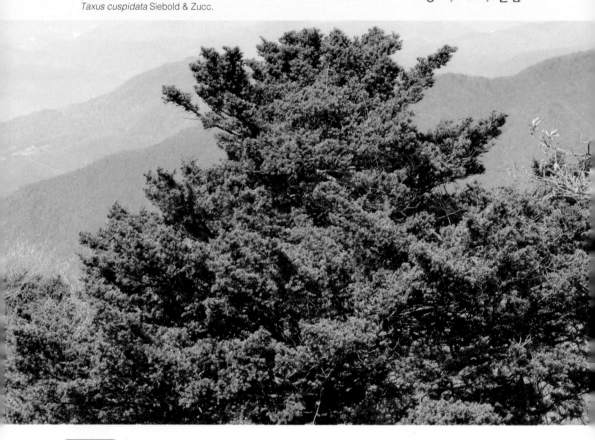

생약명 **자삼(紫杉)**

이명 : 화솔나무, 적목, 경목, 노가리나무, 적백송(赤柏松), 동북홍두삼(東北紅豆杉)
과명 : 주목과(Taxaceae)
개화기 : 5~6월
채취시기 : 가지 · 잎을 연중 수시 채취한다.

사용부위 **열매와 잎**

성분 : 어린가지는 탁신(taxine)을 함유하고 줄기껍질은 항백혈병 작용과 항종양 작용이 있는 탁솔(taxol)을
　　함유하며 자궁암, 난소암에 선택적으로 작용한다. 심재는 탁수신(taxusin)을 함유한다. 잎은 디테르
　　펜(diterpene) 화합물을 함유하며 탁시닌(taxinine), 탁시닌 A, H, K, L, 파나스테론 A(panasterone A),
　　엑디스테론(ecdysterone), 시아도피티신(sciadopitysin)도 함유한다.
성질과 맛 : 성질이 시원하고, 맛은 달고 쓰다. 잎에는 독성이 조금 있다.

생태적특성

전국의 높은 산지에 분포하는 상록침엽교목으로, 높이는 15~20m 정도이다. 가지가 밀생(密生)하여 퍼지며 작은 가지는 서로 어긋나고, 수피는 적갈색으로 얇게 갈라진다. 어린가지는 녹색이나 2년 후 갈색으로 변한다. 잎은 나선상으로 달려 있지만 옆으로 뻗은 가지에서는 깃 모양으로 보이고, 길이 1.5~2cm, 너비 3mm 정도의 선형이며 밑부분이 좁고 잎끝은 뾰족하다. 표면은 짙은 녹색이고 뒷면에 연한 황색 줄이 2줄 있으며 주맥이 양쪽으로 도드라진다. 자웅 이주이며, 5~6월에 갈색 수꽃과 녹색 암꽃이 피고, 9~10월경에 둥근 열매가 붉은색으로 익는다.

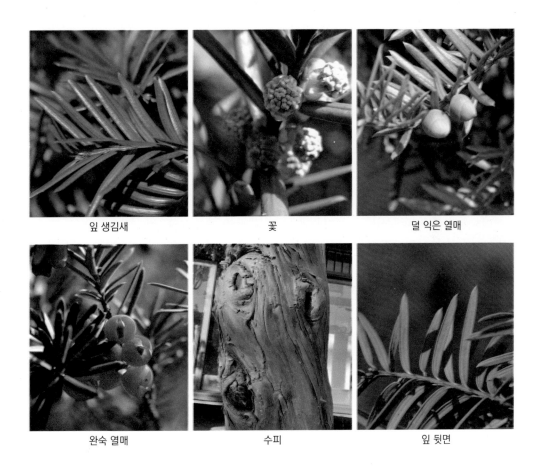

| 잎 생김새 | 꽃 | 덜 익은 열매 |
| 완숙 열매 | 수피 | 잎 뒷면 |

🍃 약효와 효능주치

가지와 잎은 생약명이 자삼(紫杉)이며, 혈당 강하와 항암 작용이 있고 이뇨, 통경의 효능이 있어 당뇨병, 난소암, 자궁암, 백혈병, 신장병 등을 치료한다.

🍃 약재사용부위

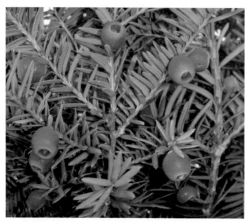
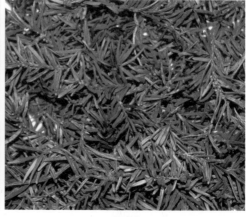

열매   잎약재

🍃 처방 및 용법

가지와 잎 1일량 10~20g을 물 1L에 넣고 반으로 달여 2~3회 매 식후 또는 아침 저녁으로 복용한다. 껍질을 벗긴 작은 가지 1일량 10~20g을 물 1L에 넣고 반으로 달여 2~3회 매 식후 복용한다. 잎 1일량 10~20g을 물 1L에 넣고 반으로 달여 2~3회 매 식후 또는 아침저녁으로 복용한다. 당뇨병을 치료할 때에는 잎 20g을 물 1L에 넣고 달여서 아침저녁으로 2회 복용하는데, 오심, 구토 등의 부작용이 나타나면 사용을 중지하고 부작용이 없으면 30g을 달여 아침저녁으로 복용한다.

🍃 장기에 미치는 작용부위

비장, 방광 경락으로 작용한다.

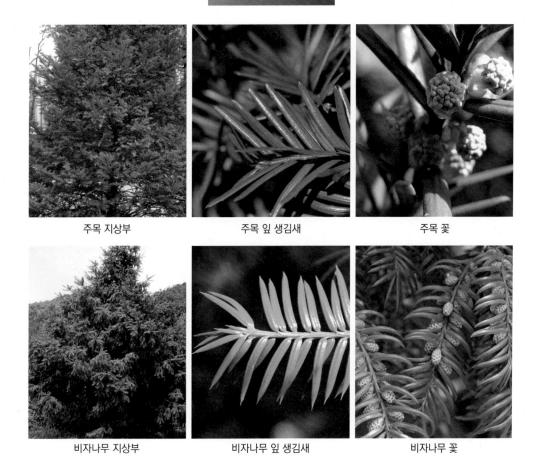

주목 지상부

주목 잎 생김새

주목 꽃

비자나무 지상부

비자나무 잎 생김새

비자나무 꽃

기능성물질 효능에 관한 특허자료

주목의 형성층 또는 전형성층 유래 식물 줄기 세포주를 유효 성분으로 함유하는 항산화, 항염증 또는 항노화용 조성물

본 발명은 주목의 형성층 또는 전형성층 유래 세포주, 그 추출물, 그 파쇄물 및 그 배양액 중 어느 하나 이상을 함유하는 항산화, 항염증 또는 항노화용 조성물에 관한 것이다. 본 발명에 따른 조성물은 기존 항산화제와 항염증제의 부작용을 최소화하며, 세포 내의 대사 작용에 관여하여 세포 내 활성 산소를 감소시키고, 노화와 관련된 신호들을 감소 및 유도시키는 효과가 있으므로, 노화의 방지 및 지연에 유용하다. 아울러, 본 발명에 따른 조성물은 멜라닌 생성을 억제하는 효과가 있어 미백용 화장료 조성물로서도 유용하다.

〈공개번호 : 10-2009-0118877, 출원인 : (주)운화〉

쥐똥나무

Ligustrum obtusifolium Siebold & Zucc.

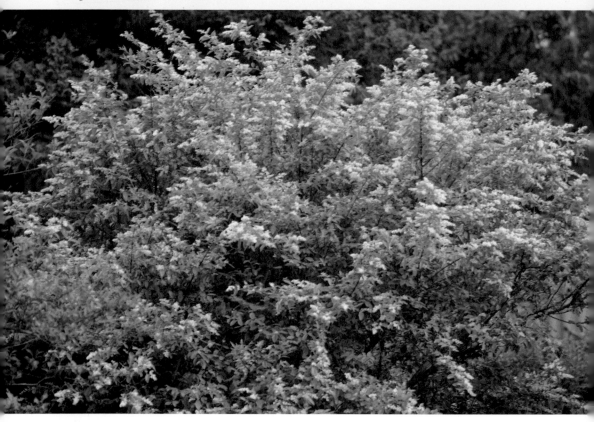

생약명 수랍과(水蠟果)

이명 : 개쥐똥나무, 남정실, 검정알나무, 귀똥나무, 수랍수(水蠟樹), 여정(女貞), 착엽여정(窄葉女貞), 싸리
버들

과명 : 물푸레나무과(Oleaceae)

개화기 : 5~6월

채취시기 : 열매를 10~11월에 채취한다.

사용부위 열매

성분 : 열매에 β-시토스테롤(β-sitosterol), 세로트산(cerotic acid), 팔미트산(palmitic acid)이 함유되어 있다.

성질과 맛 : 성질이 평하고, 독이 없으며, 맛은 달다.

🌸 생태적특성

전국 각지에 분포하는 낙엽활엽관목으로, 높이 2m 내외로 자란다. 가지는 가늘고 잔털이 있으나 2년생 가지는 털이 없으며 많이 갈라진다. 잎은 마주나고, 긴 타원형에 양끝이 뭉뚝하며 뒷면의 맥에 털이 있고 가장자리에는 톱니가 없다. 5~6월에 백색 꽃이 가지 끝에 총상 또는 겹총상꽃차례를 이루며 많이 달리고, 핵과인 열매는 난상 원형이며 10~11월에 검은색으로 익는다.

각 부위 생김새

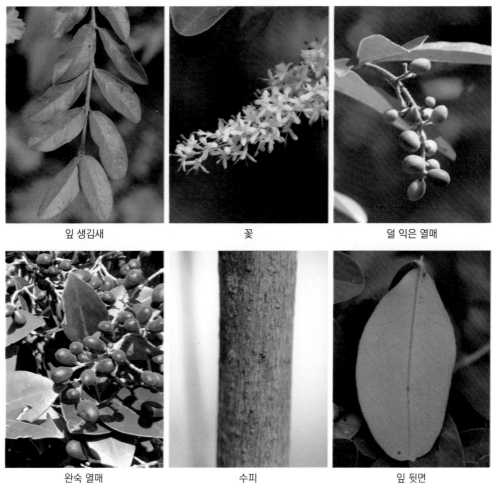

잎 생김새 　　　　　 꽃 　　　　　 덜 익은 열매

완숙 열매 　　　　　 수피 　　　　　 잎 뒷면

🍃 약효와 효능주치

잘 익은 열매를 말린 것은 생약명이 수랍과(水蠟果)이며, 기력을 왕성하게 하고 땀을 멎게 하며 출혈을 멈추게 하는 등의 효능이 있어서 자한(自汗), 육혈(衄血), 신체 허약, 신허(腎虛), 유정(遺精), 토혈, 혈변 등을 치료한다.

🍃 약재사용부위

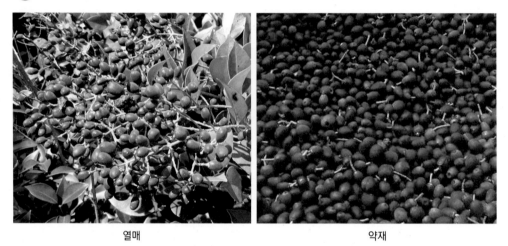

열매   약재

🍃 처방 및 용법

열매 1일량 10~15g을 물 1L에 넣고 반으로 달여 2~3회 매 식후 복용한다.

🍃 장기에 미치는 작용부위

심장, 비장, 신장 경락으로 작용한다.

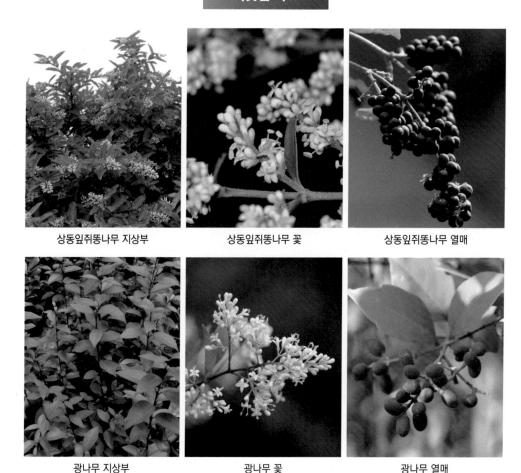

상동잎쥐똥나무 지상부

상동잎쥐똥나무 꽃

상동잎쥐똥나무 열매

광나무 지상부

광나무 꽃

광나무 열매

기능성물질 효능에 관한 특허자료

쥐똥나무속 식물 열매와 홍삼 함유 청국장 분말로 이루어진 항당뇨 활성 조성물

본 발명은 쥐똥나무속(Ligustrum) 식물 열매 분말 또는 추출물과 홍삼 함유 청국장 분말이 0.5 내지 1 : 1로 이루어진 항당뇨 활성 조성물 및 이를 유효 성분으로 함유하는 당뇨병 예방 또는 치료용 약학 조성물 및 기능성 식품 조성물에 관한 것으로, 본 발명에 따른 조성물은 당뇨 유발 동물에서 혈당을 유의적으로 강하시킬 수 있어 당뇨병의 예방 및 치료에 매우 우수한 효과가 있다. 〈공개번호 : 10-2010-0081116, 출원인 : 김순동〉

쥐방울덩굴

Aristolochia contorta Bunge

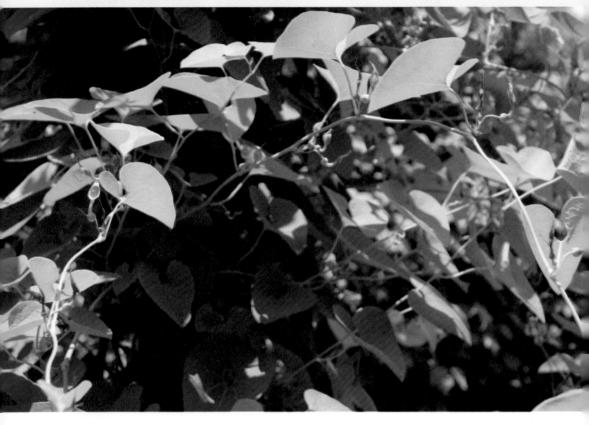

생약명 마두령(馬兜鈴), 천선등(天仙藤), 청목향(靑木香)

이명 : 쥐방울, 마도령, 까치오줌요강, 방울풀

과명 : 쥐방울덩굴과(Aristolochiaceae)

개화기 : 7~8월

채취시기 : 가을(9~10월)에 잘 익은 열매(마두령)가 터지기 전에 채취하고, 뿌리는 가을에 채취하며, 줄기
와 잎(천선등)은 서리가 내리기 전후 잎이 떨어지기 전에 채취하여 햇볕에 말린다.

사용부위 익은 열매, 줄기와 잎, 뿌리

성분 : 종자에 아리스톨로크산(aristolochic acid), 뿌리에 아리스톨론(aristolone), 마그노플로린(magnoflorin)이
함유되어 있다.

성질과 맛 : 성질이 차고 맛은 쓰다.

생태적특성

전국 각지의 산과 들에 분포하는 덩굴성 여러해살이풀로, 숲 가장자리의 반그늘 또는 양지의 물 빠짐이 좋은 곳에서 자란다. 높이는 1.5m 정도이고, 줄기는 가늘고 전체에 털이 없으며 다른 물체를 감아 올라간다. 잎은 어긋나고 길이 4~10cm, 너비 3.5~8cm에 심장형 또는 넓은 난상 심장형으로 흰빛이 도는 녹색이며 가장자리가 밋밋하다. 7~8월에 잎겨드랑이에서 꽃자루가 1개씩 나와 녹자색 꽃이 달리는데, 꽃받침은 통 모양이고 둥글게 부풀어 윗부분이 좁아졌다가 나팔처럼 벌어지고 한쪽이 길게 뾰족해진다. 삭과인 열매는 10월경에 익는데, 길이 3~5cm 정도로 둥글고 6골이 지며 안에는 종자가 많이 들어 있다.

각 부위 생김새

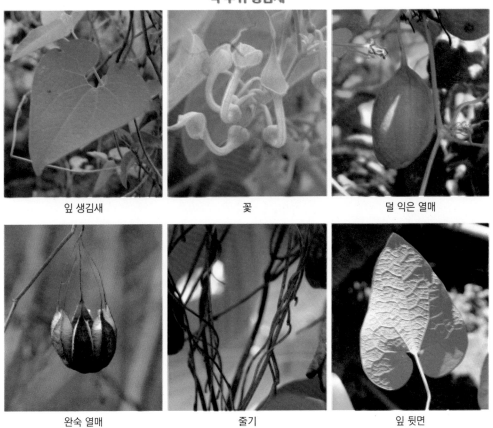

| 잎 생김새 | 꽃 | 덜 익은 열매 |
| 완숙 열매 | 줄기 | 잎 뒷면 |

약효와 효능주치

사용하는 부위에 따라 다음과 같은 효능이 있다. 열매는 생약명이 마두령(馬兜鈴)이며, 폐의 기운을 깨끗하게 하여 그 기운을 온몸으로 잘 내리게 하고, 기침을 멎게 하며 담을 제거하고, 혈압을 내리며 종기를 가라앉히는 등의 효능이 있어서 천식, 해수, 각혈, 목이 쉬어 말을 하지 못하는 증세, 치루, 부종과 통증을 치료한다. 줄기와 잎, 뿌리는 기혈의 운행을 좋게 하며 습사(濕邪)를 다스리고 통증을 멎게 하는 등의 효능이 있어서 위통, 산기통(疝氣痛: 고환과 음낭이 팽팽하게 붓고 아프면서 아랫배가 단단하고 아픈 병증), 임신수종(姙娠水腫: 임신 7~8개월의 임신부에게 나타나는 임신 중독증. 하지에 가벼운 부종이 생기다가 몸 전체가 붓거나 체중이 비정상적으로 증가함), 산후복통, 류머티즘성 동통을 치료한다. 천선등(天仙藤)은 통증을 멎게 하고 기의 순환을 촉진하며 혈액순환을 원활하게 하는 등의 효능이 있어 위통, 풍습성 동통이나 산후복통, 임신부종 등을 치료하는 데 이용한다.

 약재사용부위

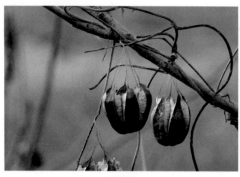

줄기열매

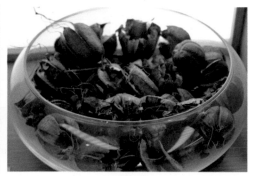

열매약재

처방 및 용법

하루에 열매 3~10g을 사용하는데, 물 1L 정도를 붓고 달여서 2~3회로 나누어 복용한다. 단제보다는 다른 약재와의 혼합하여 사용한다.

장기에 미치는 작용부위

열매는 폐 경락으로, 잎과 줄기는 간, 비장 경락으로 작용한다.

비슷한 약초

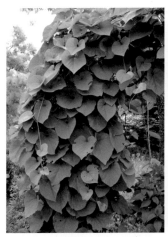

등칡 지상부

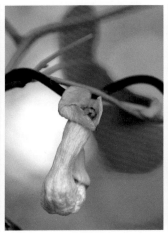

등칡 꽃

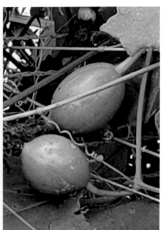

등칡 열매

기능성물질 효능에 관한 특허자료

마두령(쥐방울덩굴 열매) 추출물 등을 함유하는 구강용 조성물

본 발명은 클루코실트랜스퍼레이즈(Glucosyltransferase; GTase)의 활성을 억제함으로써 플라크 형성에 의한 충치 및 치주 질환을 예방하기 위한 구강용 조성물에 관한 것으로, 특히 관동화, 구맥(패랭이꽃 전초), 마두령(쥐방울덩굴 열매) 등을 물, 메탄올, 아세톤 등의 극성 용매로 환류 또는 침적 추출한 식물 추출물을 1종 이상 선택적으로 함유하는 것을 특징으로 하는데, 본 발명에 의한 구강용 조성물은 우수한 플라크의 억제 효과를 나타냄으로써 충치를 예방할 수 있다.

〈공개번호 : 10-1993-0011987, 출원인 : (주)태평양화학〉

지 황

Rehmannia glutinosa (Gaertn.) Libosch. ex Steud.

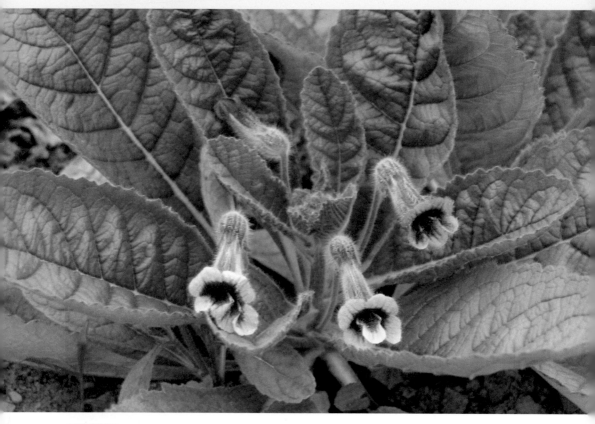

생약명 생지황(生地黃), 건지황(乾地黃), 숙지황(熟地黃)

이명 : 지수(地髓), 숙지(熟地)
과명 : 현삼과(Scrophulariaceae)
개화기 : 6~7월
채취시기 : 가을에 지상부가 고사한 뒤에 덩이뿌리를 채취하는데 겨울에 동해(凍害)가 없는 곳에서는 이듬
　　　해 봄에 일찍 채취하기도 한다.

사용부위 생뿌리, 말린 뿌리, 가공 뿌리

성분 : 뿌리에 카탈폴(catalpol), 아우쿠빈(aucubin), 레오누리드(leonuride), 멜리토시드(melitoside), 세레브
　　　로시드(cerebroside), 렘니오시드 A~C(rhemnnioside A~C), 모노멜리토시드(monomelitoside) 등을 함
　　　유한다.
성질과 맛 : 생지황은 성질이 차고 맛은 달고 쓰며, 숙지황은 성질이 따뜻하고 맛은 달다. 둘 다 독성은
　　　없다.

🌰 생태적특성

전국 각지에 분포하는 여러해살이풀로, 약용으로 많이 재배하고 있다. 높이는 20~30cm 정도이고, 줄기가 곧게 서며 전체에 짧은 털이 있다. 근생엽은 뭉쳐 나고 긴 타원형이며, 잎끝은 둔하고 밑부분이 뾰족하며 가장자리에 물결 모양의 톱니가 있다. 잎의 표면은 주름이 있으며, 뒷면은 맥이 튀어나와 그물처럼 된다. 경엽은 어긋나고 타원형이며 톱니가 있다. 6~7월에 홍자색 꽃이 꽃자루 위에 총 상꽃차례로 달리며, 삭과인 타원형 열매가 익는다. 뿌리는 감색으로 굵고 옆으 로 뻗는다. 뿌리를 약용하는데, 생것은 생지황(生地黃), 건조한 것은 건지황(乾地 黃: 중국에서는 이것을 생지황이라 함), 술에 버무려 시루에 찌고 햇볕에 말리는 작업 을 반복한 것을 숙지황(熟地黃)이라고 한다. 중국에서는 생지황을 선지황(鮮地黃) 이라 하여 약용한다. 우리나라 각지에서 재배하는데, 전북 정읍 옹동면은 전통적 으로 지황의 주산지이며, 최근에는 충남 서천과 서산에서도 많이 재배하고 있다.

각 부위 생김새

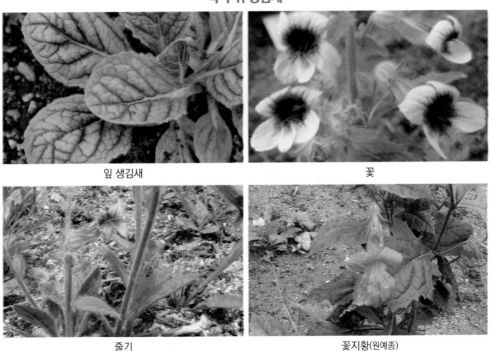

잎 생김새

꽃

줄기

꽃지황(원예종)

약효와 효능주치

생지황은 열을 내리고 혈액의 사기(邪氣)를 제거하며, 양기를 길러주고 진액을 생성하며 심장 기능을 강화하는 등의 효능이 있어서 월경불순, 혈붕(血崩), 토혈, 육혈(衄血: 코피), 소갈, 당뇨병, 관절동통(關節疼痛), 습진 등을 치료한다. 숙지황은 혈을 보하고 몸을 튼튼하게 하며 안태시키는 등의 효능이 있어, 빈혈, 신체 허약, 양위(陽萎), 유정(遺精), 골증(骨蒸), 태동불안(胎動不安), 월경불순, 이농소갈증,(있어, 耳膿) 등을 치료하는 데 유용하다. 건지황은 음기를 길러주고 혈을 보하며 혈액의 사기(邪氣)를 제거하는 등의 효능이 음허발열(陰虛發熱), 소갈, 토혈, 비출혈, 혈붕, 월경불순, 태동불안, 음허변비(陰虛便秘)를 치료한다.

 약재사용부위

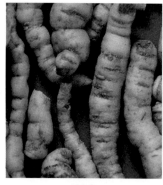

생지황

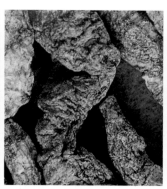
건지황

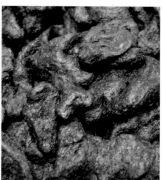
숙지황

 처방 및 용법

숙지황으로 하루에 4~20g을 사용하는데, 각종 약재와 배합하여 물을 붓고 끓여서 복용한다[사물탕(四物湯), 팔물탕(八物湯), 십전대보탕(十全大補湯) 등]. 또는 환을 만들어 복용하기도 한다[육미지황환(六味地黃丸)]. 숙지황을 삶은 물을 팥 앙금에 소량 첨가하여 반죽하면 팥 앙금이 쉽게 상하는 것을 방지할 수 있다.

주의사항 : 숙지황이나 건지황은 성질이 끈끈하고 점액질이기 때문에 비위(脾胃)가 허약한 사람, 기가 울체되어 담이 많은 사람, 복부가 팽만하고 변이 진흙처럼 무른 사람 등은 모두 사용하지 말아야 하며, 무를 함께 사용할 수 없다. 또한 반드시 충분하게 찌고 말리는 과정을 반복하여 사용하여야 복통, 소화불량 등을 방지할 수 있다. 또한 생지황은 수분이 많은 데다가 그 성질이 응체(凝滯)되기 쉬우므로 비 기능이 허하고 습이 많은 경우와 위 기능이 허하고 소화 기능이 떨어지는 경우, 복부가 팽만하고 진흙처럼 무른 변을 누는 사람은 사용을 피한다.

🐚 장기에 미치는 작용부위

심장, 간, 신장 경락으로 작용한다.

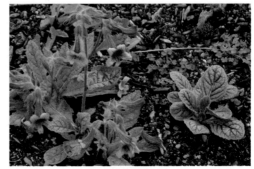

지황 전초

숙지황 제법

① **지황즙(地黃汁)으로 제조하는 방법** : 먼저 깨끗이 씻은 지황을 물에 담가서 가라앉는 지황은 숙지황 원재료로 준비하고, 물의 중간부에 뜨는 지황[인황(人黃)]과 수면 위에 전부 뜨는 지황[천황(天黃)]을 건져내어 함께 짓찧어즙액을 만든다. 건져둔 지황에 짓찧어 준비한 천황과 인황을 버무린 다음 찜통에 넣고 충분히 쪄서 꺼내어 햇볕에 말리고 다시 지황즙 속에 하룻밤 담갔다가 찐 후 햇볕에 말린다. 이렇게 찌고 말리는 과정을 9번 반복하여제조한다.

② **술, 사인(砂仁), 진피(陳皮) 등을 보료로 하여 제조하는 방법** : 술(주로 막걸리를 빚어서 사용)에 지황을 버무려 찌고말리는 과정을 반복하는데, 안팎이 검은색이 되고 질이 촉촉하게 젖으면 햇볕에 말려서 제조한다.

기능성물질 효능에 관한 특허자료

항산화 활성을 갖는 지황 추출물을 유효 성분으로 함유하는 조성물

본 발명은 항산화 활성을 갖는 지황 추출물을 유효 성분으로 함유하는 조성물에 관한 것으로, 본 발명의 지황 추출물은 활성 산소종(ROS) 제거 효과, UV에 의한 세포 보호 효과, 세포 사멸 저해 효과, 티로시나아제 활성 저해 효과를 나타냄을 확인함으로써 피부 노화 방지, 미백 또는 각질 제거용 피부 외용 약학 조성물 및 화장료 조성물로 이용될 수 있다. 〈공개번호 : 10-2009-0072850, 출원인 : 대구한의대학교 산학협력단〉

차즈기(소엽)

Perilla sikokiana Britton

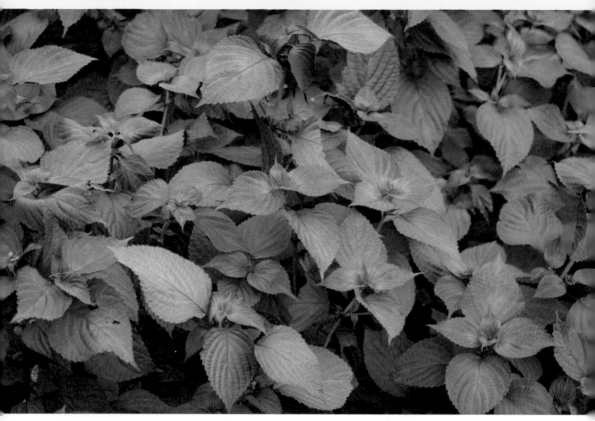

생 약 명 자소엽(紫蘇葉), 자소자(紫蘇子)

이명 : 자소(紫蘇)

과명 : 꿀풀과(Labiatae)

개화기 : 8~9월

채취시기 : 9월 초 잎이 무성하고 꽃차례가 나오기 시작했을 때 채취하여 바람이 잘 통하는 그늘에서 말린다. 열매는 가을에 익었을 때 채취해 햇볕에 말린다.

사용부위 잎, 열매

성분 : 정유(精油)를 함유하고 있으며 주성분이 페릴릴알데히드(perillaldehyde)이고 그 밖에 리모넨(limonene), 피넨(pinene) 등이 들어 있다. 잎에 있는 홍자색의 색소는 시아닌(cyanin) 및 에스테르정이며 그 밖에 페릴라알데히드안티톡신(perilla-aldehydeantitoxin) 등을 함유하고 있다.

성질과 맛 : 성질이 따뜻하고 맛은 맵다.

생태적특성

중국 원산의 한해살이풀로, 전국 각지에 분포하고 인가 부근의 밭에서 재배한다. 높이는 20~80cm이고, 줄기가 곧게 서며 둔하게 네모지고 전체적으로 자줏빛을 띠며 향기가 있다. 잎은 마주나며, 잎자루가 길고 광난형으로 밑부분이 둥글거나 다소 쐐기 모양에 잎끝이 날카롭고 양면에 털이 있으며 가장자리에 톱니가 있다. 8~9월에 연한 자주색 꽃이 잎겨드랑이나 줄기 끝에 총상꽃차례를 이루며 피는데, 짧은 꽃자루에 잔꽃이 다수 달리며 꽃부리는 짧은 통모양이다. 수과인 둥근 열매는 꽃받침 안에 들어 있다.

각 부위 생김새

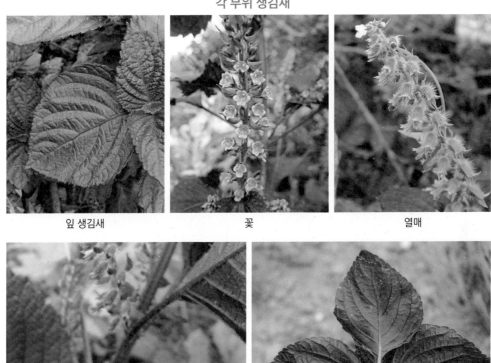

잎 생김새   꽃   열매

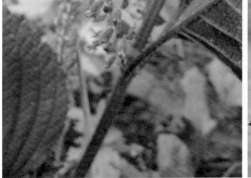

줄기

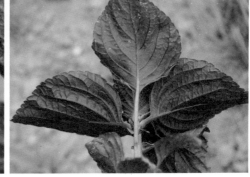

잎 뒷면

🍂 약효와 효능주치

전초(全草)를 말려서 약용하며 생약명은 자소(紫蘇)이다. 열을 내리고 땀이 나게 하며, 가래를 없애주고 위를 튼튼하게 하며, 기의 순환을 촉진하고 독을 풀어주며 안태(安胎)시키는 등의 효능이 있어서 감기, 오한발열, 해수, 오심, 구토, 소화불량, 생선독 중독, 태동불안 등의 치료에 이용한다. 잎은 생약명이 (紫蘇葉)이며, 방향성 건위제(健胃劑)로 우수하고 거담, 진정 작용이 있어 진해제로 쓰인다. 또한 그윽한 향기가 있어 식욕을 돋우거나 음식에 향미를 더하는 데 쓰이기도 한다. 잎을 따서 그늘에 말려 만든 분말은 혈액순환을 원활하게 하는 효능이 있으며 씨는 이뇨제로 아침저녁 공복에 달여서 먹으면 좋다.

🍂 약재사용부위

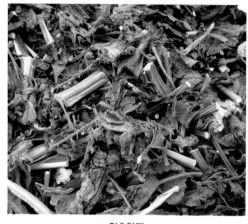

전초약재

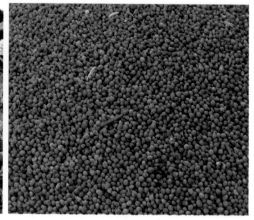

싸앗

🍂 처방 및 용법

잎 1일량 9~15g을 물 1L에 넣고 달여서 2~3회로 나누어 복용한다. 건뇌(健腦)에는 잎을 그늘에 말려 가루로 만들어 매 식사 때마다 밥에 비벼서 먹거나 20g 정도를 물 한 컵에 타서 매 식후에 복용하면 아주 좋다. 씨는 기름을 짜서 방부제로 사용하는데, 씨의 한 성분인 시소알데히드(cisoaldehyde)의 안티옥심(antioxime)은 그 감미(甘味)가 설탕의 2천 배나 되며 열에 분해되고 타액으로도 분해되나 그 자극이 너무 강하여 조미료로는 이용하지 않고 담배의 조미료 등 방부제로만 쓰고 있다. 말린 잎 12~20g을 물 300mL에 넣고 달여서 복용하거나 피부병이 있는 사람은 목욕물로 사용하면 좋다.

🌿 장기에 미치는 작용부위

간, 담낭, 심장, 소장, 비장, 위, 폐, 대장, 신장, 방광 경락으로 작용한다.

비슷한 약초

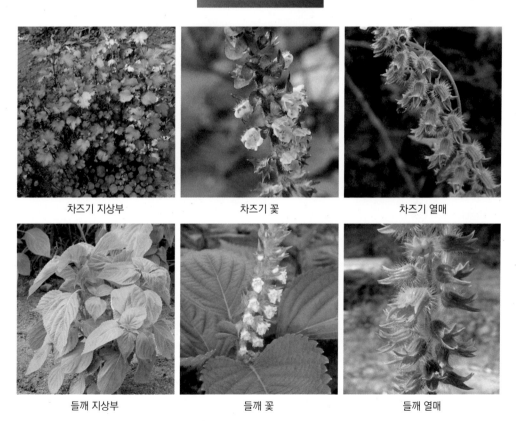

차즈기 지상부

차즈기 꽃

차즈기 열매

들깨 지상부

들깨 꽃

들깨 열매

참느릅나무

Ulmus parvifolia Jacq.

내분비계 질환
항암, 소종, 치통

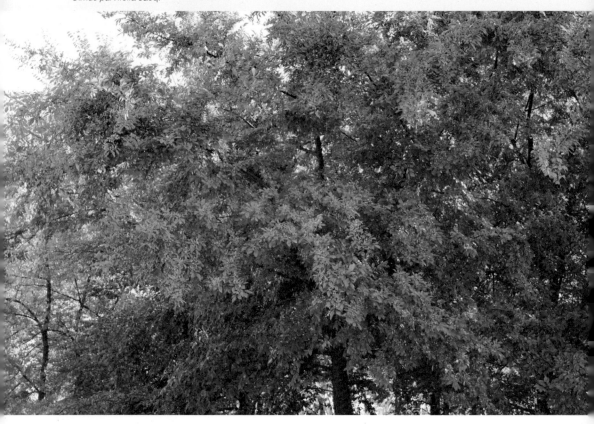

생약명 낭유피(榔楡皮), 낭유경엽(榔楡莖葉)

이명 : 좀참느릅나무, 둥근참느릅나무, 둥근참느릅, 좀참느릅, 소엽유(小葉楡), 세엽랑유(細葉榔楡)

과명 : 느릅나무과(Ulmaceae)

개화기 : 8~9월

채취시기 : 수피 · 근피는 가을, 줄기 · 잎은 여름 · 가을에 채취한다.

사용부위 수피와 근피, 줄기와 잎

성분 : 수피와 근피에는 전분, 점액질, 타닌, 스티그마스테롤(stigmasterol) 등의 피토스테롤(phyto-sterol)이 함유되어 있고 그밖에 셀룰로오스, 헤미셀룰로오스(hemicellulose), 리그닌(lignin), 펙틴(pectin), 유지가 함유되어 있다. 줄기와 잎에는 7-히드록시카달레날(7-hydroxycadalenal), 만소논 C, G(mansonone C, G), 시토스테롤(sitosterol)이 함유되어 있다.

성질과 맛 : 수피 · 근피는 성질이 차고 독이 없으며, 맛은 달다. 줄기 · 잎은 성질이 평하고, 맛은 쓰다.

🌿 생태적특성

경기 이남에 분포하는 낙엽활엽교목으로, 산기슭 및 하천 등지에서 자란다. 높이는 10m 내외로 자라고, 수피는 회갈색으로 두꺼우며 잘게 갈라지고 작은 가지에 털이 있다. 잎은 어긋나고, 길이 3~5cm, 너비 1.5~2.5cm에 도란상 타원형 또는 도란상 피침형으로 두꺼우며, 밑부분은 원형이고 잎끝은 뾰족하며 가장자리에 톱니가 있다. 잎의 윗면은 반들반들하고 윤기가 있으며 뒷면은 어린잎일 때는 잔털이 있으나 자라면서 없어지고 잎자루는 짧다. 8~9월에 황갈색 꽃이 잎겨드랑이에 모여 달리고, 열매는 타원형으로 10~11월에 익는데 날개 같은 것이 붙어 있다.

각 부위 생김새

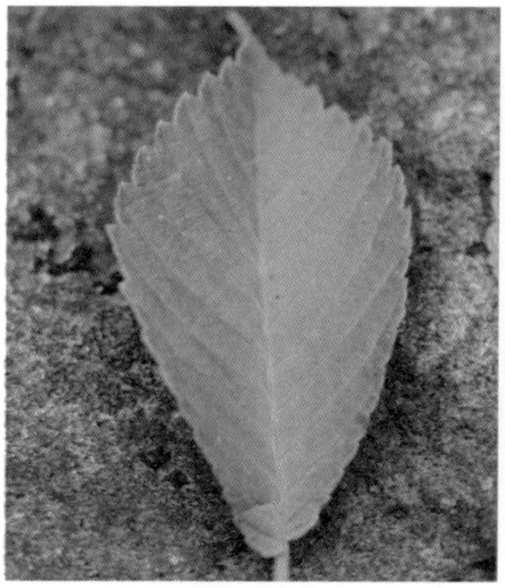

잎 생김새

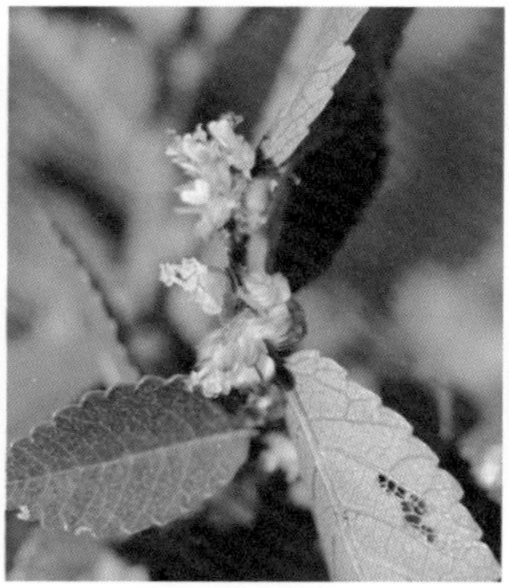

꽃

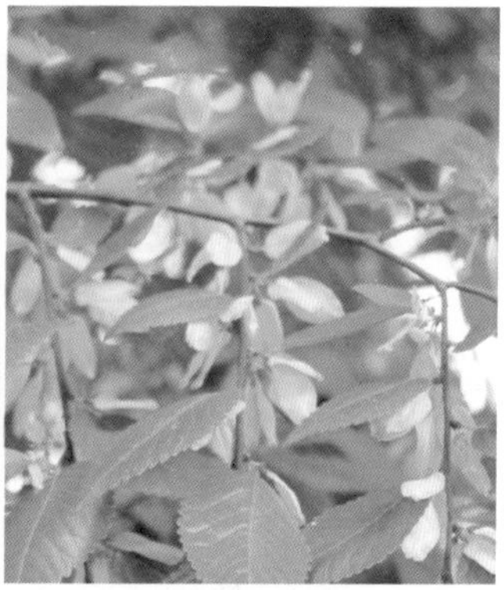

덜 익은 열매

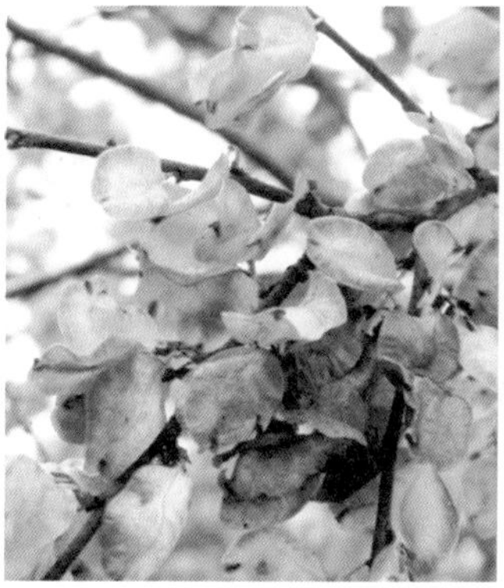

완숙 열매

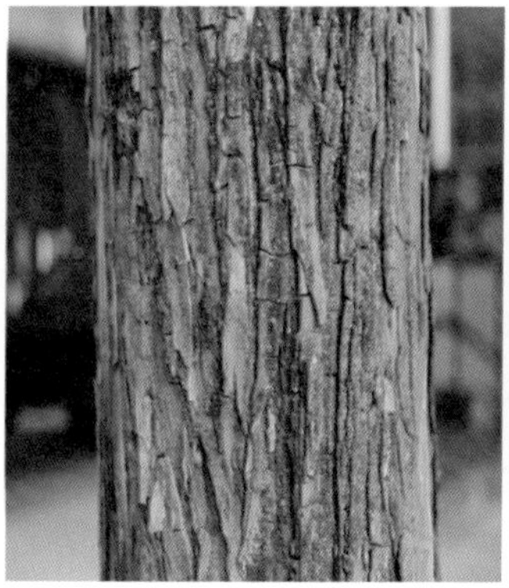

수피

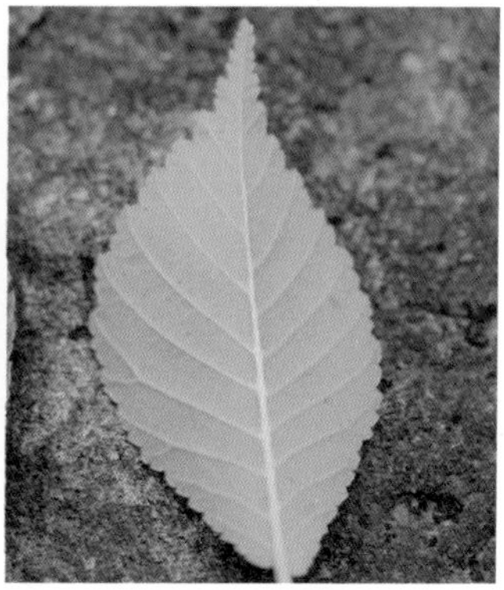

잎 뒷면

약효와 효능주치

수피 또는 근피는 생약명이 낭유피(榔楡皮)이며, 소변을 원활하게 하고 종기를 가라앉히는 등의 효능이 있어서 종기, 설사, 궤양, 젖멍울, 종양, 위암, 습진 등을 치료한다. 줄기와 잎은 생약명이 낭유경엽(榔楡莖葉)이며 요통, 치통, 창종(瘡腫)을 치료한다. 참느릅나무의 수피 추출물은 염증 및 면역 억제의 효과가 있다.

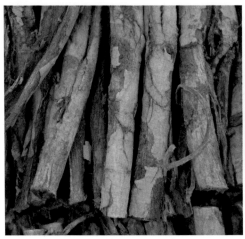 **약재사용부위**

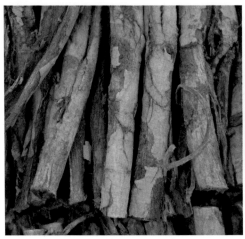

껍질(유근피)

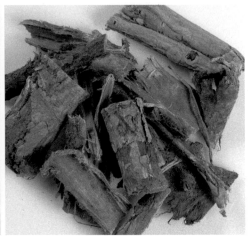

뿌리껍질(근피)

 처방 및 용법

수피 또는 근피 1일량 20~30g을 물 1L에 넣고 반으로 달여 2~3회 매 식후 복용한다. 줄기와 잎 1일량 50~100g을 물 1L에 넣고 반으로 달여 2~3회 매 식후 복용한다. 외용할 때는 줄기와 잎 생것을 적당량 짓찧어 환부에 붙여 창종을 치료하고, 잎 50~60g을 물 1L에 넣고 반으로 달여 수시로 양치질을 하여 치통을 치료한다.

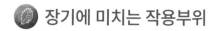 장기에 미치는 작용부위

간, 방광 경락으로 작용한다.

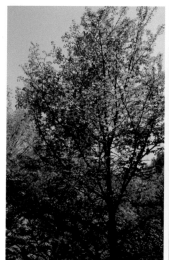

흑느릅나무 지상부

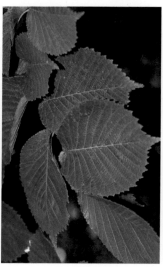

흑느릅나무 잎

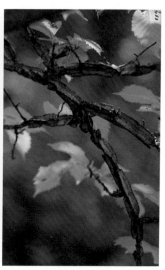

흑느릅나무 줄기

기능성물질 효능에 관한 특허자료

참느릅나무 수피 추출물을 유효 성분으로 함유한 면역 억제제 및 이의 이용 방법

본 발명은 참느릅나무 수피 추출물을 유효 성분으로 함유한 면역 억제제 및 이의 이용 방법에 관한 것으로서, 더욱 상세하게는 참느릅나무의 수피를 환류 냉각 장치를 이용해 유기용제 및 증류수로 추출, 여과하여 얻은 수용성 고분자를 유효 성분으로 함유시킴으로써, 장기 이식 시 발생하는 거부 반응의 제어, 자가 면역 질환의 치료 및 만성 염증의 치료에 효과적인 면역 억제제와 이의 이용 방법에 관한 것이다.

〈공개번호 : 10-1998-0086059, 출원인 : 한솔제지㈜〉

참당귀

Angelica gigas Nakai

내분비계 질환

보혈, 보신

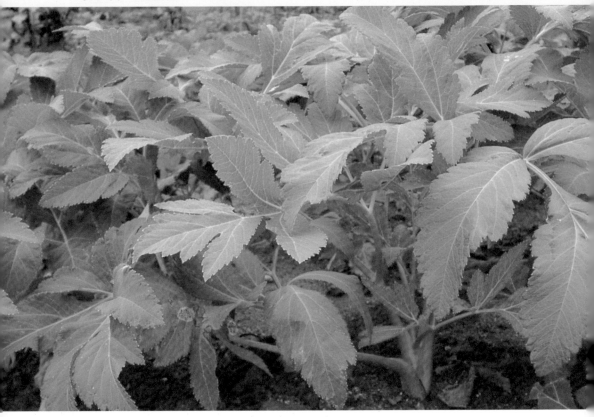

생약명 당귀(當歸)

이명 : 조선당귀, 건귀(乾歸), 문귀(文歸), 대부(大斧), 상마(象馬)

과명 : 산형과(Umbelliferae)　　　　　　　　　개화기 : 8~9월

채취시기 : 가을에서 봄 사이에 뿌리를 채취하여 토사를 제거하고, 1차 건조를 한 다음 절단하여 2차 건조를 하고 저장한다. 사용 목적에 따라서 가공 방법을 달리하는데, 보혈(補血), 조경(調經), 윤장통변(潤腸通便)에는 살짝 볶아서 이용한다. 주자(酒炙: 술을 흡수시켜 프라이팬에 약한 불로 볶음)하여 사용하면 혈액순환을 돕고 어혈을 제거하는 활혈산어(活血散瘀)의 효능이 증강되어 혈어경폐(血瘀經閉: 어혈로 인한 월경의 막힘)와 통경(通經), 산후어체(産後瘀滯), 복통, 타박상 및 풍습비통(風濕痺痛)을 치료한다. 토초(土炒)하여 사용하면 혈허(血虛)로 인한 변당(便糖: 대변이 진흙처럼 무른 증상)을 치료하고, 초탄(炒炭)하면 지혈(止血) 작용이 증가한다. 꽃이 피면 뿌리가 목질화되어 약재로 사용할 수 없으므로 꽃대가 올라오지 않도록 재배하는 것이 중요하다.

사용부위 뿌리

성분 : 뿌리에는 데쿠르신(decursin), 종자에는 데쿠르시놀(decursinol), 이소-임페라틴(iso-imperatin), 데쿠르시딘(decursidin) 등이 함유되어 있다.

성질과 맛 : 성질이 따뜻하며, 맛은 달고 맵고 독은 없다.

🌿 생태적특성

전국 각지에 분포하는 숙근성 여러해살이풀로, 산지의 계곡이나 습기가 있는 토양에서 잘 자라며 농가에서 약용 식물로 재배한다. 줄기는 높이 1~2m 정도로 곧게 자라며, 뿌리는 굵은편이고 강한 향기가 있다. 근생엽과 밑부분의 잎은 엽병이 길며 1~3회 깃꼴겹잎이다. 소엽은 3개로 완전히 갈라지고 다시 2~3개로 갈라지며, 열편은 긴타원형 또는 난형이고 가장자리에 겹톱니가 있다. 8~9월에 짙은 보라색 꽃이 겹산형꽃차례로 피는데, 가지와 줄기 끝에서 발달한 꽃차례가 15~20개로 갈라져 20~40개의 꽃이 달린다. 열매는 9~10월에 익으며 타원형에 넓은 날개가 있다.

각 부위 생김새

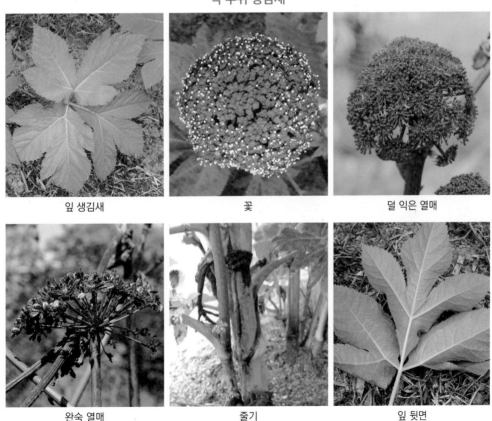

잎 생김새	꽃	덜 익은 열매
완숙 열매	줄기	잎 뒷면

원뿌리는 길이 3~7cm, 지름 2~5cm이고 가지뿌리는 길이 15~20cm이다. 뿌리의 표면은 엷은 황갈색 또는 흑갈색이며 절단면은 평탄하고 형성층에 의하여 목부(木部)와 피부(皮部)의 구별이 뚜렷하고, 목부와 형성층 부근의 피부는 어두운 황색이나 나머지 부분은 유백색이다.

🍃 약효와 효능주치

혈액을 보충하고 조화롭게 하며, 어혈을 풀어주고 월경을 잘 통하게 하며 통증을 멎게 하고, 신경을 안정시키며 장의 기능을 윤활하게 하는 등의 효능이 있어서 월경부조(月經不調)와 경폐복통(經閉腹痛)을 치료한다. 또한 붕루(崩漏), 혈이 부족하여 생긴 두통, 어지럼증, 장이 건조하여 오는 변비, 타박상 등의 치료에도 이용한다. 특히 참당귀에는 일당귀나 당당귀에 들어 있지 않은 데쿠르신(decursin)이라는 물질이 다량 함유되어 있어서 항노화, 항산화 및 항암 작용에 관여하는 것으로 알려져 최근 한국산 참당귀가 각광을 받고 있다. 반면에 일당귀나 당당귀에는 조혈(造血) 작용에 관여하는 비타민 B_{12}가 다량으로 함유되어 있는 것으로 밝혀졌다.

🍃 약재사용부위

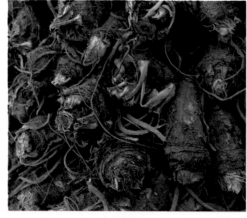

뿌리

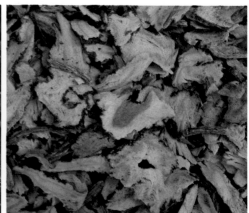

약재

🍃 처방 및 용법

말린 것으로 하루에 4~20g을 사용하는데, 말린 약재 5~15g에 물 700mL 정도를 붓고 끓기 시작하면 불을 약하게 줄여서 200~300mL 정도로 달여 아침저녁 2회로 나누어 복용한다.

다른 약재들과 함께 배합하여 차 재료로 다양하게 이용한다.

또한 약선의 재료로서, 특히 민간요법으로 습관성 변비와 노인, 어린이, 산모 및 허약한 사람의 변비에 많이 이용한다. 외용할 때는 약재 달인 물로 환부를 씻는다.

> **주의사항 :** 성질이 따뜻하므로 열성출혈(熱性出血)의 경우에는 사용을 피하고, 또한 습윤하고 활설(滑泄)한 성질이 있으므로 습사로 인하여 중초가 팽만한 경우나 대변당설(大便溏泄: 대변이 진흙처럼 무른 것)의 경우에는 모두 신중하게 사용하여야 한다.

🍃 장기에 미치는 작용부위

심장, 비장 경락으로 작용한다.

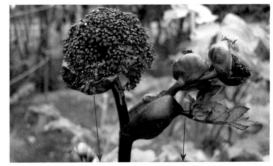

꽃　　　꽃봉우리

기능성물질 효능에 관한 특허자료

당귀 추출물을 포함하는 골수 유래 줄기세포 증식 촉진용 조성물

본 발명은 당귀 추출물을 이용하여 골수 유래 줄기세포의 증식을 촉진시키는 조성물에 관한 것으로, 본 발명의 조성물은 줄기세포의 증식 및 분화를 위해 G-CSF만을 단독 투여했던 방법에 의해 야기되었던 비장종대와 같은 부작용을 해결하여, 당귀 추출물의 병용 투여로 현저히 완화시켰으며, 줄기세포의 증식 및 분화를 보다 촉진시키는 효과가 있다. 〈공개번호 : 10-1373100-0000, 출원인 : 재단법인 통합의료진흥원〉

참마

Dioscorea japonica Thunb.

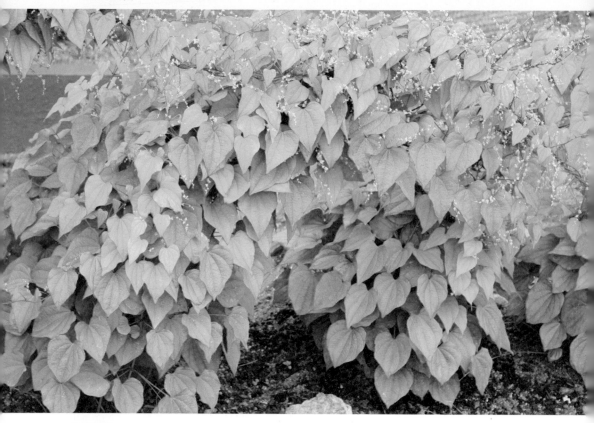

생약명 산약(山藥)

이명 : 서여(薯蕷), 산우(山芋), 산여(山蕷), 옥연(玉延), 서약(薯藥)
과명 : 마과(Dioscoreaceae)   개화기 : 7~8월
채취시기 : 가을(10~11월)에 채취하여 물에 잘 씻어 잔뿌리를 없애고, 겉껍질을 벗겨 햇볕이나 건조실에
        서 말린다. 건조 시에는 변색되지 않도록 온도와 습도 조절에 주의한다.

사용부위 덩이뿌리

성분 : 전분 외에 뮤신(mucin), 알란토인(allantoin), 용혈(적혈구의 세포막이 파괴되어 그 안의 헤모글로빈이 혈
     구 밖으로 나오는 현상) 작용이 매우 적은 사포닌, 아르기닌(arginine), 혈당량을 감소시키는 디오스신
     (dioscin), 바타신(batasin) Ⅰ, Ⅱ, Ⅲ을 함유하고 있다. 특히 점액질에는 소화효소와 단백질의 흡수를
     돕는 뮤신이 들어 있는데 뮤신은 사람의 위 점막에서도 분비되며 이것이 결핍되면 위궤양을 일으
     키는 원인이 된다고 한다.

성질과 맛 : 성질이 평하고 맛은 달다. 독성은 없으나 피부 발진과 가려움증을 유발하는 경우가 있으므로
         민감한 사람은 주의한다.

🌰 생태적특성

전국의 산지에 분포하는 덩굴성여러해살이풀로, 육질의 뿌리에서 줄기가 나와 다른 물체를 감아 올라간다. 잎은 마주나거나 어긋나며, 입자루가 길고 길이 5~10cm, 너비 2~2.5cm에 긴 타원형 또는 좁은 삼각형으로 잎끝이 뾰족하며 털이 없고 잎겨드랑이에서 주아(主芽)가 자란다. 자웅 이주이며, 7~8월경 잎겨드랑이에 1~3개의 수상꽃차례가 달리는데, 수꽃이삭은 곧게 서고 암꽃이삭은 아래로 늘어지며 작고 하얀 꽃이 드문드문 핀다. 열매는 삭과이며 광타원형에 3개의 날개가 있다. 산속에서 발견한 참마를 파보면 굵은 손가락만 한데, 이것은 영양 번식체인 영여자(零餘子)가 떨어져서 자란 것이다.

각 부위 생김새

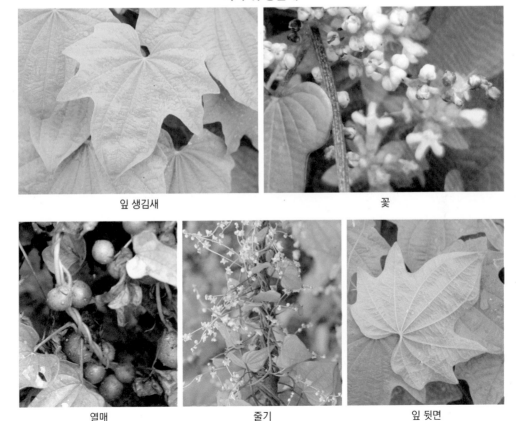

잎 생김새	꽃
열매	줄기
	잎 뒷면

약효와 효능주치

몸을 튼튼하게 하고 정기를 더하며, 비장과 폐의 기운을 보하고 설사를 멎게 하는 등의 효능이 있어 신체 허약, 폐결핵, 정수 고갈, 유정(遺精), 야뇨증. 비허(脾虛)로 인한 설사, 당뇨병, 대하, 소변빈삭(小便頻數) 등의 치료에 이용한다. 어지럼증과 두통의 치료, 진정, 체력 보강, 거담 등 한방에서 알려진 효능만도 10여 가지에 달하여, 산약(山藥)이라는 생약명에 걸맞게 예로부터 널리 약용되어 왔다. 자양 강장에 특별한 효험이 있고 소화불량이나 위장 장애, 당뇨병, 기침, 폐질환 등에도 효과적이다. 특히 신장 기능을 튼튼하게 하는 작용이 강해 원기가 쇠약한 사람이 오래 복용하면 좋다고 한다. 또한 혈관에 콜레스테롤이 쌓이는 것을 예방하여, '마장국(메주에 마즙을 넣어 만든 것)을 먹으면 중풍에 걸리지 않는다'는 말이 있을 정도이다. 이것은 마에 함유된 사포닌이 콜레스테롤 함량을 낮추어 혈압을 내리기 때문인 것으로 추측된다. 뮤신 성분은 위궤양 예방과 치료 및 소화력 증진에 도움을 주며, 장벽을 통과할 때 장벽에 쌓인 노폐물을 흡착하여 배설하는 중요한 역할을 하여 정장 작용이 매우 뛰어난 것으로 알려져 있다.

약재사용부위

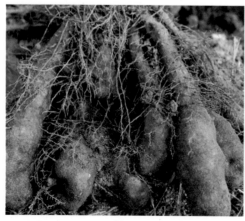

뿌리

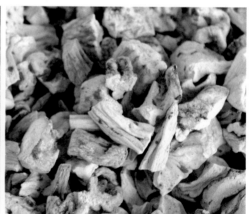

약재

처방 및 용법

한방약에서는 팔미환(八味丸) 등에 섞어 체력이 떨어진 노인에게 처방하였다. 팔미환은 육미지황원(六味地黃元: 숙지황 320g, 산약・산수유 각 160g, 목단피・백복령・택사 각 120g)에 오미자 8g을 더한 신기환(腎氣丸)에, 육계・부자포 각 40g을 넣고 가루로 만들어 꿀에 반죽하여 환으로 만든 것인데 명문양허(命門陽虛)를 치료한다. 가미팔미원을 오랫동안 복용하면 당뇨를 완전히 치료할 수 있다(방약합편). 또한 가래가 제거되지 않을 때에는 뿌리를 부드럽게 찌거나 구워 먹든지 설탕이나 벌꿀을 발라 먹으면 좋다. 날것을 가늘게 썰거나 갈아서 먹기도 하며, 쪄서 말려 가루를 내어 먹기도 한다. 참마에 함유된 효소는 열에 약하므로 생즙으로 먹는 것이 좋다고 하며, 사과나 당근 등을 함께 넣어 갈면 먹기에도 좋고 영양도 좋다. 또한 강판에 갈아 종기에 붙이면 잘 낫는다.

장기에 미치는 작용부위

비장, 폐, 신장 경락으로 작용한다.

비슷한 약초

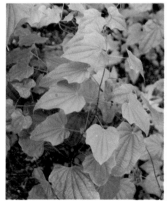

단풍마 지상부

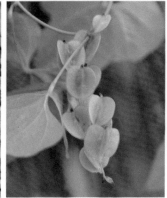

단풍마 열매

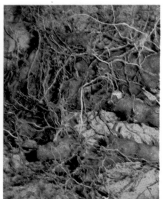

단풍마 뿌리

천 궁

Cnidium officinale Makino

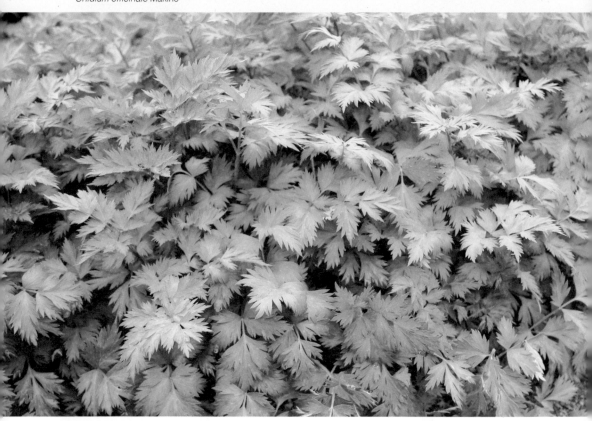

생약명 천궁(川芎)

이명 : 궁궁이, 천궁(川藭), 향과(香果), 호궁(湖芎), 경궁(京芎)

과명 : 산형과(Umbelliferae) 개화기 : 8～9월

채취시기 : 9～10월에 뿌리줄기를 채취하여 잎과 줄기를 제거하고 햇볕에 말린다. 중국 천궁의 경우 평원
에서 재배한 것은 소만(小滿: 5월 20일경) 이후 4～5일이 지난 다음 채취하는 것이 좋고, 산지에
재배한 것은 8～9월에 채취하여 잎과 줄기, 수염뿌리를 제거하고 깨끗이 씻은 다음 햇볕에 말
리거나 건조기에 건조한다. 일반적으로 이물질을 제거하고 세정한 다음 물을 뿌려 윤투(潤透:
누기를 주어 부드럽게 만드는 것)되면 얇게 썰어 햇볕 또는 건조기에 말린다.

사용부위 뿌리줄기

성분 : 뿌리에 크니딜리드(cnidilide), 리구스틸리드(ligustilide), 네오크니딜리드(neocnidilide), 부틸프탈리드
(butylphthalide), 세다놀산(sedanolic acid) 등이 함유되어 있다.

성질과 맛 : 성질이 따뜻하며, 맛은 맵고, 독성은 없다.

🌿 생태적특성

중국 원산의 여러해살이풀로, 울릉도를 비롯한 전국 각지에서 재배하고 있다. 높이는 30~60cm 정도이고, 줄기가 곧게 서며 땅속 뿌리줄기는 부정형의 덩어리로 비대하다. 뿌리의 표면은 황갈색이며 거친 주름이 평행으로 돌기되어 있다. 잎은 어긋나고, 2회 깃꼴겹잎이며 소엽은 난형 또는 피침형으로 가장자리에 톱니가 있다.

근생엽은 잎자루가 길고 경엽은 위로 갈수록 점차 작아지며 밑부분이 원줄기를 감싸고 있다. 8~9월에 흰색 꽃이 줄기 끝이나 가지 끝에 겹산형꽃차례를 이루며 피는데, 꽃잎 5개가 안으로 굽고 수술은 5개, 암술은 1개이다.

열매는 난형이며 성숙하지는 않는다. 천궁의 재배 역사는 400년 이상으로 추측된다. 본래 '궁궁(芎窮)이'라 불렸는데, 특히 중국 쓰촨성[四川省]의 것이 품질이 우수하여 다른 지방의 것과 구분하기 위해 '천궁(川芎)'이라고 부르던 것이 보통 명사화한 것으로 보인다.

우리나라에는 고려 시대부터 기록이 나타나며, 조선 시대의 《향약채취월령》에 '사피초(蛇避草)'로 기록되어 있고, 《동의보감》에는 '궁궁이'라고 기록되어 있으며 《탕액본초》에 처음으로 '천궁'이라고 기록되었다.

중국에서 천궁이 유입되기 전부터 우리나라에 자생하던 궁궁이는 'Angelica polymorpha Maxim.'이며 높이가 60cm 이상으로, 농가에서 재배하는 천궁보다 크게 자란다.

토천궁의 기원에 관해서는 몇 가지의 이론(異論)이 있다. 실제 상당수 농가에서 '토천궁'이라 하며 재배하고 있는 천궁은 'Ligusticum chuanxiong Hort.'이며, 대부분의 농가에서는 'Cnidium officinale Makino.'를 '천궁'으로 재배하고 있다. 또한 중국에서는 중국천궁(Ligusticum chuanxiong Hort.)을 천궁의 기원 식물로 하고 있다.

각 부위 생김새

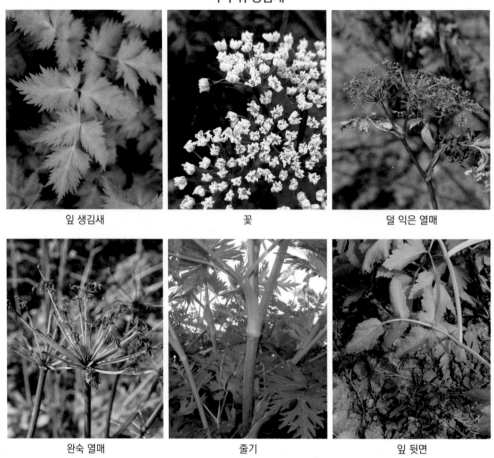

잎 생김새   꽃   덜 익은 열매

완숙 열매   줄기   잎 뒷면

🍃 약효와 효능주치

혈액순환을 원활하게 하고 기의 순환을 촉진하며, 풍사를 제거하고 경련을 진정시키며 통증을 멎게 하는 등의 효능이 있어서 월경부조(月經不調), 경폐통경(經閉通經), 복통, 흉협자통(胸脇刺痛: 가슴이나 옆구리가 찌르는 듯 아픈 증상), 두통, 풍습비통(風濕痺痛) 등을 치료하는 데 이용한다.

🌿 약재사용부위

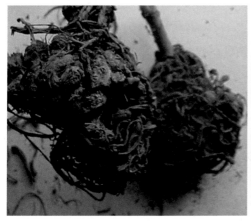

뿌리

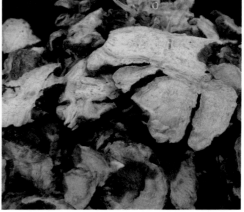

약재

🌿 처방 및 용법

말린 것으로 하루에 4~12g 정도를 사용하는데, 물을 붓고 끓여서 복용하거나 가루 또는 환으로 만들어 복용한다. 보통 다른 약재와 배합하여 차 또는 탕제의 형태로 복용하며, 약선의 재료로 쓰기도 한다. 향이 강하므로 음식 주재료의 향이나 맛에 영향을 미치지 않도록 최소량(기준 용량의 10~20% 정도)으로 사용하도록 주의한다. 민간에서는 두통의 치료를 위하여 쌀뜨물에 담가두었다가 말린 천궁을 부드럽게 가루 내어 4 : 6의 비율로 꿀에 재운 다음 한 번에 3~4g씩 하루 3회 식전에 복용한다.

또 절편한 천궁을 황주와 고루 섞어 약한 불로 황갈색이 되도록 볶아서 햇볕에 말려 사용한다(천궁 100g에 황주 25g). 토천궁은 그대로 사용하면 두통이 올 수 있으므로 두통의 원인 물질인 휘발성 정유 성분을 제거하기 위하여 흐르는 물에 하룻밤 정도 담가두었다가 건져서 말려 사용한다. 농가에서는 울타리 주변에 심어 뱀의 침입을 방지하기도 한다.

주의사항 : 맛이 맵고 성질이 따뜻하기 때문에 승산(昇散: 기를 위로 끌어올리고 발산하는 성질)하는 작용이 있다. 따라서 음허화왕(陰虛火旺: 음기가 허한 상태에서 양기가 성한 상태)으로 인한 두통이나 월경 과다에는 사용을 피하는 것이 좋고, 특히 토천궁의 경우에는 휘발성 정유 물질이 많아서 두통을 유발하는 원인이 될 수 있으므로 흐르는 물에 하룻밤 정도 담가서 충분히 정유 성분을 빼내고 사용해야 한다.

장기에 미치는 작용부위

간, 담낭, 심장 경락으로 작용한다.

비슷한 약초

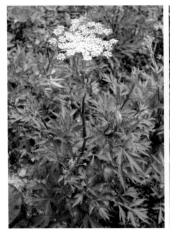

당귀 지상부

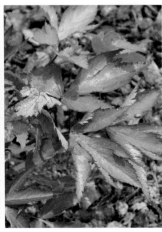

당귀 잎 생김새

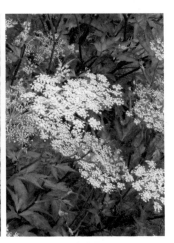

당귀 꽃

기능성물질 효능에 관한 특허자료

천궁 추출물을 함유하는 신경 변성 질환 예방 또는 치료용 약학 조성물

본 발명은 신경 교세포에 의해 야기되는 신경 염증에 있어서 천궁 추출물이, 활성화된 신경 소교세포의 전염증 매개 인자를 억제함으로써 신경 염증 억제에 효능을 가질 수 있도록 하는 신경 변성 질환 예방 또는 치료용 약학 조성물 및 건강 기능 식품과, 그러한 천궁 추출물을 추출하는 추출 방법에 관한 것이다.

〈공개번호 : 10-2014-0148168, 출원인 : 건국대학교 산학협력단〉

천 남 성

Arisaema amurense f. serratum (Nakai) Kitag.

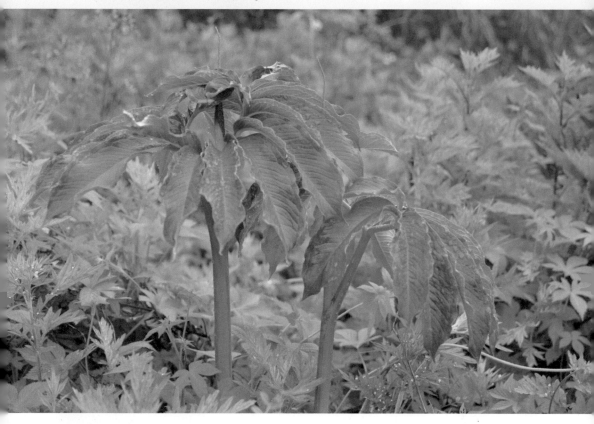

생 약 명　천남성(天南星)

이명 : 가새천남성, 남성, 치엽동북천남성, 천남생이, 청사두초, 남생이, 남셍이

과명 : 천남성과(Araceae)

개화기 : 5~7월

채취시기 : 가을과 겨울에 덩이줄기를 채취하여 잔가지와 수염뿌리 및 겉껍질을 제거하고 햇볕 또는 건조
기에 말린다.

사용부위　덩이줄기

성분 : 괴경에 안식향산, 녹말이 함유되어 있고, 그 외에 아미노산, 트리테르페노이드(triterpenoid), 사포닌
등이 함유되어 있다.

성질과 맛 : 성질이 따뜻하고, 맛은 쓰고 매우며 강한 독성이 있다.

🌿 생태적특성

전국 각지에 분포하는 여러해살이풀로, 산지의 습하고 그늘진 곳에서 잘 자란다. 높이는 15~30cm 정도이며, 줄기는 곧게 서고 겉은 녹색에 때로 자색 반점이 있다. 잎은 난상 피침형 또는 긴 타원형이며, 작은 잎은 양끝이 뾰족하고 가장자리에 톱니가 있다. 꽃은 5~7월에 육수꽃차례로 피는데, 깔때기 모양의 불염포는 판통의 길이가 8cm 정도이고 녹색 바탕에 흰 선이 있으며, 윗부분이 모자처럼 앞으로 꼬부라지고 끝이 뾰족하다. 열매는 장과이며 옥수수 알처럼 달려 있고 10~11월에 붉은색으로 익는다. 괴경(塊莖)은 지름 2~4cm에 편구형이고 윗부분에서 수염뿌리가 사방으로 퍼진다. 표면은 유백색 또는 담갈색에 질은 단단하고 잘 부서지지 않으며, 단면은 평탄하지 않고 흰색에 분성(粉性)이다. 괴경은 약용하지만 독성이 있으므로 주의를 요한다.

각 부위 생김새

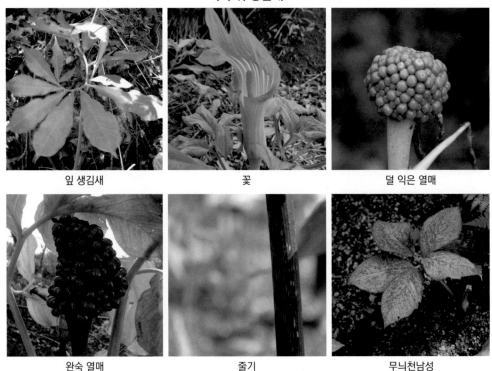

잎 생김새 　　　　　　 꽃 　　　　　　 덜 익은 열매

완숙 열매 　　　　　　 줄기 　　　　　　 무늬천남성

🏵️ 약효와 효능주치

습사를 말리고 담을 없애며, 풍사를 제거하고 경련을 멈추게 하며, 뭉친 것을 풀어주고 종기를 가라앉히는 등의 효능이 있어서, 담을 무르게 하고 해수를 치료하며, 풍담현훈(風痰眩暈: 풍담과 어지럼증), 중풍담옹(中風痰壅), 구안와사, 반신불수, 전간(癲癎: 간질), 경풍(驚風), 파상풍, 뱀이나 벌레 물린 상처 등의 치료에 이용한다.

🏵️ 약재사용부위

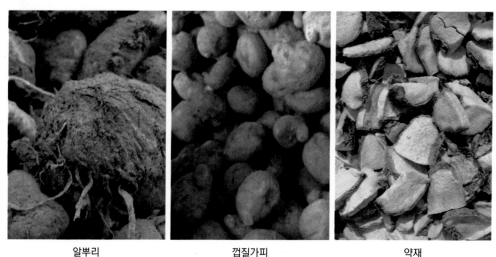

| 알뿌리 | 껍질가피 | 약재 |

🏵️ 처방 및 용법

말린 것으로 하루에 3~5g을 사용하는데, 물을 붓고 끓여서 복용하거나, 가루 또는 환으로 만들어 복용하는데 독성이 강하기 때문에 가공에 주의해야 한다.

주의사항 : 건조한 성미가 매우 강한 약재로서 음기를 상하게 하고 진액을 말리는 부작용을 가져올 수 있으므로 음기가 허하고 건조한 담이 있는 경우, 열이 매우 높은 경우, 혈이 허하며 풍사(風邪)가 동하는 경우, 임산부의 경우에는 사용을 금 한다.

장기에 미치는 작용부위

간, 심장, 비장, 폐 경락으로 작용한다.

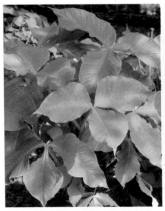
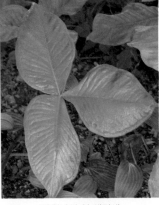
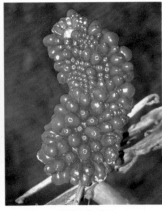

큰천남성 지상부　　　　　　큰천남성 잎 생김새　　　　　　큰천남성 열매

천남성 건조 방법

① **생천남성(生天南星)** : 이물질을 제거하고 물로 씻은 다음 건조한다.

② **제천남성(製天南星)** : 정선한 천남성을 냉수에 담가 매일 2~3회씩 물을 갈아주다가 흰 거품이 나오면 백반수[천남성(天南星) 100g에 백반(白礬) 2g]에 하루 정도 담갔다가 다시 물을 갈아준다. 쪼개어 혀끝으로 맛을 보아 아린 맛이 없으면 꺼내어 둔다. 생강편(生薑片)과 백반을 용기에 넣고 적당량의 물로 끓인 후 여기에 천남성을 넣고 내부에 백심(白心)이 없어질 때까지 끓인 다음 꺼내어 생강편을 제거하고 어느 정도 말려서 얇게 썰어 건조한다.

기능성물질 효능에 관한 특허자료

천남성 추출물을 함유하는 탈모 방지 및 발모 촉진용 조성물

본 발명은 천남성 추출물을 함유하는 탈모 방지 및 발모 촉진용 조성물에 관한 것으로서, 본 발명에 따른 천남성 추출물 및 분획물은 모낭을 성장기 중기 또는 후기로 분화시키며, TGF-β 및 프로락틴을 억제하고, IGF 및 태반성 락토겐을 증가시키며, VEGF, c-kit, PKC-α 및 FGF의 발현을 증가시켜서 탈모를 방지하고 발모를 촉진시키는 효과가 있다.

〈공개번호 : 10-2010-0009725, 출원인 : 우석대학교 산학협력단〉

천마

Gastrodia elata Blume

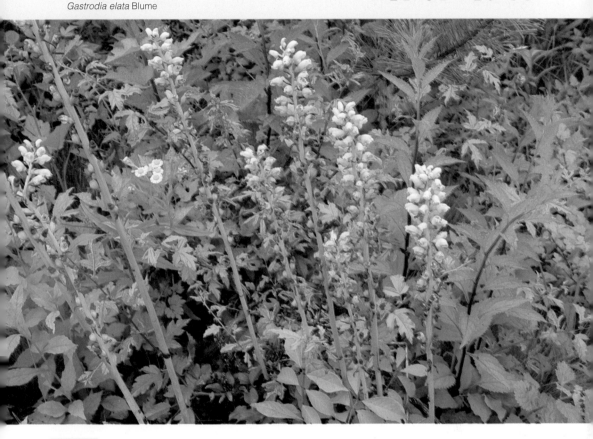

생약명 천마(天麻)

이명 : 수자해좃, 적마, 신초, 귀독우(鬼督郵), 명천마(明天麻)

과명 : 난초과(Orchidaceae)　　　　　　　　**개화기** : 6~7월

채취시기 : 가을에서 이듬해 봄 사이에 뿌리줄기를 채취하여 햇볕에 말린다. 그냥 복용하면 고유의 오줌 지린내가 많이 나서 복용에 어려움이 있다. 이때는 이물질을 제거하고 윤투(潤透)시킨 다음 가늘게 썰어서 밀기울과 함께 볶아 가공하면 냄새를 제거할 수 있다.

사용부위 뿌리줄기

성분 : 뿌리줄기의 주성분은 가스트로딘(gastrodin)이다. 그 외에도 바닐린(vanillin), 바닐릴알코올(vanillylalcohol), 4-에토이메틸페놀(4-ethoymethyl phenol), p-히드록시벤질알코올(p-hydroxy benzyl alcohol), 3,4-디히드록시벤즈알데하이드(3,4-dihydroxybenzaldehyde) 등을 함유한다.

성질과 맛 : 성질이 평하고, 맛은 달며, 독은 없다.

생태적특성

중부 이북에 분포하는 여러해살이풀로, 부식질이 많은 숲속에서 식물의 뿌리에 기생한다. 전국 각지에서 재배 가능한데, 남부 지방에서는 고지대에서 재배하고 있다. 높이는 60~100cm 정도로 자라고, 줄기는 곧게 서며 털이 없고 황갈색이다. 줄기에는 잎이 듬성듬성 나 있지만 퇴화되어 없어지고, 잎집 같은 잎은 막질이며 원줄기를 둘러싸고 있다.

6~7월에 황갈색 꽃이 줄기 끝에 피는데, 많은 꽃이 곧게 선이삭 모양의 총상꽃차례를 이루며 층층이 달린다. 열매는 9~10월경에 익는데, 도란형에 삭과이며 겉에 화피가 남아 있다.

땅속 괴경(塊莖)은 비대하고 가로로 뻗으며, 길이 10~18cm, 지름 3.5cm 정도에 타원형이고 옆으로 뚜렷하지 않은 테가 있다. 표면은 황백색 또는 담황갈색이며 정단(頂端)에는 홍갈색 또는 심갈색의 앵무새 부리 모양 잔기가 남아 있다. 질은 단단하여 절단하기 어렵고, 단면은 비교적 평탄하며 황백색 또는 담갈색의 각질(角質) 모양이다.

이 덩이줄기가 더벅머리 총각의 성기를 닮았다고 하여 수자해좃이라는 이름이 붙여졌다.

각 부위 생김새

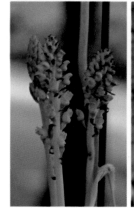 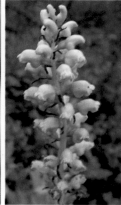 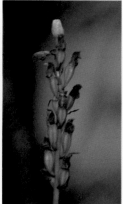 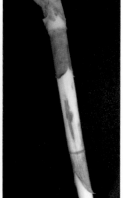

| 꽃봉우리 | 꽃 | 열매 | 줄기 |

🦪 약효와 효능주치

간의 기운을 다스리고 풍사를 없애며, 경기를 멈추게 하고 경락을 통하게 하는 등의 효능이 있어서 두통과 어지럼증을 치료하며, 팔다리가 마비되는 증상, 어린이의 경풍, 언어 장애, 고혈압, 유행성 뇌척수막염, 간질, 파상풍 등의 치료에 이용한다.

🦪 약재사용부위

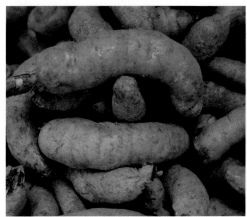
생뿌리

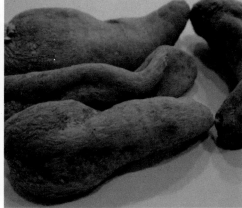
약재

🦪 처방 및 용법

하루에 건조한 약재 6~12g을 사용하는데, 물에 끓여 복용하거나 환 또는 가루로 만들어 복용한다. 소주를 부어 침출주로 복용하기도 하는데, 밀기울로 잘 포제하여 말린 천마 50~100g에 소주(30%) 3.6L 정도를 넣고 밀봉하여 1달 이상 두었다가 식후에 소주잔으로 1잔씩 복용하면 편두통에 매우 효과적이다. 민간요법으로 편두통 치료를 위하여 마른 천마를 가루로 만들어 5~10g씩 1일 2~3회 식후 복용한다. 또한 소화불량에는 말린 천마 1,200g과 산약(山藥: 마) 600g을 섞어서 가루 내어 복용한다. 또 현기증과 두통, 감기의 열을 치료하는 방법으로 하루에 천마 3~5g에 말린 천궁을 첨가하여 복용하면 매우 효과가 좋다.

> **주의사항** : 기혈이 심하게 허약한 경우에는 신중하게 사용하여야 한다.

🌿 장기에 미치는 작용부위

간 경락으로 작용한다.

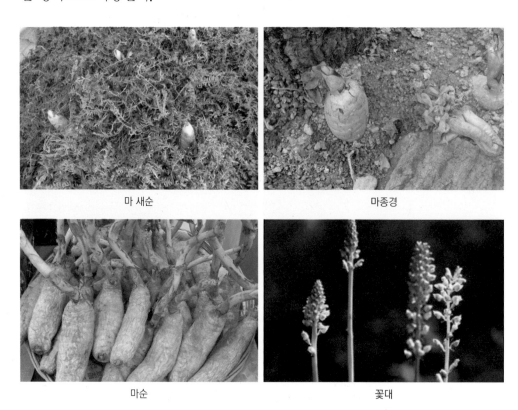

마 새순

마종경

마순

꽃대

기능성물질 효능에 관한 특허자료

천마 추출물을 함유하는 위염 또는 위궤양의 예방 또는 치료용 조성물

본 발명에 따른 천마 추출물은 침수성 스트레스 유발로 인한 위 점막 세포의 손상을 보호하고, 염증 유발 인자인 산화 질소의 합성을 억제하여 위염 또는 위궤양 억제 효과를 나타내므로 위염 또는 위궤양의 예방 또는 치료에 유용하다. 〈공개번호 : 10-2009-0046425, 출원인 : 경북대학교 산학협력단〉

천문동

Asparagus cochinchinensis (Lour.) Merr.

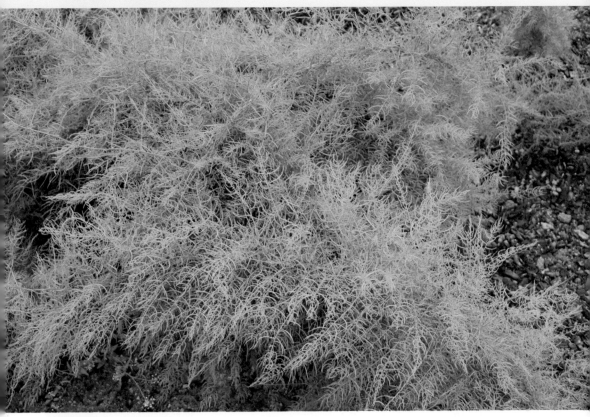

생약명 천문동(天門冬)

이명 : 천동(天冬), 천문동(天文冬)

과명 : 백합과(Liliaceae)

개화기 : 5~6월

채취시기 : 가을에서 겨울 사이에 덩이뿌리를 채취하여 끓는 물에 데쳐서 껍질을 벗기고 햇볕에 말린다.
이물질을 제거하고 물로 깨끗이 씻어 속심을 제거[去心]하고 절단하여 말린다. 거심하지 않고
그대로 절단하여 사용하기도 한다.

사용부위 덩이뿌리

성분 : 덩이뿌리에 아스파라긴 Ⅳ, Ⅴ, Ⅵ, Ⅶ, 5-메톡시메틸푸르푸랄(5-methoxymethylfurfural), β-시토스테롤
(β-sitosterol) 등을 함유한다.

성질과 맛 : 성질이 차고, 맛은 달고 쓰며, 독은 없다.

생태적특성

중부 이남의 서해안 바닷가에 주로 자생하는 덩굴성 여러해살이풀로, 원줄기는 1~2m까지 자라고 근경은 짧으며 많은 방추형 뿌리가 사방으로 퍼져 있다. 잎처럼 생긴 잔가지는 1개 또는 3개씩 모여나며 선형(線形)에 끝이 뾰족하여 가시 같고 활처럼 약간 굽는다. 5~6월에 담황색 꽃이 잎겨드랑이에 1~3개씩 달리고, 열매는 장과로 구형에 백색이며 속에 검은색 종자가 1개 들어 있다. 약재인 덩이뿌리는 길이 5~15cm, 지름 0.5~2cm에 긴 방추형으로 조금 구부러져 있다. 덩이뿌리의 표면은 황백색 또는 엷은 황갈색이며 반투명하고 고르지 않은 가로주름이 있고 더러는 회갈색의 외피(外皮)가 남아 있는 것도 있다. 질은 단단하거나 유윤(柔潤)하기도 하며 점성(粘性)이 있다. 단면은 각질 모양이며 중심부는 황백색이다.

각 부위 생김새

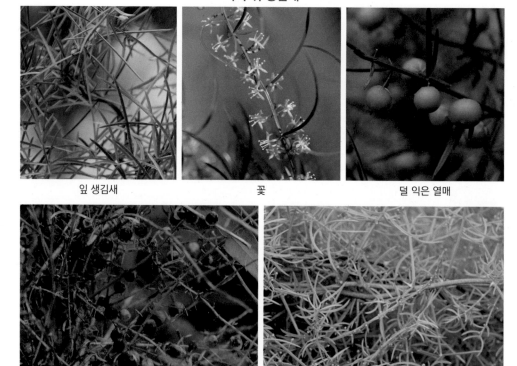

잎 생김새　　　　　　　　꽃　　　　　　　　덜 익은 열매

완숙 열매　　　　　　　　　　　　줄기

약효와 효능주치

몸 안의 음기를 길러주고 진액을 생성하여 윤활하게 하며, 폐의 기운을 깨끗하게 하고 위로 치미는 화를 가라앉히는 등의 효능이 있어서 음허발열(陰虛發熱: 음기가 허하여 열이 발생하는 증상, 음허화왕과 같음), 해수토혈(咳嗽吐血: 기침을 하면서 피를 토하는 증상)을 치료하고, 그 밖에도 폐위(肺萎), 폐옹(肺癰), 인후종통(咽喉腫痛), 소갈, 변비 등을 치료하는 데 유용하다.

 약재사용부위

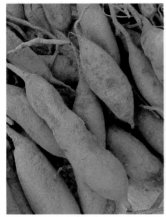
알뿌리

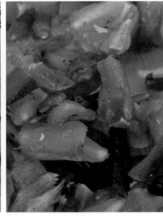
약재

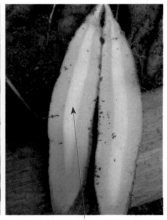
거심제거

 처방 및 용법

말린 것으로 하루에 5~15g을 사용하는데, 흔히 민간요법으로 당뇨병 치료를 위하여 물에 달여서 장기간 복용하면 허로증(虛勞症)을 다스리는 데 좋고, 술에 담가서 공복에 1잔씩 먹으면 좋다. 또한 해수와 각혈을 치료하고 폐의 양기를 도우므로 달여서 먹거나 가루 내어 먹거나 술에 담가서 먹는다. 또 설탕에 당침(설탕과 약재를 1:1로 취하여 유리병이나 토기에 한 켜씩 번갈아 다져 넣고 밀봉하여 100일 이상을 우려내는 것)하여 먹으면 담을 제거하는 데 도움이 된다. 특히 마른기침을 하면서 가래가 없거나 적은 양의 끈끈한 가래가 나오고 심하면 피가 섞이는 증상에는 뽕잎(상엽), 사삼, 행인 등과 같이 사용하면 좋다.

> **주의사항** : 달고 쓰며 찬 성미가 있기 때문에 허한(虛寒)으로 설사를 하는 경우와 풍사(風邪)나 한사(寒邪)로 인하여 해수를 하는 경우에는 사용을 피한다.

장기에 미치는 작용부위

폐, 신장 경락으로 작용한다.

비슷한 약초

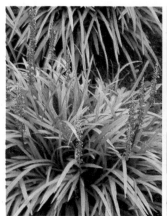
맥문동 지상부

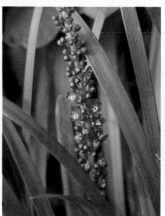
맥문동 꽃

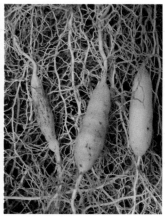
맥문동 알뿌리

기능성물질 효능에 관한 특허자료

천문동 추출물을 유효 성분으로 포함하는 발암 예방 및 치료용 항암 조성물

본 발명은 천문동 추출물을 유효 성분으로 포함하는 발암 예방 및 치료용 항암 조성물에 관한 것으로, 구체적으로 물, 알코올 또는 이들의 혼합물로 추출된 천문동 추출물을 추가로 n-헥산, 메틸렌클로라이드, 에틸아세테이트, n-부탄올 및 물의 순으로 계통 분획하여 에틸아세테이트 또는 n-부탄올로 분획되는 에틸아세테이트 또는 n-부탄올 분획물을 유효 성분으로 포함하고, 세포 괴사에 의해 암세포에 대해 세포 독성을 나타내는 예방 또는 치료용 약학적 조성물에 관한 것이다.

〈공개번호 : 10-2011-0057972, 출원인 : 한국한의학연구원〉

층층둥글레

Polygonatum stenophyllum Maxim.

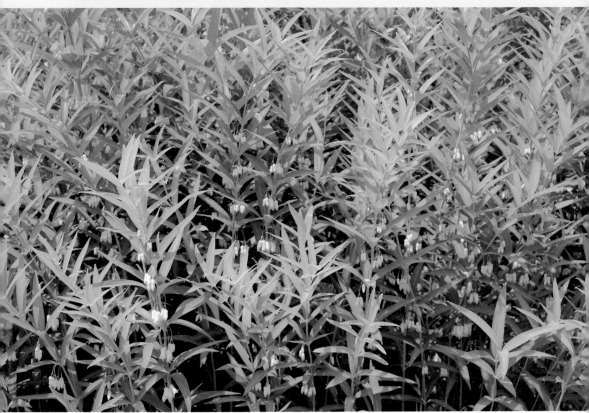

생약명 황정(黃精)

이명 : 수레둥굴레, 옥죽황정(玉竹黃精), 녹죽(鹿竹), 야생강(野生薑), 산생강(山生薑)

과명 : 백합과(Liliaceae)

개화기 : 6월

채취시기 : 가을에 뿌리줄기를 채취하여 이물질을 제거하고 물에 씻은 후 시루에 쪄서 햇볕 또는 화력으로 말린다. 주증(酒蒸: 술을 흡수시켜 증숙)하여 사용한다.

사용부위 뿌리줄기

성분 : 뿌리줄기에 점액질 성분이 있으며 콘발라린(convallarin), 콘발라마린(convallamarin), 스테로이드사포닌(steroid saponin) POD-Ⅱ, β-시토스테롤(β-sitosterol) 등을 함유하고 있다.

성질과 맛 : 성질이 평하고, 맛은 달다. 독성은 없다.

생태적특성

충북 단양을 남방 한계로 자라는 여러해살이풀로, 주로 중부 지방에서 재배되고 있다. 높이는 30~90cm이며, 잎은 3~5개가 돌려나고 길이 5~11cm, 너비 5~10mm에 좁은 피침형 또는 선형으로 양끝이 좁고 밑부분이 점점 좁아져서 원줄기에 달린다. 6월경에 연한 황색 꽃이 잎겨드랑이에서 피는데, 짧은 꽃자루에 2개의 꽃이 아래를 향해 바퀴 모양으로 달리며 소포는 각각 2개씩이다. 열매는 장과(漿果)이며 둥글고 검은색으로 익는다. 굵은 근경(根莖)이 옆으로 뻗으면서 번식하는데, 길이 6~20cm, 너비 1~3cm에 원주형 또는 괴상(塊狀)이다.

표면은 황백색 또는 황갈색이며 가로로 마디가 있고 반투명하다. 한쪽에는 줄기가 붙었던 자국이 둥글고 오목하게 패어 있고 뿌리가 붙었던 자국은 돌출되어 있다. 재배한 둥굴레의 뿌리줄기인 옥죽[玉竹=위유(萎蕤)]은 이 자국이 없기 때문에 쉽게 구분할 수 있다. 그 밖에도 옥죽은 지름이 1cm 내외로 가늘고 길어 황정과 쉽게 구분된다. 층층둥굴레와 층층갈고리둥굴레(Polygonatum sibiricum F. Delaroche), 진황정(Polygonatum falcatum A. Gray), 전황정(P. kingianum Coll. et Hemsley), 다화황정(P. cyrtonema)의 뿌리를 모두 황정(黃精)이라는 동일한 생약명으로 부르며 약용한다.

각 부위 생김새

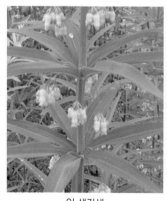
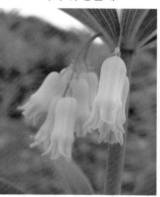
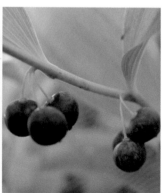

잎 생김새   꽃   열매

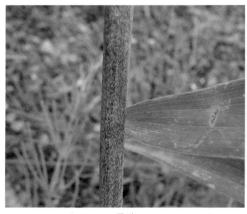
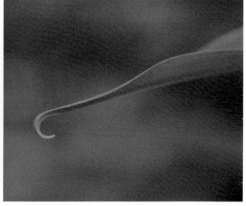

줄기   잎 끝이 갈고리 모양

약효와 효능주치

기를 보하는 약재로서, 중초(中焦)를 보하고 기를 더하며, 심장과 폐의 기운을 윤활하게 하고 근골을 튼튼하게 하는 등의 효능이 있어서 한사(寒邪)와 열사(熱邪)에 의하여 기가 손상된 증상을 치료하며 폐의 피로에 의한 기침, 병을 앓은 후 몸이 허한 증상, 근골의 연약 증상 등을 치료하는 데 쓰인다.

약재사용부위

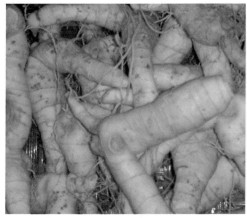
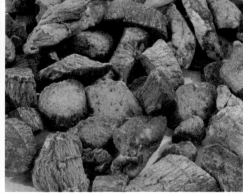

뿌리   약재

🌿 처방 및 용법

말린 것으로 하루에 10~20g을 사용하는데, 보통 약재 10g를 물 1L에 넣고 끓기 시작하면 불을 약하게 줄여서 200~300mL 정도로 달여 아침저녁 2회로 나누어 복용한다. 현재 민간에서 이 약재를 사용할 때 약재의 모양이 비슷하고, 자음윤폐(滋陰潤肺)하는 효능이 같아서 황정과 옥죽을 혼용하는 경향이 있는데 황정은 보비익기(補脾益氣)의 작용이 강한 보기(補氣) 약재이고, 옥죽은 생진양위(生津養胃)의 작용이 강한 자음(滋陰) 약재이므로 구분하여 사용해야 그 효능을 극대화시킬 수 있을 것이다. 황정을 솥에 넣고 볶아서 사용하면 유효 성분이 잘 추출될 뿐만 아니라 맛도 매우 고소하여 차로 우려 마시기 좋고, 특히 팽화(튀밥을 튀기는 기계에 넣고 가압을 절반 정도만 주어 살짝 튀겨냄)하여 이용하면 좋다.

> **주의사항 :** 성질이 끈끈한 점액성이기 때문에 중초(中焦: 비위, 소화 기관)가 차서 설사를 하는 경우나, 담(痰)과 습사(濕邪)로 인하여 기가 울체(鬱滯: 막힌 것)되고 아픈 증상에는 사용하지 않는다.

🌿 장기에 미치는 작용부위

비장, 폐, 신장 경락으로 작용한다.

비슷한 약초

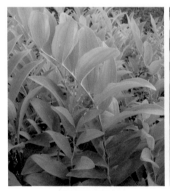 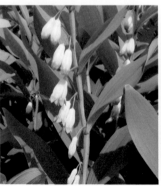 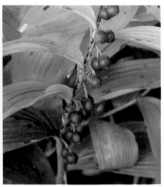

| 둥굴레 지상부 | 둥굴레 꽃 | 둥굴레 열매 |

큰 조 롱

Cynanchum wilfordii (Maxim.) Hemsl.

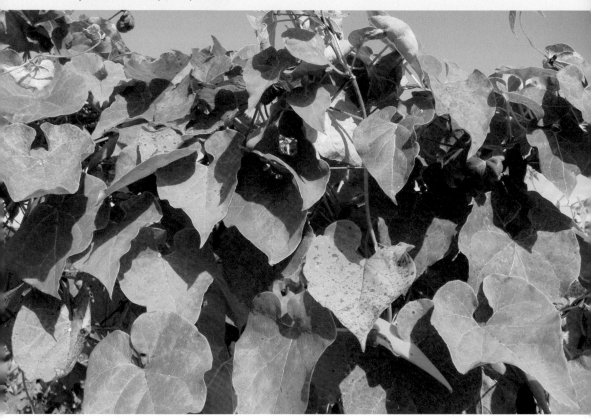

생 약 명 백수오(白首烏)

이명 : 은조롱, 격산소(隔山消), 태산하수오(泰山何首烏)

과명 : 박주가리과(Asclepiadaceae)   개화기 : 7~8월

채취시기 : 가을에 잎이 마른 다음이나 이른 봄에 싹이 나오기 전에 채취하여 수염뿌리와 겉껍질을 제거
하고건조한다. 이물질을 제거하고 절편하여 햇볕에 말린다. 하수오처럼 검은콩 삶은 물을(약재
무게의 10~15%의 검은콩을 물에 충분히 삶아서 우려낸 물을 모아 사용) 흡수시켜 시루에 찌고 말리
는 과정을 반복하면 더욱 좋으나 하수오에 비하여 독성은 없으므로 반드시 포제를 해야 하는
것은 아니다.

사용부위 덩이뿌리

성분 : 시난콜(cynanchol), 크리소파놀(chrysophanol), 에모딘(emodin), 레인(rhein) 등을 함유한다.

성질과 맛 : 성질이 따뜻하고 맛은 달고 약간 쓰며, 독성은 없다.

생태적특성

전국 각지에 분포하는 덩굴성 여러해살이풀로, 산과 들의 양지바른 곳에서 잘 자라며 농가에서 재배하기도 한다. 덩굴줄기는 1~3m 정도까지 뻗는데, 원줄기는 원주형으로 가늘고 왼쪽으로 감아 올라가며 줄기에 상처를 내면 흰색 유액이 흐른다. 잎은 마주나고, 길이 5~10cm, 너비 4~8cm에 삼각상 심장형 또는 심장형으로 잎끝이 뾰족하며 양면에 털이 약간 있고 가장자리가 밋밋하다.

7~8월에 연한 황록색 꽃이 잎겨드랑이에 산형꽃차례로 달리고, 열매는 길이 8cm, 지름 1cm 정도의 골돌과로 9월에 익는다. 종자는 암갈색에 납작한 타원형이며 꼭대기에 길이 2cm 가량의 종모가 뭉쳐난다.

덩이뿌리는 육질에 긴 타원형으로 줄기가 붙는 머리부분은 가늘지만 아래로 내려갈수록 두꺼워지다가 다시 가늘어진다. 한방에서는 이 덩이뿌리를 '백수오(白首烏)'라 하여 약용한다. 큰조롱은 은조롱, 하수오라고도 하며, 마디풀과의 하수오(Fallopia multiflora)와 혼동하는 경우를 흔히 볼 수 있는데, 붉은빛이 도는 하수오의 덩이뿌리를 '적하수오'라고 하면서 큰조롱의 덩이뿌리를 '백하수오'라고 잘못 부른 데에 기인한다.

두 식물 모두 덩이뿌리를 약용하지만 동일한 약재는 아니므로 구분해서 사용해야 한다.

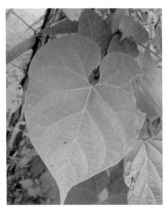

잎 생김새

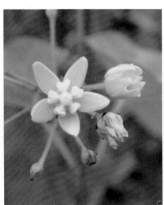

꽃

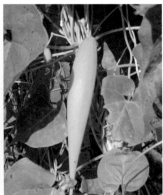

덜 익은 열매

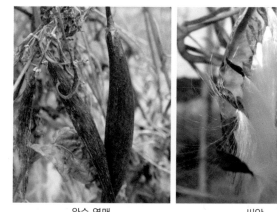

완숙 열매

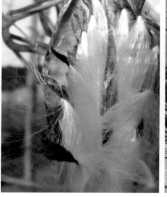

씨앗

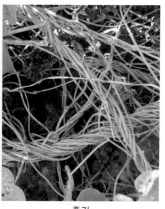

줄기

 약효와 효능주치

몸을 튼튼하게 하고 기력을 왕성하게 하며, 혈액을 보하고 정력을 더하며, 장의 기능을 윤활하게 하고 종기를 가라앉히는 등의 효능이 있어서 빈혈, 병후 허약증세, 모발이 빨리 세는 증상, 신경 쇠약, 노인의 변비, 양기 부족, 요슬산통(腰膝痠痛) 등의 치료에 이용한다.

 약재사용부위

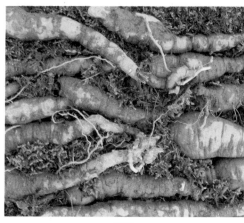

뿌리

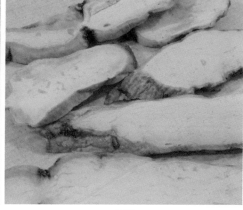

약재

처방 및 용법

건조한 약재로 하루 6~12g 정도를 사용하는데, 보통 덩이뿌리 15g에 물 1L 정도를 붓고 끓기 시작하면 불을 약하게 줄여서 200~300mL 정도로 달여 아침저녁 2회로 나누어 복용한다. 가루 또는 환을 만들어 복용하기도 하고, 술에 담가서 복용하기도 한다. 술을 담글 때는 조피(粗皮: 겉껍질)를 벗겨내고 말린 덩이뿌리 100g에 소주 1.8L를 부어 3개월 이상 두었다가 반주로 1잔씩 마신다.

> **주의사항 :** 수렴(收斂)하는 성질이 있는 보익(補益) 약재로서 감기 초기에는 사용하지 않는다. 백수오로 사용하는 큰조롱과 나마(蘿摩)로 사용하는 박주가리는 줄기를 자르면 유백색 유즙이 흘러나오지만 하수오(Pleuropterus multiflorus Turcz)는 유즙이 흘러나오지 않으므로 구별이 가능하다. 또한 형태가 유사한 이엽우피소와 혼동하지 않도록 주의해야 한다.

 ## 장기에 미치는 작용부위

심장, 비장, 신장 경락으로 작용한다.

비슷한 약초

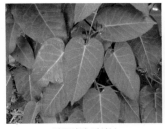

박주가리 지상부

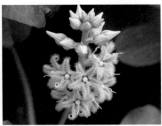

박주가리 꽃

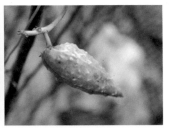

박주가리 열매

기능성물질 효능에 관한 특허자료

백수오 추출물을 포함하는 항균 조성물 및 이의 용도
본 발명은 백수오(큰조롱 뿌리) 추출물을 포함하는 항균 조성물에 관한 것이다. 본 발명에 따른 항균 조성물의 유효성분인 백수오 추출물이 식중독 원인균 중 하나인 바실러스 세레우스(Bacillus cereus)에 대하여 우수한 항균 활성을 가지는 바, 식중독을 개선, 예방 또는 치료하는 약학적 조성물, 기능성 식품 조성물 등으로 유용하게 이용될 수 있을 것으로 기대된다.
〈공개번호 : 10-1467698-0000, 출원인 : 중앙대학교 산학협력단〉

택사

Alisma orientale (Sam.) Juz.

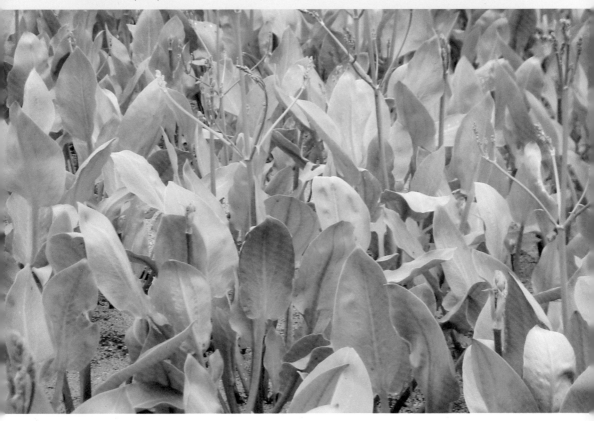

생약명 택사(澤瀉)

이명 : 수사(水瀉), 택지(澤芝), 급사(及瀉), 천독(天禿)

과명 : 택사과(Alismataceae)　　　　　　　　개화기 : 7~8월

채취시기 : 겨울에 잎이 마른 다음 괴경을 채취하여 수염뿌리와 겉껍질을 제거하고 건조한다. 이물질을
　　　　　제거하고 절편하여 볶거나 소금물에 담갔다가 볶는 염수초(鹽水炒: 약재 무게의 2~3% 정도의 소
　　　　　금을 물에 풀어 약재에 흡수시킨 다음 약한 불에서 프라이팬에 볶아냄)를 하여 사용한다.

사용부위 덩이줄기

성분 : 괴경에 알리솔(alisol) A와 B, 다당류, 알리솔모노아세테이트(alisol monoacetate), 세스퀴테르펜
　　　(sesquiterpene), 트리테르펜(triterpene), 글루칸, 에피알리솔 A(epialisol A) 등을 함유한다.

성질과 맛 : 성질이 차고 맛은 달며, 독성은 없다.

생태적특성

경남·전남 이북에 자생하는 여러해살이풀로, 높이는 60~90cm 정도로 자란다. 잎은 모두 뿌리에서 모여나고 길이 30cm 내외의 잎자루가 있으며, 길이 4~10cm, 너비 2~6cm에 긴 난상 타원형으로 잎끝이 뾰족하고 밑부분은 둥글며 가장자리는 밋밋하다.

7~8월에 흰색 꽃이 총상꽃차례로 피는데, 잎 사이에서 나온 꽃대에서 가지가 돌려나고 꽃자루는 가지에서 돌려난다. 9~10월 익는 열매는 수과이며 여러 개가 고리 모양으로 배열되어 있고 뒷면에 2개의 홈이 있다.

각 부위 생김새

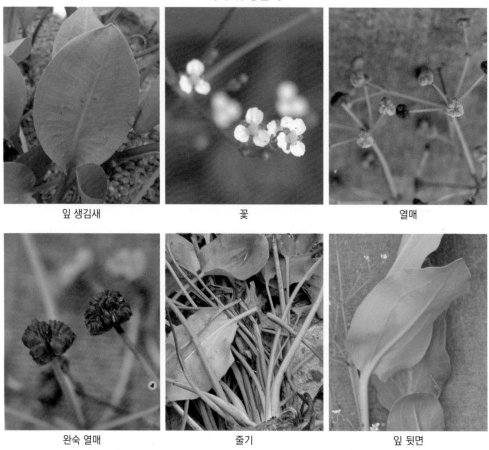

잎 생김새   꽃   열매

완숙 열매   줄기   잎 뒷면

약재로 사용하는 덩이줄기는 짧고 구형(球形)이며, 겉껍질은 갈색이고 수염뿌리가 많다. 뿌리 밑부분에는 혹 모양의 아흔(芽痕)이 있다. 질은 견실하고, 단면은 황백색의 분성(粉性)이며 작은 구멍이 많이 있다. 택사(Alisma canaliculatum A. Br. & Bouche)의 뿌리 또한 택사(澤瀉)라는 생약명으로 불리며 동일한 약재로 이용되는데, 택사의 뿌리잎은 넓은 피침형이며 밑부분이 좁아져서 잎자루로 흐르고, 수과인 열매는 뒷면에 1개의 홈이 있다. 택사는 남부 지방의 소택지(沼澤地)와 중부 지방에 자생하며 전남 여천 지역의 소규모 농가에서 재배되고 있다.

🍂 약효와 효능주치

소변을 원활하게 하고 습사를 조절하며 열을 내리게 하는 등의 효능이 있어, 수종창만(水腫脹滿: 몸 안에 습사가 머물러 온몸이 붓고 배가 몹시 불러오면서 그득한 느낌을 주는 병증), 설사요소(泄瀉尿少: 설사와 소변량이 줄어드는 증상), 담음현훈(痰飮眩暈: 여러 가지 원인으로 몸 안의 진액이 순환하지 못하고 일정 부위에 머물러 생기는 병증), 열림삽통(熱淋澁痛: 습열사가 하초에 몰려 소변을 조금씩 자주 누면서 잘 나오지 않고, 요도에 작열감이 있음), 고지혈증 등을 치료한다.

🍂 약재사용부위

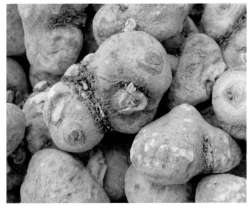

덩이뿌리

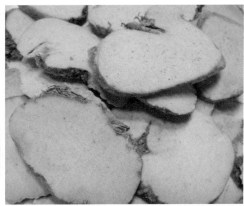

약재

처방 및 용법

건조한 약재로 하루에 6~12g 정도를 사용하는데, 민간에서는 부종 치료를 하거나 이뇨 작용과 급성 신장염, 어지럼증, 유정, 시력 저하 등에 사용한다. 택사와 백출 각각 12g에 물 1,200mL 정도를 넣고 끓기 시작하면 불을 약하게 줄여서 200~300mL 정도로 달여 하루 3회 정도 나누어 먹으면 부종 치료에 효과적이다.

> **주의사항** : 습열(濕熱)을 내보내는 작용이 있으므로 습열이 없는 경우나, 신장 기능이 허하고 정액이 흘러나가는 신허정활(腎虛精滑)의 경우에는 사용하지 않는다. 이뇨 작용이 있어 다이어트에 이용하는 경우가 있으나, 택사는 이수(利水: 소변을 잘 나가게 함) 작용뿐만 아니라 기를 소모하는 작용이 커서 부작용이 있으므로 주의를 요한다.

장기에 미치는 작용부위

신장, 방광 경락으로 작용한다.

비슷한 약초

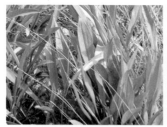

질경이택사 지상부

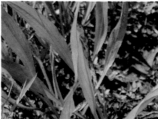

질경이택사 잎

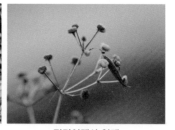

질경이택사 열매

기능성물질 효능에 관한 특허자료

택사 추출물을 유효 성분으로 포함하는 염증성 폐질환의 예방 또는 치료용 조성물

본 발명의 택사 추출물은 염증 억제에 관여하는 대표적인 전사 인자인 Nrf2를 활성화시킴으로써 염증 세포를 효과적으로 감소시킬 수 있으며, 특히 택사 추출물을 투여한 동물 실험군에서 급성 폐렴증이 두드러지게 개선되는 효과를 in vivo 실험으로 입증하였는 바, 이를 유효 성분으로 포함하는 본 발명의 조성물은 폐의 염증을 효과적으로 억제할 수 있어 염증성 폐질환에 유용하게 사용될 수 있다.

〈공개번호 : 10-2014-0013792, 출원인 : 부산대학교 산학협력단〉

털중나리

Lilium amabile Palib.

호흡기계 질환

폐결핵, 후두염, 백일해

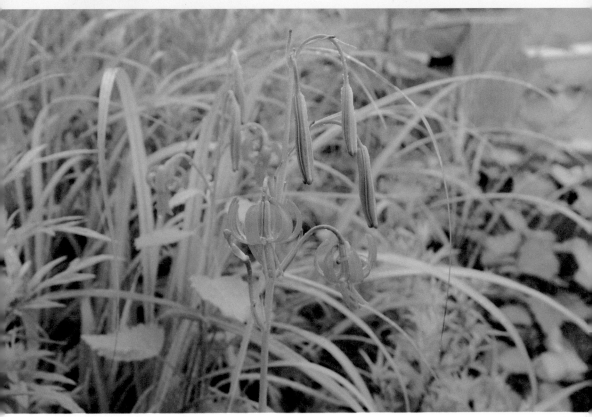

생 약 명   백합(百合)

이명 : 털종나리

과명 : 백합과(Liliaceae)

개화기 : 6~8월

채취시기 : 이른 봄이나 종자가 달린 가을에 비늘줄기를 채취하여 쪄서 건조한다.

사용부위   비늘줄기(알뿌리)

성분 : 비늘줄기에는 알칼로이드가, 지상부에는 플라보노이드와 사포닌이 함유되어 있으며 그 밖에 많은
　　　 양의 녹말, 아스코르브산이 함유되어 있다.

성질과 맛 : 성질이 평하고 맛은 달고 약간 쓰다.

🌱 생태적특성

제주도와 울릉도를 비롯한 전국 각지의 높이 1,000m 이하 산지에 분포하는 여러해살이풀로, 양지나 반그늘의 모래 성분이 많은 곳에서 자란다. 높이는 50~80cm이고, 가지는 윗부분이 약간 갈라지며 전체에 잔털이 있다. 잎은 어긋나고, 길이 3~7cm, 너비 3~8mm에 피침형으로 잎자루가 없고 가장자리는 밋밋하며 양면에 잔털이 나 있다. 6~8월에 황적색 바탕에 안쪽에는 자주색 반점이 있는 꽃이 피는데, 원줄기 끝과 가지 끝에 1개씩 달리며 1~5개가 밑을 향해 핀다. 화피 조각은 길이 4~7cm, 너비 1~1.5cm이며, 필 때 꽃잎이 뒤로 말린다. 삭과인 열매는 9~10월에 익는데, 난상 광타원형이며 3개로 갈라지고 종자는 편평하다.

각 부위 생김새

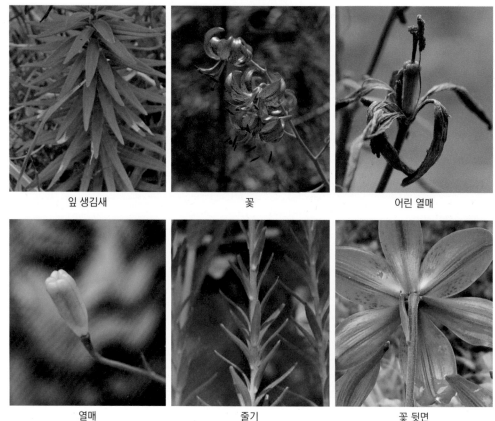

잎 생김새 꽃 어린 열매

열매 줄기 꽃 뒷면

🦪 약효와 효능주치

폐의 기운을 윤활하게 하고 기침을 멎게 하며, 심기를 맑게 하고 정신을 안정시키며 몸을 튼튼하게 하는 등의 효능이 있어서 유방염, 백일해, 후두염, 폐결핵과 폐렴, 기관지염, 신경 쇠약, 신체 허약증, 종기, 역질(疫疾) 등을 치료하는 데 사용한다.

🦪 약재사용부위

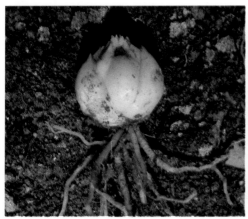

알뿌리

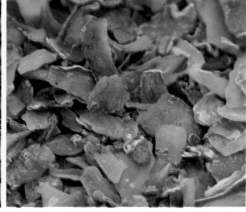

인경약재

🦪 처방 및 용법

하루에 10~30g을 사용하는데, 물 1L 정도를 붓고 달여서 2~3회에 나누어 복용하거나 죽을 쑤어 복용하기도 한다. 민간에서는 자양 강장제, 진해제로 사용한다.

> **주의사항** : 달고 성미가 찬 약물이므로 풍사(風邪)와 한사(寒邪)로 인한 해수, 중초(소화기능을 담당하는 비위)가 차고 변이 무른 증상에는 사용할 수 없다.

🦪 장기에 미치는 작용부위

심장, 비장, 폐 경락으로 작용한다.

톱 풀

Achillea alpina L.

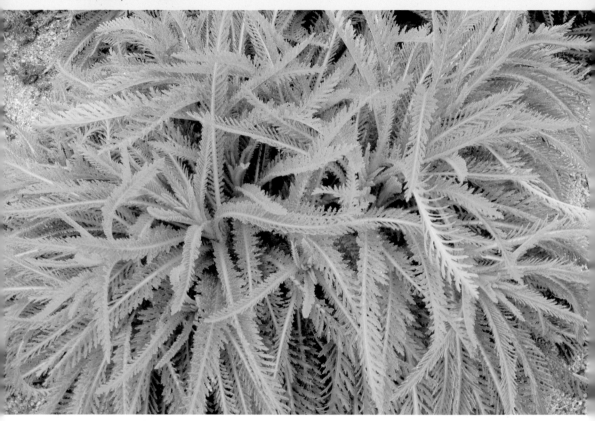

생약명 일지호(一枝蒿)

이명 : 가새풀, 배암채, 거초(鋸草), 영초(靈草), 오공초(蜈蚣草)

과명 : 국화과(Compositae)

개화기 : 7~10월

채취시기 : 여름에서 가을 사이에 전초를 채취하여 햇볕에 말린다.

사용부위 전초

성분 : 지상부에 알칼로이드, 플라보노이드, 정유, 아킬린(achillin), 베토니신(betonicine), d-캄퍼 (d-camphor), 옥살산(oxalic acids), 히드로시안산(hydrocyanic acids), 안토시아니딘(anthocyanidin), 안트 라퀴논(anthraquinone), 피토스테린(phytosterines), 카로틴(carotene), 쿠마린(coumarins), 모노테르펜 (monoterpene), 세스퀴테르펜글루코시드(sesquiterpene glucoside) 등을 함유한다.

성질과 맛 : 성질이 약간 따뜻하고, 맛은 맵고 쓰다.

생태적특성

전국 각지의 산과 들에 분포하는 여러해살이풀로, 높이는 50~110cm 정도로 곧게 자라며 한곳에서 여러 대가 난다.

줄기 밑부분에는 털이 없고 윗부분에는 털이 많으며, 근경은 옆으로 뻗고 잔뿌리가 많다. 잎은 어긋나고, 잎자루가 없으며 밑부분이 원줄기를 감싸고 빗살처럼 갈라진다. 열편은 좁고 긴 타원상의 피침형이며 톱니가 있다. 7~10월에 흰색 꽃이 가지 끝과 원줄기 끝에 달리고, 수과인 열매는 9~10월에 익는다. 유사종인 큰톱풀[Achillea ptarmica var. acuminata (Ledeb.) Heim.] 등의 전초도 약재로 함께 쓰인다.

각 부위 생김새

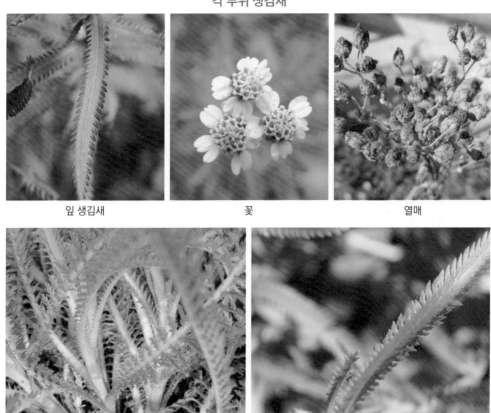

잎 생김새 · 꽃 · 열매

줄기 · 잎 뒷면

🍃 약효와 효능주치

통증을 멎게 하고 혈액순환을 원활하게 하며, 풍사(風邪)를 제거하고 종기를 가라앉히는 등의 효능이 있어 타박상, 동통, 풍습비통(風濕痹痛: 풍사와 습사로 인하여 몹시 결리고 아픈 증상), 관절염, 종독 등을 치료한다.

🍃 약재사용부위

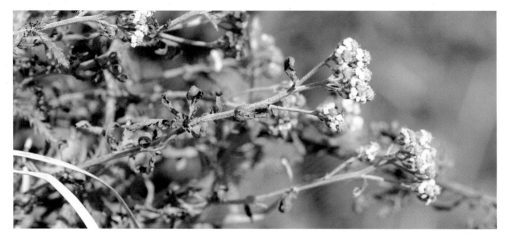

전초채취품

🍃 처방 및 용법

말린 것으로 하루에 3~6g 정도를 사용하는데, 전초 말린 것 5g에 물 3컵 정도를 붓고 끓기 시작하면 불을 약하게 줄여서 200~300mL 정도로 달여 아침저녁 2회로 나누어 복용한다. 외용할 때는 신선한 잎과 줄기를 짓찧어 환부에 붙이고 싸맨다.

> **주의사항** : 삼습(滲濕: 몸 안의 수분을 소변으로 나가게 하는 성질 또는 치료법)하고 설열(泄熱)하는 작용이 있으므로 습열(濕熱: 습과 열이 결합된 병사)이 없는 경우나 신장이 허하여 활정(滑精: 정액이 잘 흘러나감)하는 신허정활(腎虛精滑)의 경우에는 사용할 수 없다.

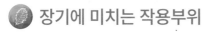 장기에 미치는 작용부위

간, 심장, 폐 경락으로 작용한다.

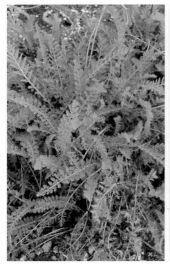

서양톱풀 지상부

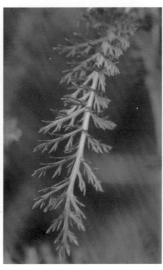

서양톱풀 잎 생김새

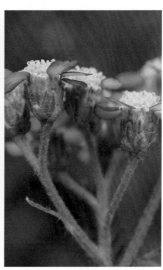

서양톱풀 꽃

기능성물질 효능에 관한 특허자료

톱풀의 유효 성분을 함유하는 B형 간염 예방 및 치료용 약학적 조성물

본 발명은 톱풀의 유효 성분을 함유하는 B형 간염 예방 및 치료용 약학적 조성물에 관한 것으로서, 아칠리아 속 식물의 추출물, 이의 불용성 침전물 및 이의 활성 분획은 B형 간염 바이러스 복제를 저해하며, 세포 독성이 없는 안정한 물질이므로 B형 간염 예방 및 치료용 약학적 조성물로 유용하게 이용될 수 있다.

〈공개번호 : 10-2008-0073473, 출원인 : 한국생명공학연구원〉

투구꽃

Aconitum jaluense Kom.

순환기계 질환

강심, 진통, 관절염, 피부

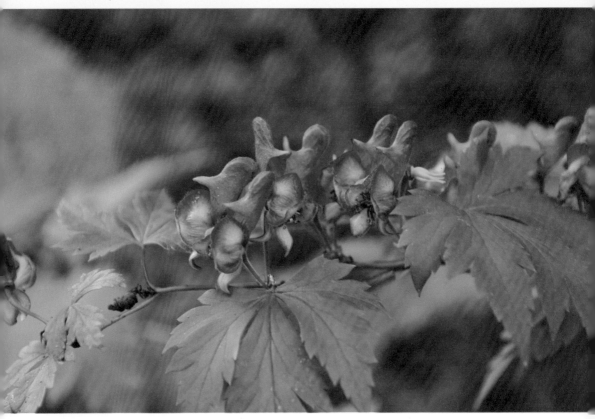

생약명 초오두(草烏頭)

이명 : 선투구꽃, 개싹눈바꽃, 진돌쩌귀, 싹눈바꽃, 세잎돌쩌귀, 그늘돌쩌귀

과명 : 미나리아재비과(Ranunculaceae)

개화기 : 8~9월

채취시기 : 가을에 뿌리를 채취하여 줄기, 잎, 흙을 제거하고 햇볕이나 불에 쬐어 말린다.

사용부위 덩이뿌리

성분 : 아크모톰(acpmotome), 메사코니틴(mesaconitine), 케옥시아코니틴(ceoxyaconitine), 데옥시아코니틴
(deoxyaconitine), 비우틴(beiwutine), 히파코니틴(hypaconitine) 등이 함유되어 있다.

성질과 맛 : 성질이 덥고 맛은 맵다. 매우 강한 독성이 있다.

🌱 생태적특성

전국 각지의 산지에 분포하는 여러해살이풀로, 반그늘 또는 양지의 물 빠짐이 좋은 곳에서 자란다. 높이는 1m 정도이고, 줄기가 곧게 서며 마늘쪽 같은 뿌리에 잔뿌리가 난다. 잎은 어긋나고 잎자루 끝에서 손바닥을 편 모양으로 3~5갈래 깊게 갈라지며 가장자리에 톱니가 있다. 8~9월에 자주색 꽃이 원줄기 끝과 줄기 윗부분의 잎겨드랑이에 어긋나며 총상꽃차례 또는 겹총상꽃차례를 이루는데, 아래에서 위로 올라가며 핀다. 골돌과인 열매는 10~11월에 익고 타원형이며 뾰족한 암술대가 남아있다. 로마 병사의 투구를 닮은 꽃의 생김새에서 이름이 유래하였으며, 영문 이름인 'Monk's hood'는 '수도승의 두건'을 뜻한다. 또한 식물 가운데 가장 독성이 강하여 아메리카 인디언이 화살에 독을 바를 때 투구꽃의 뿌리를 갈아 사용하였다고 한다.

각 부위 생김새

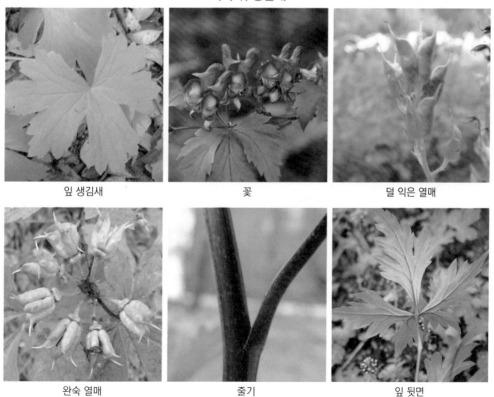

잎 생김새	꽃	덜 익은 열매
완숙 열매	줄기	잎 뒷면

약효와 효능주치

풍습(風濕)을 제거하고 한사(寒邪)를 흩어지게 하며, 통증을 멎게 하고 종기를 없애고 경련을 가라앉히는 등의 효능이 있어서 오풍(惡風), 기침과 구역으로 기가 위로 치솟는 해역상기(咳逆上氣), 반신불수, 풍사로 인한 완비(頑痺: 피부에 감각이 없는 병증. 살갗과 살이 나무처럼 뻣뻣해져 아픔도 가려움도 느끼지 못하고 손발이 시큰거리면서 아픈 증상)를 치료한다. 또한 풍한습사로 인하여 결리고 아픈 증세, 장이 허한데 한사가 침입하여 발생한 이질, 목구멍이 붓고 아픈 증세, 화농증 등의 피부 질환, 뿌리가 깊고 몹시 딴딴한 부스럼, 연주창, 관절염, 신경통, 두통, 림프샘염 등을 치료한다. 동속 근연 식물인 세잎돌쩌귀, 지리바꽃, 이삭바꽃, 놋젓가락나물 등의 덩이뿌리(모근)도 초오라 하여 동일한 약재로 사용한다. 이 식물들의 모근 곁에 붙어 있는 자근(子根)은 부자로 사용한다.

 약재사용부위

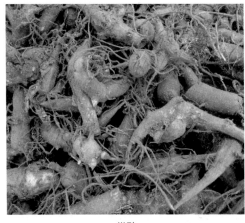
뿌리

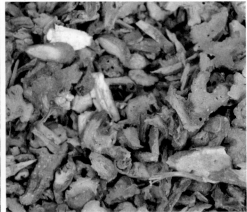
약재

 처방 및 용법

하루에 2~6g을 사용하는데 포제하여 다른 약재와 혼합하는 합방으로 사용한다.

주의사항 : 독성이 강하므로 식품으로는 사용할 수 없고, 약재로 쓸 때도 정밀한 포제가 필요하며 전문가의 지도를 받아야 한다.

🍃 장기에 미치는 작용부위

간, 심장, 비장 경락으로 작용한다.

비슷한 약초

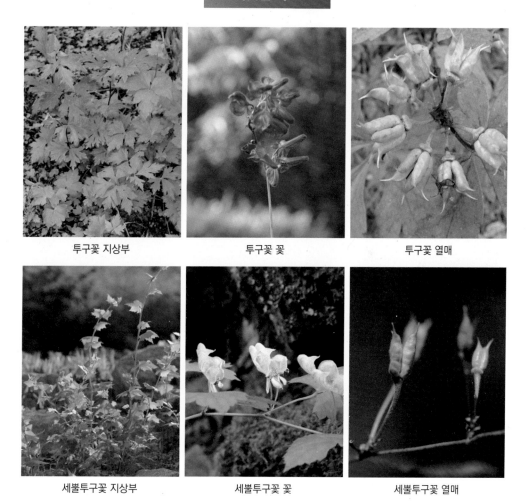

투구꽃 지상부

투구꽃 꽃

투구꽃 열매

세뿔투구꽃 지상부

세뿔투구꽃 꽃

세뿔투구꽃 열매

패랭이꽃

Dianthus chinensis L.

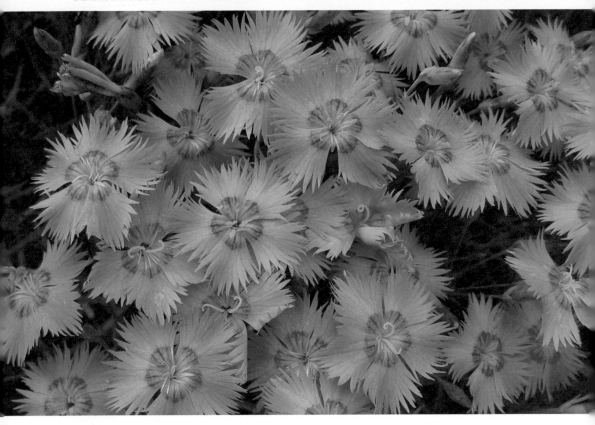

구맥(瞿麥)

이명 : 패랭이, 꽃패랭이꽃, 석죽

과명 : 석죽과(Caryophyllaceae)

개화기 : 6~8월

채취시기 : 줄기가 시든 가을에 지상부를 채취하여 이물질을 제거하고 햇볕에 말린다.

지상부

성분 : 깁소겐산(gypsogenic acid), 오이게놀(eugenol), 페닐에틸알코올(phenylethyl alcohol), 살리실산(salicylic acid), 메틸에스테르(methyl ester), 벤질에스테르(benzyl ester) 등을 함유한다.

성질과 맛 : 성질이 차고 맛은 쓰다.

🌿 생태적특성

전국 각지에서 자생하는 숙근성 여러해살이풀로, 반그늘이나 양지쪽에서 많은 군락은 이루지 않고 조금씩 간격을 두고 서식한다. 높이는 약 30cm이고, 줄기는 하나 또는 여러 대가 같이 나와 곧게 자라며 전체에 털이 없고 마디가 부풀어 있다. 잎은 마주나고, 길이 3~4cm, 너비 0.7~1cm에 선형 또는 피침형으로 잎끝이 뾰족하고 가장자리가 밋밋하며 밑부분이 합쳐져 짧게 통처럼 된다. 6~8월에 진분홍색 꽃이 줄기 끝에 2~3송이 달리며, 꽃잎은 5장으로 끝이 얕게 갈라지고 안쪽에는 선명한 붉은색 선이 있다. 삭과인 열매는 원통형이며 9월에 검게 익는다. 꽃의 생김새가 옛날 민초들이 쓰던 패랭이를 닮은 데에서 이름이 유래하였고, 문학 작품에서는 서민을 패랭이꽃에 비유하기도 한다. 또한 기독교에서는 십자가에 못 박힌 예수를 보고 성모마리아가 흘린 눈물에서 피어난 꽃이라 하며, 꽃말은 '영원하고 순결한 사랑'이다.

각 부위 생김새

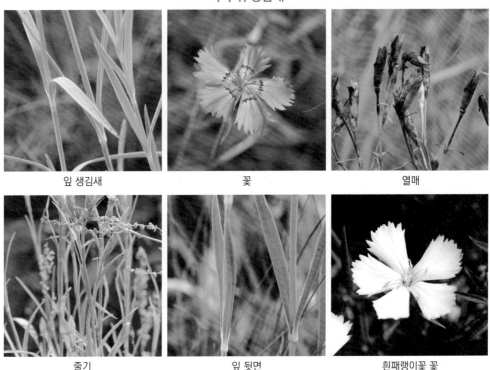

잎 생김새   꽃   열매

줄기   잎 뒷면   흰패랭이꽃 꽃

약효와 효능주치

염증을 가라앉히고 열을 내려주며, 소변을 원활하게 하고 어혈을 풀어주며 월경을 잘 통하게 하는 등의 효능이 있어서 소변불통, 혈뇨, 신염(腎炎), 임병(淋病), 무월경, 피부나 근육에 국부적으로 생기는 종기나 부스럼, 눈에 흰자위에 핏발이 서는 목적(目赤), 타박상 등을 치료한다.

 약재사용부위

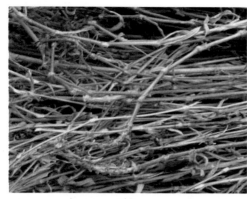
전초

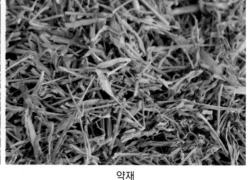
약재

 처방 및 용법

하루에 6~15g을 사용하는데, 물 1L 정도를 붓고 달여서 2~3회에 나누어 복용하거나 환 또는 가루로 만들어 복용하기도 한다. 외용할 때는 가루로 만들어 환부에 개어 붙인다.

> **주의사항** : 차고 쓴 성질이 있으므로 비위가 허하고 찬 사람은 신중하게 사용하여야 한다.

장기에 미치는 작용부위

간, 심장, 방광 경락으로 작용한다.

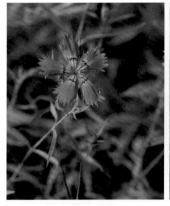

패랭이꽃 지상부

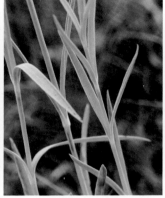

패랭이꽃 잎 생김새

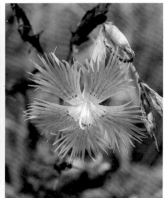

패랭이꽃 꽃

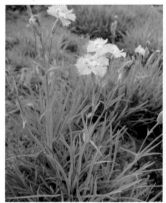

섬패랭이꽃 지상부

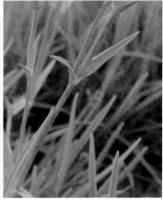

섬패랭이꽃 잎 생김새

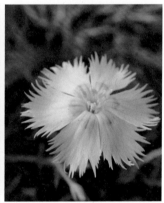

섬패랭이꽃 꽃

기능성물질 효능에 관한 특허자료

패랭이꽃 뿌리 추출물을 포함하는 항암제 조성물

본 발명은 패랭이꽃 식물 추출물의 유효 성분이 세포 증식 억제의 약리 작용을 갖는 성분으로서 항암제 및 이를 포함하는 건강 기능성 식품 조성물의 개발을 포함하는 것을 특징으로 한다.

〈공개번호 : 10-2013-0061391, 출원인 : 한림대학교 산학협력단〉

하늘타리

Trichosanthes kirilowii Maxim.

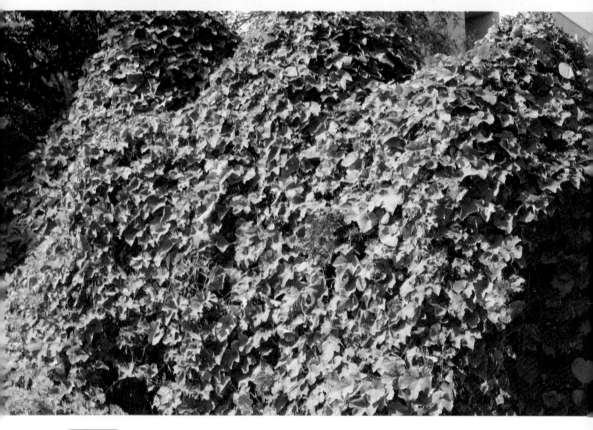

생 약 명 괄루근(栝樓根), 괄루인(栝樓仁)

이명 : 쥐참외, 하눌타리, 하늘수박, 천선지루, 괄루

과명 : 박과(Cucurbitaceae)　　　　　　　　　　　개화기 : 7~8월

채취시기 : 열매와 종자는 가을과 겨울에 채취한다. 채취한 열매는 외피를 제거하고 쪼개서 건조하거나 이물질을 제거하고 가늘게 썰어서 사용한다. 종자는 채취하여 햇볕에 말려서 사용한다. 뿌리는 가을에서 이른 봄 사이에 채취하여 깨끗이 씻은 후 겉껍질을 벗겨내고 햇볕에 말려서 사용한다.

사용부위 덩이뿌리, 잘 익은 종자

성분 : 열매에는 트리테르페노이드(triterpenoid) 사포닌, 유기산, 수지 등이 함유되어 있으며 종자에는 지방이 함유되어 있다. 열매에 함유되어 있는 프로테인과 덩이뿌리에 함유되어 있는 프로테인은 다르다. 뿌리의 유효 성분은 트리코사틴(trichosanthin)으로 이것은 여러 종류의 단백질 혼합물이다. 또한 뿌리에는 약 1%의 사포닌이 함유되어 있다.

성질과 맛 : 뿌리는 성질이 차고 맛은 약간 달며 쓰다. 종자는 성질이 차고 맛은 달다.

🌿 생태적특성

중부 이남의 산과 들에 분포하는 덩굴성 여러해살이풀로, 양지바르고 토양은 물빠짐이 좋은 곳에서 잘 자란다. 잎은 어긋나고 손바닥처럼 5~7개로 갈라지며, 밑부분은 심장형으로 양면에 짧은 털이 있고 각 열편에는 거친 톱니가 있다. 자웅 이주이며, 7~8월에 흰색 꽃이 피고 장과인 열매는 지름 7cm 가량에 오렌지색으로 익으며 속에 엷은 회갈색 종자가 많이 들어 있다. 약재로 쓰이는 덩이뿌리는 길이 8~16cm, 지름이 1.5~5.5cm에 불규칙한 원주형, 방추형 또는 편괴상이다. 표면은 황백색 또는 엷은 갈황색으로 세로주름과 가는 뿌리의 흔적 및 약간 움푹하게 들어간 가로로 긴 피공(皮孔)이 있고, 황갈색 겉껍질이 남아 있다. 질은 견실하고, 단면은 백색 또는 담황색으로 분성(粉性)이 풍부하며, 곁뿌리의 절단면에는 황색 도관공(導管孔)이 약간 방사상(放射狀)으로 배열되어 있다.

각 부위 생김새

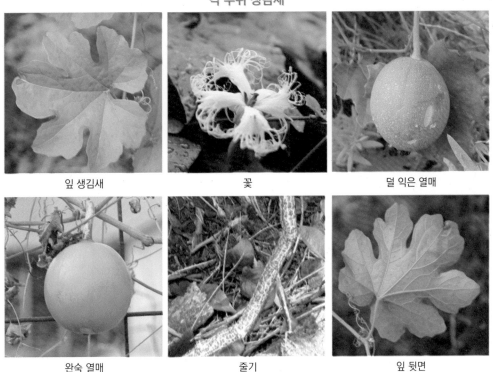

잎 생김새	꽃	덜 익은 열매
완숙 열매	줄기	잎 뒷면

약효와 효능주치

폐의 기운을 윤활하게 하고 담을 제거하며, 기침을 멎게 하고 염증을 가라앉히며, 장액을 더하여 매끄럽게 하고 진액을 생성하여 갈증을 멈추게 하며, 화기를 내리고 조성을 윤택하게 하며, 농을 배출하고 종양을 없애는 등의 효능이 있어서 열병으로 입이 마르는 증세를 치료하고, 소갈, 황달, 폐조해혈(肺燥咳血), 옹종치루(癰腫痔漏), 해수, 심장성 천식, 협심증, 변비 등을 치료한다.

약재사용부위

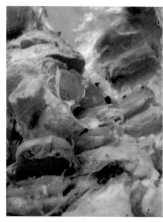
열매 속

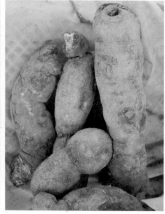
뿌리

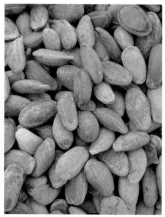
씨앗

처방 및 용법

건조한 약재로 하루 12~16g을 사용하는데, 보통 15g 정도의 약재에 물 1L 정도를 붓고 200~300mL가 되도록 달여서 하루 2~3회로 나누어 복용하거나 환 또는 가루로 만들어 복용한다. 심한 기침의 치료에도 하늘타리를 이용하는데, 잘 익은 하늘타리 열매를 반으로 쪼갠 다음 그 속에 하늘타리 씨 몇 개와 같은 수의 살구씨를 넣고 덮어서 젖은 종이로 싸고, 이것을 다시 진흙으로 싸서 잿불에 타지 않을 정도로 굽는다. 이것을 가루 내어 같은 양의 패모 가루를 섞고 하룻밤 냉수에 담근 다음 같은 양의 꿀을 섞어서 한 번에 두 숟가락씩 하루 3회 식후 20~30분 후에 먹는데, 며칠 동안 계속해서 먹으면 오래된 심한 기침도 잘 낫는다. 민간에서는 신경통 치료를 위하여 열매의 과육 부분을 술에 담가 하루에 2~3회 복용한다.

> **주의사항 :** 성미가 쓰고 차기 때문에 비위가 허하고 찬 사람, 대변이 진흙처럼 나오는 대변당설(大便溏泄)의 경우에는 신중하게 사용해야 하며, 오두(烏頭)와는 함께 사용하지 않는다.

🍃 장기에 미치는 작용부위

간, 담낭, 심장, 소장, 비장, 위, 폐, 대장, 신장, 방광 경락으로 작용한다.

비슷한 약초

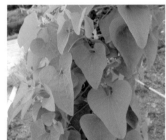
쥐방울덩굴 지상부

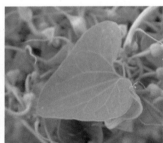
쥐방울덩굴 잎 생김새

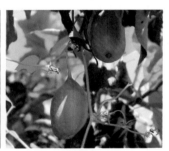
쥐방울덩굴 열매

기능성물질 효능에 관한 특허자료

과루인 추출물을 포함하는 궤양성 대장염 또는 크론병 치료용 약학 조성물

본 발명은 과루인(하늘타리 씨) 추출물을 유효 성분으로 포함하는 궤양성 대장염(ulcerative colitis) 또는 크론병(Crohn's disease) 치료용 약학 조성물을 제공한다. 상기 과루인 추출물은 트리니트로벤젠 술폰산(trinitrobenzene sulfonic acid, TNBS)으로 유도된 염증성 장질환을 효과적으로 억제하고, 또한 MPO(Myeloperoxidase) 활성을 낮춤으로써, 염증성 장질환으로 통칭되는 궤양성 대장염 또는 크론병에 대한 치료 활성을 갖는다. 따라서 상기 과루인 추출물은 궤양성 대장염 또는 크론병 치료용 약학 조성물에 유용하게 사용될 수 있다.

〈공개번호 : 10-2010-0096473, 출원인 : 삼일제약(주)〉

한 련 초

Eclipta prostrata L.[= *E. alba* (L.) Hassk.]

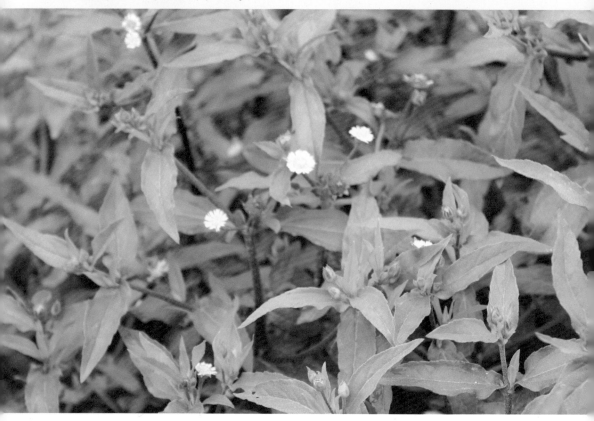

생 약 명 한련초(旱蓮草)

이명 : 하년초, 할년초, 한련풀, 묵초, 묵채, 금릉초(金陵草)

과명 : 국화과(Compositae)

개화기 : 8~9월

채취시기 : 여름과 가을에 전초를 채취하여 햇볕에 말리거나 음건한다. 선용(鮮用: 말리지 않고 생물을 그대
로 사용하는 것) 또는 건조하여 절단해서 사용한다.

사용부위 전초

성분 : 전초에 사포닌, 타닌, 니코틴, 비타민 A, 에클립틴(ecliptine)과 여러가지 티오펜(thiophene) 화합물들
이 함유되어 있다.

성질과 맛 : 성질이 차고, 맛은 달고 시며 독은 없다.

생태적특성

경기 이남의 논둑이나 습한 곳에서 자생하는 한해살이풀로, 높이는 10~60cm 정도이고 줄기가 곧게 서며 전체에 센 털이 있다. 가지는 잎이 마주나는 잎겨드랑이에서 나온다. 잎은 마주나고 잎자루가 거의 없으며, 길이 3~10cm, 너비 5~25mm에 피침형으로 잎끝이 뾰족하고 양면에 굳센 털이 있으며 가장자리에 톱니가 있다. 8~9월에 흰색 꽃이 가지 끝과 원줄기 끝에 두상꽃차례로 피고, 열매는 납작한 타원형의 수과(瘦果)이며 길이는 2~3mm이고 9~10월에 검은색으로 익는다. 참고로, 한련(Tropaeolum majus L.)은 한련초와 이름은 비슷하지만 전혀 다른 종이다. 한련은 한련과의 덩굴성 한해살이풀로 페루가 원산지이다.

각 부위 생김새

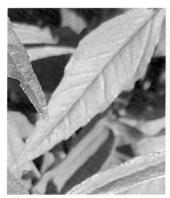

잎 생김새

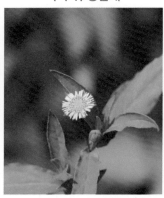

꽃

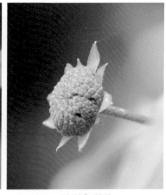

덜 익은 열매

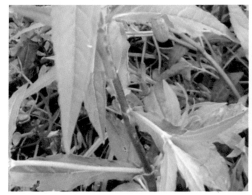

줄기

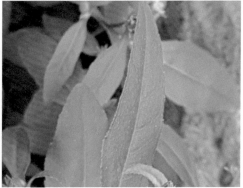

잎 뒷면

🦪 약효와 효능주치

신장을 보하고 음기를 더하며, 양혈(涼血)함으로써 출혈을 멎게 하는 효능이 있어서 송곳니가 아픈 증상을 치료하고, 머리가 빨리 세는 증상, 어지럼증과 이명, 허리와 무릎이 시리고 아픈 증상, 음허혈열(陰虛血熱), 토혈, 육혈(육혈), 요혈(尿血), 혈리(血痢), 붕루하혈(崩漏下血), 외상출혈(外傷出血) 등을 치료한다.

🦪 약재사용부위

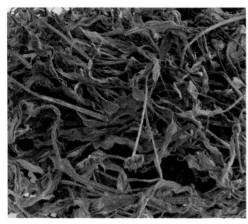 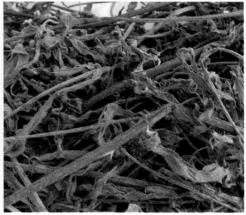

| 잎 | 줄기 |

🦪 처방 및 용법

말린 것으로 하루에 8~20g 정도를 사용하는데, 말린 전초 20g에 물 1L 정도를 붓고 끓기 시작하면 불을 약하게 줄여서 200~300mL 정도로 달여 아침저녁 2회로 나누어 복용한다. 환 또는 가루로 만들어 복용하기도 한다. 또는 생것을 짓찧어 즙을 내거나고(膏: 달인 액을 진하게 농축시켜 연고 상태로 만든 것)를 만들어 복용하기도 한다. 민간요법으로 머리카락이 일찍 세는 것을 방지하고자 할 때는 이 약재에 생강과 꿀을 배합하여 농축시킨 다음 환으로 만들어 복용하면 효과가 좋다.

🍃 장기에 미치는 작용부위

간, 심장, 신장 경락으로 작용한다.

비슷한 약초

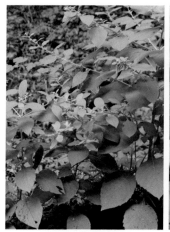

담배풀 지상부

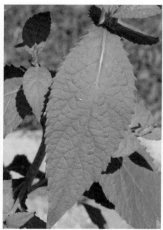

담배풀 잎 생김새

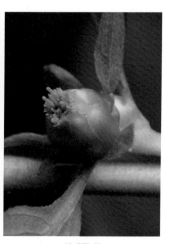

담배풀 꽃

기능성물질 효능에 관한 특허자료

한련초 추출물, 이의 분획물, 터트티에닐 유도체 또는 이의 약학적으로 허용 가능한 염을 포함하는 탈모 방지 및 발모 촉진용 조성물

본 발명은 한련초 추출물, 이의 분획물, 터트티에닐 유도체 또는 이의 약학적으로 허용 가능한 염을 포함하는 탈모 방지 또는 발모 촉진용 조성물에 관한 것이다. 보다 구체적으로, 상기 조성물은 TGF-β의 발현을 현저히 억제시킴으로써, 탈모 방지, 육모, 양모, 발모 촉진에 유용히 사용될 수 있으며, 탈모 방지용 용액, 크림, 로션, 샴푸, 스프레이, 겔 및 로션 등의 형태로 사용될 수 있다. 〈공개번호 : 10-2012-0052894, 출원인 : 한국생명공학연구원〉

향 부 자

Cyperus rotundus L.

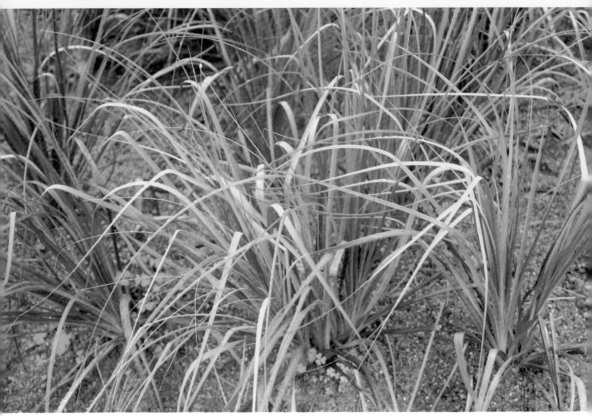

생약명 향부자(香附子)

이명 : 향부(香附), 사초근(莎草根), 뇌공두(雷公頭), 향부미(香附米)

과명 : 사초과(Cyperaceae)

개화기 : 7~8월

채취시기 : 뿌리줄기를 가을에서 이듬해 봄 사이에 채취하여 털뿌리와 인엽(鱗葉)을 불로 태워서 제거하거
나 돌메 등으로 제거한 다음 햇볕에 말린다.

사용부위 뿌리줄기

성분 : 많은 양의 정유를 함유하는데 주성분이 α−시페론(α-cyperone)이다. 그 외에 시페린(cyperene), 시페
롤(cyperol), 이소시페롤(isocyperol), 시페로튜니딘(cyperotunidine), 코부손(kobusone), 시네올(cineol),
로모넨(lomonene) 등을 함유한다.

성질과 맛 : 성질이 평하고, 맛은 맵고 쓰다.

생태적특성

제주도와 중국, 일본 등지에 분포하는 여러해살이풀로, 바닷가와 냇가의 양지쪽에서 자란다. 뿌리줄기가 옆으로 뻗고 줄기 밑부분이 굵어지며 군데군데 둥근 덩이줄기가 생기는데 그 살은 백색에 향기가 있다. 잎은 뿌리줄기에서 모여나고, 길이 30~60cm, 너비 2~6mm에 선형이며 밑부분이 잎집으로 되어 꽃줄기를 둘러싼다. 꽃은 7~8월에 산형꽃차례를 이루며 피는데, 잎 사이에서 꽃줄기가 나오고 끝에 2~3개의 꽃턱잎이 달린다. 작은 꽃이삭은 선형이고 20~40개의 꽃이 두 줄로 달리며 비늘조각은 좁은 난형에 끝이 둔하다. 열매는 수과이며 긴 타원형이고 흑갈색으로 익는다. 향부자를 '작두향(雀頭香)'이라고도 하는데, 《강표전(江表傳)》에 의하면 위나라 문제(文帝)가 오나라에 보낸 사신이 이 약재의 이름을 몰라서 참새머리처럼 생겨 향기로운 것이라 하여 '작두향(雀頭香)'이라 보고한 데서 유래했다고 한다.

각 부위 생김새

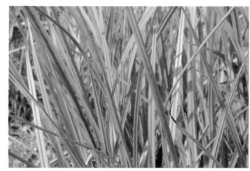

잎 생김새

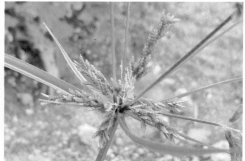

꽃

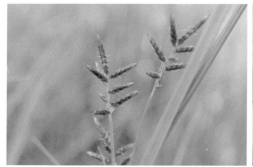

완숙 열매

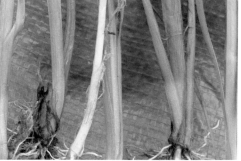

줄기

🌿 약효와 효능주치

방향성 건위약으로 월경을 잘 통하게 하고 위를 튼튼하게 하며, 통증을 멎게 하고 경련을 진정시키며 기의 운행을 원활하게 하는 등의 효능이 있어 월경불순, 월경통, 붕루(崩漏), 대하(帶下), 위 무력증, 위복통, 흉협창통(胸脇脹痛: 가슴과 옆구리가 창만하며 통증이 오는 증상) 등을 치료한다. 또한 소화불량과 구토에도 효과적이다. 임상에서는 여러 가지 울화로 우울, 초조, 흉비, 흉협통, 복통, 구토 등의 증상을 개선하는 이기해울(理氣解鬱)과 화위화습(和胃化濕)의 요약으로 육울탕(六鬱湯: 향부자 6g, 천궁, 창출 각 4.5g, 진피, 반하 각 3g, 적복령, 치자 각 2.1g, 사인, 감초 각 1.5g)을 사용한다.

🌿 약재사용부위

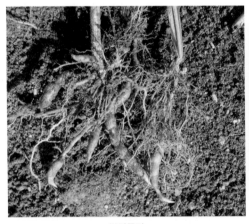 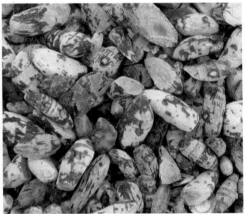

뿌리줄기   약재

🌿 처방 및 용법

하루에 6~15g을 기준량으로 사용한다. 여성이 사소한 일에도 심장의 박동이 빨라지고 정신적으로 불안하여 잘 놀랄 때 한방에서 흔히 활용하고 있는 가미온담탕(加味溫膽湯: 향부자 9g, 귤피 4.5g, 반하, 지실, 죽여 각 3g, 인삼, 백복령, 시호, 길경, 맥문동 각 2.2g, 생강 3쪽, 대추 2개)의 처방도 이 약재의 약효를 잘 활용한 것이다. 또한 월경불순을 정상적으로 조절하려면 하루에 향부자 12g 정도를 물 1L에 넣고 달여서 마신다.

🐚 장기에 미치는 작용부위

간, 위, 폐, 삼초(三焦) 경락으로 작용한다.

비슷한 약초

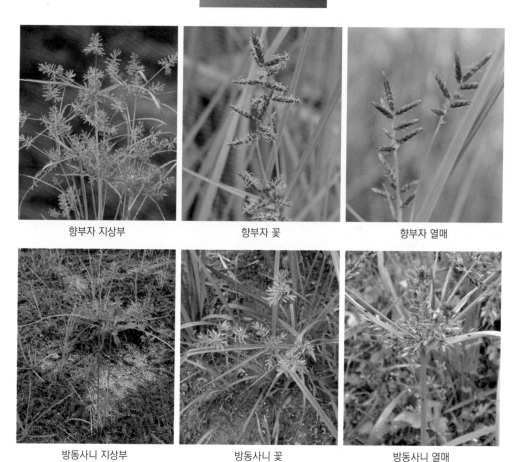

향부자 지상부

향부자 꽃

향부자 열매

방동사니 지상부

방동사니 꽃

방동사니 열매

헛개나무

Hovenia dulcis Thunb.

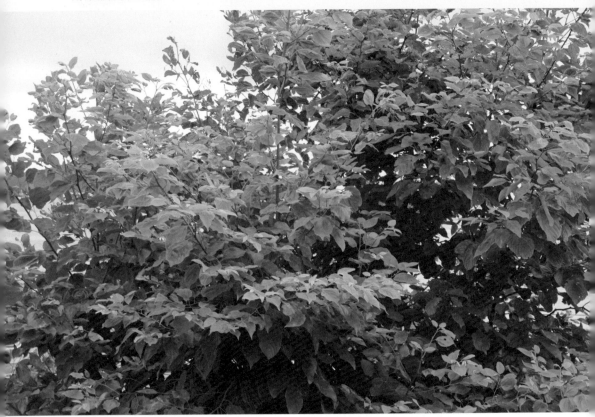

생 약 명 지구자(枳椇子), 지구근(枳椇根), 지구목피(枳椇木皮), 지구목즙(枳椇木汁)

이명 : 홋개나무, 호리깨나무, 볼게나무, 고려호리깨나무, 민헛개나무, 지구(枳椇), 범호리깨나무, 호리깨나무, 이조수(梨棗樹), 금조이(金釣梨)

과명 : 갈매나무과(Rhamnaceae)　　　　　　　개화기 : 5~6월

채취시기 : 열매는 10~11월, 뿌리는 9~10월, 수피 · 줄기목즙은 연중 수시 채취한다.

사용부위 열매, 뿌리, 수피, 줄기목즙

성분 : 열매에 다량의 포도당, 사과산, 칼슘이 함유되어 있다. 뿌리 및 수피에는 폴리펩티드 알칼로이드 (polypeptide alkaloid)인 프랑굴라닌(frangulanine), 호베닌(hovenine)과 호베노사이드(hovenoside)가 함유되어 있다. 목즙(木汁)에는 트리테르페노이드(triterpenoid)의 호벤산(hovenic acid)이 함유되어 있다.

성질과 맛 : 열매는 성질이 평하고, 독이 없으며, 맛은 달고 시다. 뿌리는 성질이 따뜻하고, 맛은 떫다. 수피는 성질이 따뜻하고 독이 없으며, 맛은 달다. 줄기목즙은 성질이 평하고, 독이 없으며, 맛은 달다.

🌿 생태적특성

강원도와 황해도 이남의 산지에 분포하는 낙엽활엽교목으로, 산 중턱의 숲속에서 자란다. 높이는 10m 내외로 자라며, 수피는 검은 갈색이고 작은 가지는 흑갈색이다. 잎은 서로 어긋나고, 길이 8~15cm, 너비 6~12cm에 광난형 또는 타원형이며 밑부분은 원형 또는 심장형으로 가장자리에 둔한 톱니가 있다. 잎의 윗면은 털이 없으며 뒷면은 털이 있거나 없는 것도 있다. 5~6월에 황록색 꽃이 잎겨드랑이나 가지 끝에 취산꽃차례로 피고, 열매는 원형 또는 타원형이며 9~10월에 홍갈색으로 익는다.

각 부위 생김새

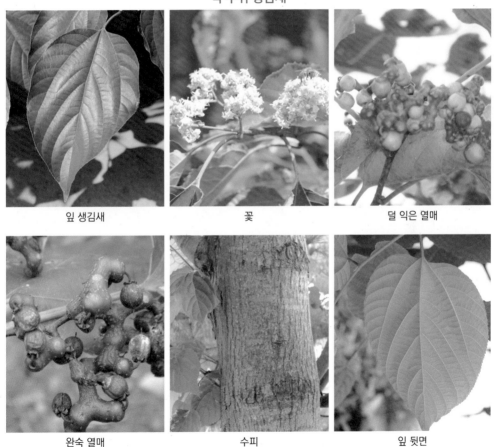

잎 생김새	꽃	덜 익은 열매
완숙 열매	수피	잎 뒷면

약효와 효능주치

열매는 생약명이 지구자(枳椇子)이며, 주독을 풀어주고 대·소변을 원활하게 하는 효능이 있고 번열, 구갈, 구토, 사지마비 등을 치료한다. 헛개나무 열매의 추출물은 항염, 간기능 개선의 효능이 있고 헛개나무의 추출물은 비만의 예방 및 치료에 효과가 있다. 뿌리는 생약명이 지구근(枳椇根)이며, 관절통, 근골통, 타박상을 치료한다. 수피는 생약명이 지구목피(枳椇木皮)이며, 오치를 다스리고 오장을 조화롭게 해준다. 목즙(木汁)은 생약명이 지구목즙(枳椇木汁)이며 겨드랑이의 액취증을 치료한다.

약재사용부위

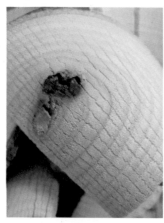
목질부

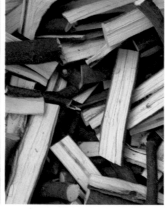
가지

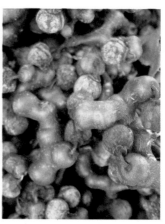
열매

처방 및 용법

열매 1일량 30~50g을 물 1L에 넣고 반으로 달여 2~3회 매 식후 복용한다. 뿌리 1일량 100~200g을 물 1L에 넣고 반으로 달여서 2~3회 매 식후 복용한다. 외용할 때는 짓찧어서 환부에 도포한다. 수피 1일량 30~50g을 물 1L에 넣고 반으로 달여 2~3회 매 식후 복용한다. 외용할 때는 열탕으로 달인 액으로 환부를 씻어준다. 목즙은 헛개나무에 구멍을 뚫고 흘러나오는 액즙을 환부에 그대로 바르거나 액즙을 끓여 뜨거울 때 바르기도 한다.

> **주의사항 :** 습열한사(濕熱寒邪)가 풀리지 않은 환자는 뿌리의 복용을 금한다. 비위가 허한(虛寒)한 사람은 열매의 복용을 금한다.

🍃 장기에 미치는 작용부위

간, 비장, 신장, 방광 경락으로 작용한다.

비슷한 약초

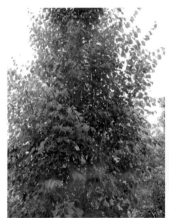
피나무 지상부

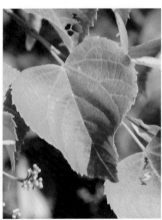
피나무 잎 생김새

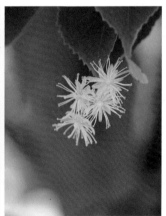
피나무 꽃

기능성물질 효능에 관한 특허자료

헛개나무 열매 추출물을 함유하는 간 기능 개선용 조성물의 제조 방법

본 발명은 헛개나무 열매의 씨를 제거하여 얻은 과육을 세절하여 과육의 중량 대비 1~10배의 물을 사입하여 1~2기압, 80~120℃로 1~12시간 동안 열수 추출하고, 상기 열수 추출액을 여과하여 얻은 추출물을 65~75Brix(브릭스)로 농축하고, 상기 농축물을 건조하고 분말화한 고체 분산체를 유효 성분으로 함유하는 간 기능 개선용 조성물을 포함한다.

〈공개번호 : 10-1993-0011987, 출원인 : (주)태평양화학〉

호두나무

피부 · 비뇨기계 질환

자양강장, 진해, 천식, 발모

Juglans regia L. = [*Juglans sinensis* Dode.]

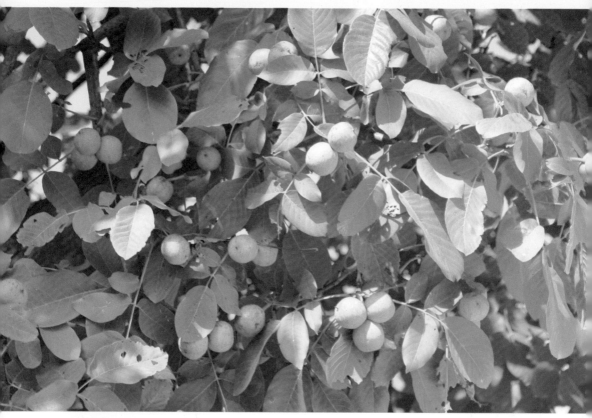

생약명 호도(胡桃), 호도인(胡桃仁), 호도수피(胡桃樹皮), 호도엽(胡桃葉), 호도근(胡桃根), 호도각(胡桃殼)

이명 : 호두나무, 핵도수(核桃樹), 당추자(唐楸子), 호두
과명 : 가래나무과(Juglandaceae)　　　　　　　　　　　　　개화기 : 4~5월
채취시기 : 종인은 열매가 익었을 때인 가을(10월), 수피는 봄, 잎은 봄여름, 뿌리 · 근피는 연중 수시, 과피
　　　　는 9~10월에 덜 익은 것을 채취한다.

사용부위 종자, 종인, 수피, 잎, 뿌리와 뿌리껍질, 익은 열매의 안쪽껍질

성분 : 종인에 지방유가 함유되어 있으며 주성분은 리놀산 글리세리드(glyceride)이고 적은 양의 리놀레산, 글리
　　　세리드가 혼합되어 있다. 또 단백질, 탄수화물, 칼슘, 인, 철, 카로틴, 비타민 B2, 완전히 익은 과일에는 셀
　　　룰로오스와 펜토산(pentosan), 미성숙 열매에는 시트룰린(citrulline), 유글론(juglone), 비타민 C 등이 함유되
　　　어 있다. 수피에는 β-시토스테롤, 베툴린, 피로갈롤(pyrogallol), 타닌과 소량의 배당체, 무기염, 칼슘, 마그
　　　네슘, 칼륨, 나트륨, 철, 인 등이 함유되어 있다. 잎에는 몰식자산, 축합몰식자산, 엘라이드산(elaidic acid),
　　　α-피넨, β-피넨, 리모넨, 유글론, β-카로틴, 유글라닌(juglanin), 히페린, 폴리페놀 복합물과 세로토닌이
　　　함유되어 있다. 뿌리 및 근피에서 시토스테롤, 바닐린, 4, 8-디히드록시테트라논(dihydroxytetranone)이 분
　　　리된다. 미성숙한 과피에는 α-디히드로유글론(α-dihydrojuglone), β-디히드로유글론이 함유되어 있다.

성질과 맛 : 종인 · 잎은 성질이 따뜻하고, 맛은 달다. 수피 · 근피는 독성이 있으며, 맛은 쓰고 떫다. 덜 익
　　　　　은 과피는 성질이 평하고, 맛은 쓰고 떫다.

🌰 생태적특성

전국 각지에 분포하는 낙엽활엽교목으로, 산기슭 및 산골 마을 근처에서 자란다. 높이는 20m 내외이고, 수피는 회백색이며 세로로 깊게 갈라진다. 잎은 어긋나고 홀수깃꼴겹잎이며, 작은 잎은 길이 7~20cm, 너비 5~20cm에 장타원상 난형으로 가장자리는 밋밋하거나 뚜렷하지 않은 잔톱니가 있다. 잎의 윗면은 털이 없으나 뒷면은 어릴 때 잎맥 부근에 부드러운 털이 나 있다. 자웅 동주이며, 4~5월에 미황색 꽃이 피는데, 수꽃은 미상꽃차례로 달리고 암꽃은 1~3개가 수상꽃차례로 달린다. 둥근열매는 10월에 익으며 껍질 안의 핵은 도란형이고 주름과 패인 골이 있다.

각 부위 생김새

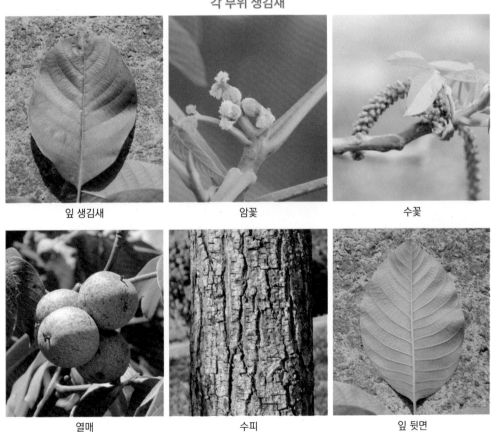

잎 생김새	암꽃	수꽃
열매	수피	잎 뒷면

약효와 효능주치

종인은 생약명이 호도인(胡桃仁)이며, 자양강장, 진해, 거담, 보신고정(補身固精), 윤장(潤腸), 천식, 요통, 유정(遺精), 빈뇨, 변비 등을 치료한다. 수피는 생약명이 호도수피(胡桃樹皮)이며 살충제로 쓰이고 수양성 하리(水樣性下痢), 피부염, 가려움증 등을 치료한다. 잎은 생약명이 호도엽(胡桃葉)이며 물에 추출한 엑기스가 탄저균, 디프테리아균에 대해 강력한 살균 작용을 가지고 있고 콜레라균, 고초균, 폐렴 구균, 연쇄 구균, 황색 포도상 구균, 대장균, 장티푸스균, 적리균에 대하여 약한 살균력을 가지고 있다. 살충, 해독의 효능이 있고 대하증, 가려움증 등을 치료한다. 뿌리와 근피는 생약명이 호도근(胡桃根)이며 살충, 보기(補氣)의 효능이 있고 치통, 변비를 치료한다. 미성숙한 과피는 생약명이 호도청피(胡桃靑皮)이며 위통, 복통, 설사, 가려움증, 종기독 등을 치료한다. 호두 열매 추출물은 발모와 모발의 성장을 촉진한다.

 약재사용부위

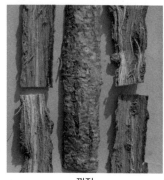 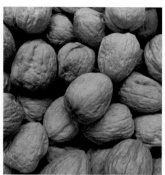 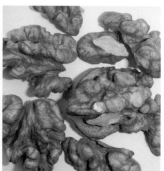

껍질　　　　　　　　　열매　　　　　　　　　종인

 처방 및 용법

종인 1일량 30~50g을 물 1L에 넣고 반으로 달여 2~3회 매 식후 복용한다. 외용할 때는 짓찧어서 환부에 도포한다. 수피 1일량 30~60g을 물 1L에 넣고 반으로 달여 2~3회 매 식후 복용한다. 잎 1일량 50~100g을 물 1L에 넣고 반으로 달여 2~3회 매 식후 복용한다. 외용할 때는 달인 액으로 환부를 씻거나 환부에 달인 액을 바른다. 뿌리와 근피 1일량 30~60g을 물 1L에 넣고 반으로 달여 2~3회 매 식후 복용한다. 미성숙한 과피 1일량 120~180g을 물 1L에 넣고 반으로 달여 2~3회 매 식후 복용한다. 외용할 때는 달인액으로 환부를 씻는다.

🪙 장기에 미치는 작용부위

폐, 신장 경락으로 작용한다.

비슷한 약초

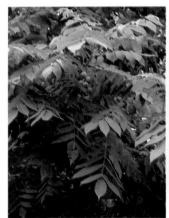
가래나무 지상부

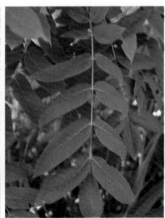
가래나무 잎 생김새

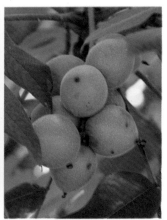
가래나무 열매

기능성물질 효능에 관한 특허자료

은행 열매 추출물과 호두 열매 추출물을 이용한 천식 치료제
본 발명은 은행 열매의 추출물과 호두 열매의 추출물을 이용한 천식 치료제 개발에 관한 것이며 각각의 추출물이 동물 실험과 천식 환자에 대한 유효성 검사에서의 효능에 관한 것이다.

〈공개번호 : 10-2003-0010176, 출원인 : 이병두〉

호랑가시나무

내분비계 질환

강장, 강정, 거풍습, 수렴

Ilex cornuta Lindl. & Paxton

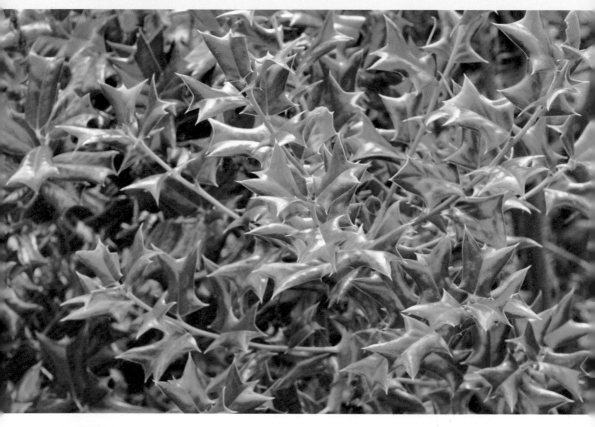

생 약 명 묘아자(猫兒子), 구골엽(枸骨葉), 구골근(枸骨根), 구골수피(枸骨樹皮)

이명 : 묘아자나무, 묘아자, 둥근잎호랑가시, 호랑이가시나무, 범의발나무, 공로자(功勞子), 노호자(老虎刺)

과명 : 감탕나무과(Aquifoliaceae)   개화기 : 4~5월

채취시기 : 열매는 9~10월, 잎은 8~10월, 뿌리는 연중 수시, 수피는 봄여름에 채취한다.

사용부위 열매, 잎, 뿌리, 수피

성분 : 열매에는 알칼로이드, 사포닌, 타닌, 고미질 등이 함유되어 있고, 잎에는 카페인, 사포닌, 타닌, 고미질 등이 함유되어 있으며, 뿌리에는 사포닌, 타닌 등이 함유되어 있다. 수피에는 카페인, 사포닌, 타닌, 고미질, 전분 등이 함유되어 있다.

성질과 맛 : 열매는 성질이 시원하고 맛은 쓰다. 잎은 성질이 평하고 독이 없으며, 맛은 쓰다. 뿌리는 성질이 약간 차고 독이 없으며, 맛은 쓰다. 수피는 성질이 시원하고 독이 없으며, 맛은 약간 쓰다.

384

생태적특성

전남 및 전북 변산 이남에 분포하는 상록활엽관목으로, 높이는 2~3m 정도로 자란다. 밑부분에서 여러 줄기의 가지가 모여나며 가지와 잎에는 털이 없다. 잎은 어긋나고 타원상 육각형에 가죽질이고 각점(角點)이 가시로 된다. 잎의 표면은 윤채가 있는 짙은 녹색이고 뒷면은 황록색이다. 자웅 이주 또는 잡성주이며, 4~5월에 백색꽃이 5~6개씩 달려 산형꽃차례를 이루고 방향성 향기가 있다. 핵과인 열매는 둥글고 9~10월에 붉은색으로 익으며, 종자는 4개씩 들어 있다.

각 부위 생김새

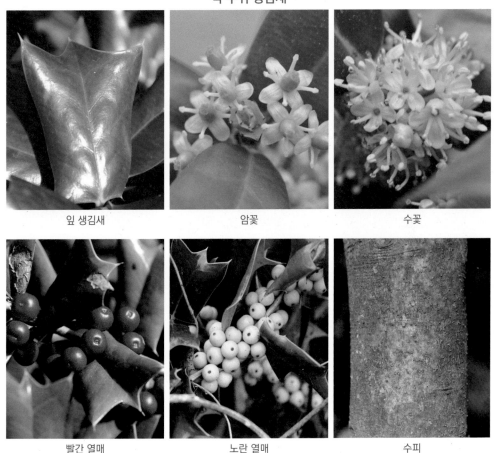

| 잎 생김새 | 암꽃 | 수꽃 |

| 빨간 열매 | 노란 열매 | 수피 |

약효와 효능주치

열매는 생약명이 구골자(枸骨子) 또는 묘아자(猫兒子)이며, 음기를 길러주고 정력을 강하게 하며 혈액순환을 원활하게 하는 효능이 있어, 신체 허약, 양기 부족, 유정(遺精), 근골동통(筋骨疼痛), 타박상 등을 치료한다. 잎은 생약명이 구골엽(枸骨葉)이며 풍사와 습사를 제거하고 혈액의 열을 내리며 몸을 튼튼하게 하고 기력을 왕성하게 하는 등의 효능이 있어서 요슬산통(腰膝痠痛), 풍습비통(風濕痺痛), 결핵성 해수, 타박상, 요통, 신경통, 가래 등을 치료한다. 뿌리는 생약명이 구골근(枸骨根)이며, 간과 신장의 기능을 보하고 열을 내리며 수렴하는 효능이 있어, 요슬통(腰膝痛), 관절통, 두풍(頭風), 안적(眼赤), 치통 등을 치료한다. 수피는 생약명을 구골수피(枸骨樹皮)이며 간과 신장의 기능을 보하고 신체 허약을 치료한다.

약재사용부위

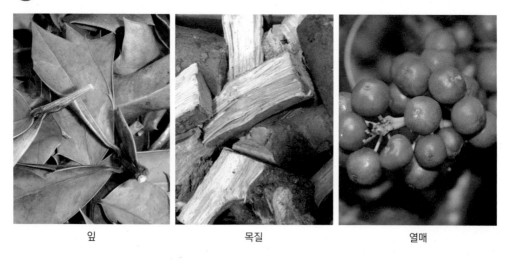

잎   목질   열매

처방 및 용법

열매 1일량 30~50g을 물 1L에 넣고 반으로 달여 2~3회 매 식후 복용한다. 외용할 때는 짓찧어서 환부에 도포한다. 잎 1일량 20~30g을 물 1L에 넣고 반으로 달

여 2~3회 매 식후 복용한다. 뿌리 1일량 30~50g을 물 1L에 넣고 반으로 달여 2~3회 매 식후 복용한다. 수피 1일량 40~80g을 물 1L에 넣고 반으로 달여 2~3회 매 식후 복용한다.

🍃 장기에 미치는 작용부위

간, 심장, 폐 경락으로 작용한다.

비슷한 약초

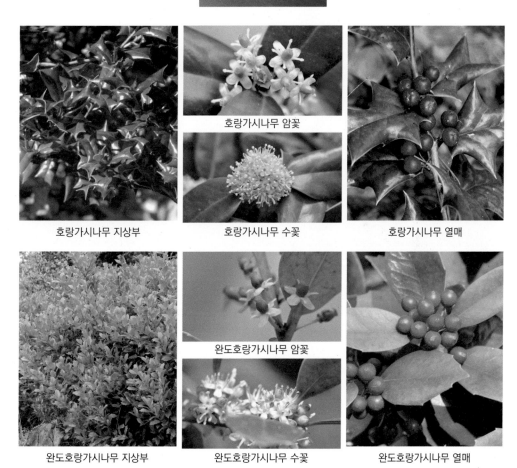

호랑가시나무 암꽃

호랑가시나무 지상부

호랑가시나무 수꽃

호랑가시나무 열매

완도호랑가시나무 암꽃

완도호랑가시나무 지상부

완도호랑가시나무 수꽃

완도호랑가시나무 열매

황금

Scutellaria baicalensis Georgi

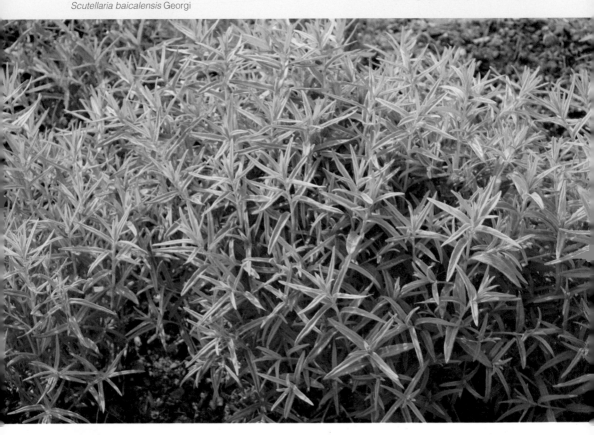

생약명 황금(黃芩)

이명 : 부장(腐腸), 내허(內虛), 공장(空腸), 자금(子芩), 조금(條芩)

과명 : 꿀풀과(Labiatae)   **개화기 :** 7~8월

채취시기 : 가을에 뿌리를 채취하여 수염뿌리를 제거하고 햇볕에 말린다. 이물질을 제거하고 윤투(潤透: 누기를 주어 부드럽게 만드는 것)시킨 다음 절편하여 건조한 뒤 사용한다. 눈근(嫩根: 어린 뿌리)으로 안팎이 모두 실하며 황색으로 연한 녹색을 띤 것을 자금(子芩) 또는 조금(條芩)이라 하고, 노근(老根)으로 중심이 비어 있고 검은색을 띤 것을 고금(枯芩)이라 하여 구분하기도 한다.

사용부위 뿌리

성분 : 뿌리에 바이칼린(baicalin), 바이칼레인(baicalein), 우고닌(woogonin), β−시토스테롤(β-sitosterol) 등을 함유한다.

성질과 맛 : 성질이 차고 맛은 쓰며, 독성은 없다.

🌿 생태적특성

황금은 여러해살이풀로 우리나라 각지의 밭에서 재배하고 있다. 특히 경북 안동, 봉화가 유명한 산지이며, 전남 여천 지방에서도 많이 재배한다. 높이는 60cm 정도로 자라는데 줄기는 가지가 많이 갈라지며 곧게 서거나 비스듬히 올라간다. 줄기 전체에 털이 있고 원줄기는 네모가 지며 한군데에서 여러 대가 나온다. 잎은 마주나고 양끝이 좁고 피침형으로서 가장자리가 밋밋하다. 7~8월에 자색 꽃이 원줄기 끝과 가지 끝에 총상꽃차례로 달리는데, 꽃차례에 잎이 있으며 각 잎겨드랑이에 꽃이 1개씩 달린다. 열매는 8~9월에 수과로 익는데 열매는 황금자(黃芩子)라고 하여 약으로 사용한다. 주요 약재로 사용하는 뿌리는 원추형으로 길이 7~27cm, 지름 1~2cm 정도이다. 뿌리 표면은 짙은 황색 또는 황갈색을 띠며 윗부분은 껍질이 비교적 거칠고 세로로 구부러진 쭈그러진 주름이 있으며, 아래쪽은 껍질이 얇다. 질은 단단하면서도 취약하여 절단이 쉽다. 단면은 짙은 황색이며 중앙부에는 홍갈색의 심이 있다. 오래 묵은 뿌리의 절단면은 중앙부가 암갈색 혹은 흑갈색의 두터운 조각 모양이며 간혹 속이 비어 있는데 보통 고황금(枯黃芩) 혹은 고금(枯芩)이라고 한다. 굵고 길며 질이 견실하고 색이 노랗고 겉껍질이 깨끗하게 제거된 것이 좋은 황금이다.

각 부위 생김새

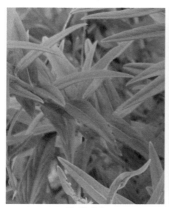
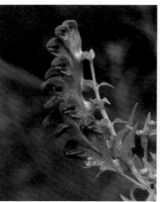
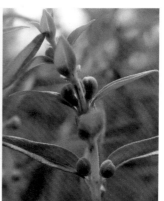

잎 생김새   꽃   열매

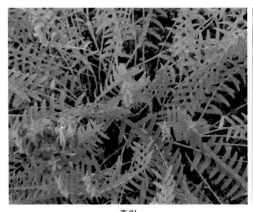

줄기

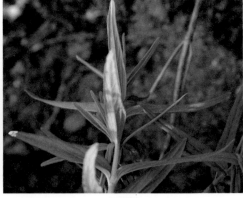

잎 뒷면

약효와 효능주치

열을 내리고 습사를 말리는 청열조습(淸熱燥濕), 화를 내리고 독을 해소하는 사화해독(瀉火解毒), 출혈을 멈추는 지혈(止血), 태아를 안정시키는 안태(安胎) 등의 효능이 있어서, 발열(發熱), 폐열해수(肺熱咳嗽), 번열(煩熱), 고혈압, 동맥경화, 담낭염, 습열황달(濕熱黃疸), 위염, 장염, 세균성 이질(痢疾), 목적동통(目赤腫痛), 옹종(癰腫), 태동불안(胎動不安) 등의 치료에 이용한다.

약재사용부위

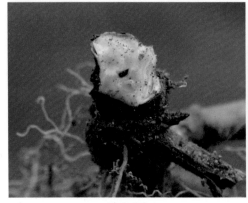

뿌리 단면

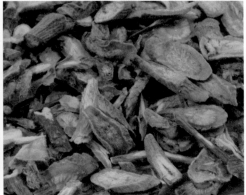

약재

🌿 처방 및 용법

건조한 약재로 하루에 4~12g을 사용하는데, 말린 뿌리 10g에 물 700mL 정도를 붓고 끓기 시작하면 불을 약하게 줄여서 200~300mL 정도로 달여 아침저녁 2회로 나누어 복용한다. 가루나 환을 만들어 복용하기도 한다. 외용할 때는 가루 내어 환부에 뿌리거나 달인 액으로 환부를 씻어낸다. 민간요법으로 편도염과 구내염, 복통 치료에 많이 이용한다. 편도염에는 황금, 황련, 황백을 부드럽게 가루 내어 각각 2g씩을 컵에 넣고 끓는 물에 부어 노랗게 우린 물로 하루에 6~10회 입가심을 한다. 복통 치료에는 황금과 작약 각 8g, 감초 4g을 물 1,200mL 정도에 넣고 300~400mL로 달여 하루 3회에 나누어 복용한다.

> **주의사항 :** 쓰고 찬 성미로 인하여 생기를 손상시킬 수 있으므로 비위가 허하고 찬 사람이나 임산부의 경우에는 사용을 금한다. 산수유, 용골과는 상사(相使: 서로 돕는 성질) 작용을 하지만, 목단이나 여로와는 상외(相畏: 서로 싫어하는 성질) 작용을 하므로 함께 쓰지 않는다.

🌿 장기에 미치는 작용부위

담낭, 심장, 폐, 대장, 경락으로 작용한다.

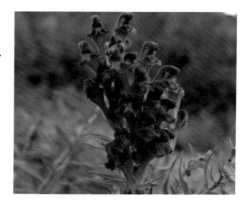

기능성물질 효능에 관한 특허자료

황금 정제 추출물, 이의 제조 방법 및 이를 유효 성분으로 함유하는 간 보호 및 간경변증 예방 및 치료용 조성물
본 발명의 제조 방법에 의해 제조된 황금 표준화 시료용 정제 추출물 또는 이를 함유하는 조성물은 간 보호 및 담즙성 간경변증 예방 및 치료용 조성물로 사용될 수 있다.

〈공개번호 : 10-0830186-0000, 출원인 : 원광대학교 산학협력단〉

황기

Astragalus mongholicus Bunge

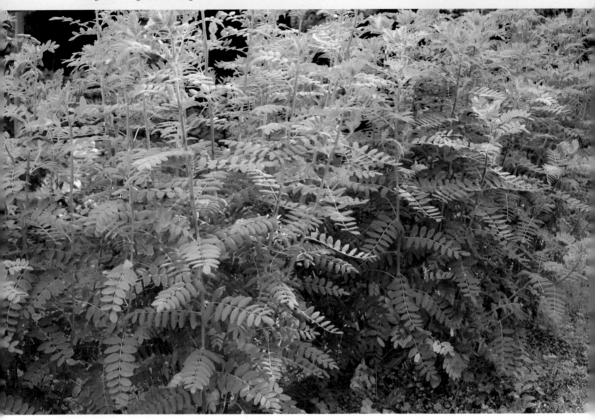

생약명 황기(黃芪)

이명 : 단너삼, 면황(綿黃), 대분(戴粉), 촉태(蜀胎), 백본(百本)

과명 : 콩과(Leguminosae)

개화기 : 7~8월

채취시기 : 잎이 지는 가을(9~10월)이나 이른 봄에 뿌리를 채취하여 수염뿌리와 머리 부분을 제거하고 햇볕에 말린 다음 이물질을 제거하고 절편하여 보관한다.

사용부위 뿌리

성분 : 뿌리에는 자당(蔗糖), 점액질, 포도당이 함유되어 있으며 이 외에 글루쿨론산(gluculoninc acid), 콜린(choline), 베타인(betaine), 아미노산 등이 함유되어 있다.

성질과 맛 : 성질이 따뜻하고 맛은 달며 독성은 없다.

생태적특성

경북, 강원, 함남과 함북의 산지에 분포하여 자생하는 여러해살이풀로, 현재 전국 각지에서 재배하며 강원도 정선과 충북 제천 등이 주산지이다. 높이는 1m 이상이며 줄기가 곧게 서고 전체에 털이 약간 나 있다. 잎은 어긋나고, 6~11쌍의 작은 잎으로 이루어진 홀수깃꼴겹잎이다. 잎자루가 짧으며, 작은 잎은 난상 긴 타원형에 양끝이 둔하거나 둥글고 가장자리가 밋밋하다. 7~8월에 엷은 황색 또는 담자색 꽃이 잎겨드랑이 또는 줄기 끝에 총상꽃차례를 이루며 피는데, 꽃줄기가 길며 다수의 꽃이 밀착하며 한쪽으로 몰려 난다. 협과인 열매는 8~9월에 꼬투리 모양으로 익는다. 약재로 쓰이는 뿌리는 길이 30~90cm, 지름 1~3.5cm에 긴 원주형이며, 드문드문 작은 가지뿌리가 붙어 있으나 분지되지 않고 뿌리의 머리 부분에는 줄기의 잔기가 남아있다.

각 부위 생김새

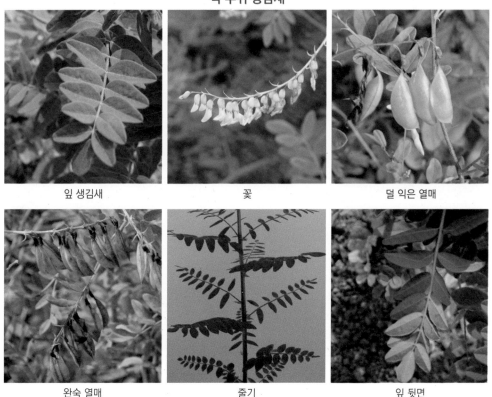

| 잎 생김새 | 꽃 | 덜 익은 열매 |
| 완숙 열매 | 줄기 | 잎 뒷면 |

뿌리의 표면은 엷은 갈황색 또는 엷은 갈색이며 회갈색의 코르크층이 군데군데 남아 있다. 질은 단단하고 절단하기 힘들며 단면은 섬유성이다. 횡단면을 현미경으로 보면 가장 바깥층은 주피(主皮)이고 껍질부는 엷은 황백색, 목부(木部)는 엷은 황색이며 형성층 부근은 약간 황갈색을 띤다.

🌿 약효와 효능주치

몸을 튼튼하게 하고 기운을 북돋우며, 땀을 멈추게 하고 소변을 원활하게 하며, 새살이 돋아나게 하고 종기를 가라앉히며 몸 안의 독을 밖으로 내보내는 등의 효능이 있어 다음과 같이 응용한다. 생용(生用: 말린 것을 그대로 사용하는 것)하면 위기(衛氣)를 더하여 피부를 건강하게 하며, 수도를 이롭게 하고 종기를 없애며, 독을 배출하고 새살을 잘 돋게 하며, 자한과 도한, 부종과 옹저를 치료한다. 자용(炙用: 꿀물을 흡수시켜 볶아서 사용하는 것)하면 중초(中焦)를 보하고 기를 더하며 내상노권(內傷勞倦)을 치료한다. 비장이 허하여 오는 설사, 탈항, 기가 허하여 오는 혈탈(血脫), 붕루대하(崩漏崩帶) 등을 치료하고 기타 일체의 기가 쇠약한 증상이나 혈허(血虛) 증상에 응용한다.

🌿 약재사용부위

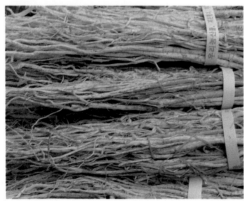

뿌리   약재

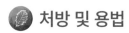 **처방 및 용법**

말린 뿌리로 하루에 4~12g 정도를 사용하는데, 대제(大劑)에는 37.5~75g까지 사용할 수 있다. 자한(自汗: 기가 허해서 오는 식은 땀), 도한(盜汗: 잠잘 때 오는 식은 땀) 및 익위고표(益衛固表)에는 생용하고, 보기승양(補氣升陽: 기를 보하고 양기를 끌어올림)에는 밀자(蜜炙: 약재에 꿀물을 흡수시킨 다음 약한 불에서 천천히 볶아내는 것)하여 사용한다.

민간에서는 산후증이나 식은땀, 어지럼증 치료를 위해 황기를 애용한다. 산후증치료에는 황기 15~20g를 물 1L에 넣고 끓기 시작하면 불을 약하게 줄여서 200~300mL로 달여 하루 2~3회로 나누어 복용한다. 식은땀 치료에는 황기 12g를 물 1L에 넣고 끓기 시작하면 불을 약하게 줄여서 200~300mL 정도로 달여 하루 3회로 나누어 식후에 복용한다. 또 어지럼증이 심한 경우에는 노란색 닭 한 마리를 잡아 배 속의 내장을 꺼내고 거기에 황기 30~50g을 넣은 다음 중탕으로 푹 고아서 닭고기와 물을 2~3회로 나누어 하루에 먹는다. 여러 가지 원인으로 오는 빈혈과 어지럼증에도 효과가 있다.

> **주의사항 :** 정기를 증진시키는 약재이므로 모든 실증(實證), 양증(陽症) 또는 음허양성(陰虛陽盛: 진액이 부족한 상태에서 양기가 심하게 항진된 경우)의 경우에는 사용하면 안된다.

 장기에 미치는 작용부위

비장, 폐, 신장 경락으로 작용한다.

기능성물질 효능에 관한 특허자료

황기 추출물을 유효 성분으로 하는 골다공증 치료제
황기를 저급 알코올로 추출하여 물을 가한 다음 다시 헥산으로 부분 정제한 황기 추출물을 유효 성분으로 하는 골다공증 치료제에 관한 것으로서, 이는 노화 또는 폐경 등의 다양한 원인에 의하여 유발되는 골다공증을 부작용이 없이 예방 및 치료하는 데 효과적으로 사용될 수 있다. 〈공개번호 : 10-0284657-0000, 출원인 : 한국한의학연구원〉

회화나무

순환기계 질환

거풍, 지혈, 항균, 탈모

Sophora japonica L. = [*Stypholobium japonicum* (L.) Schott.]

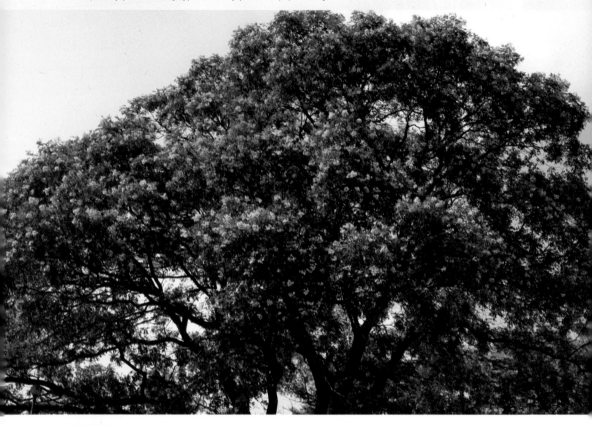

생약명 괴화(槐花), 괴각(槐角), 괴백피(槐白皮)

이명 : 과나무, 회나무, 괴수(槐樹), 괴화수(槐花樹)
과명 : 콩과(Leguminosae)   **개화기** : 8월
채취시기 : 꽃 또는 꽃봉오리는 개화 전과 직후인 7~8월, 수피는 봄여름, 근피는 연중 수시, 열매는 10월
에 채취한다.

사용부위 꽃과 꽃봉오리, 열매, 뿌리 · 줄기 껍질

성분 : 꽃 또는 꽃봉오리에는 트리테르펜(triterpene)계의 사포닌과 베툴린(betulin), 소포라디올(sophoradiol),
포도당, 글루쿠론산(glucuronic acid), 소르포린 A, B, C(sorphorin A, B, C), 타닌 등이 함유되어 있다. 수
피 및 근피에는 d-마아키아닌-모노-β-d-글루코시드(d-maackianin-mono-β-d-glucoside), dl-마아키
아인(dl-maackiain)이 함유되어 있다. 열매에는 9종의 플라보노이드와 이소플라보노이드가 함유되어
있고 그중에는 게니스테인(genistein), 소포리코시드(sophoricoside), 소포라비오시드(sophorabioside),
켐페롤(kaempherol), 글루코시드(glucoside) C, 소포라플라보놀로시드(sophoraflavonoloside), 루틴
(rutin) 등이 함유되어 있다.

성질과 맛 : 꽃 또는 꽃봉오리는 성질이 시원하고 맛은 쓰다. 열매는 성질이 차고 맛은 쓰다. 수피 · 근피
는 성질이 평하고 독이 없으며 맛은 쓰다.

🌰 생태적특성

인가 근처에 심거나 가로수 등으로 심어 가꾸는 낙엽활엽교목으로, 높이는 25m 내외로 자란다. 줄기는 곧게 서서 굵은 가지를 내고 수피는 회갈색이며 세로로 갈라진다. 어린가지는 녹색을 띠며 자르면 냄새가 난다. 잎은 서로 어긋나고 홀수깃꼴겹잎이며, 작은 잎은 7~15개이고 길이 2.5~6cm, 너비 15~25mm에 난상 긴 타원형 또는 난상 피침형이다. 잎끝은 뾰족하고 밑부분은 뭉툭하거나 둥글고 가장자리에 톱니가 없으며 잎의 뒷면에는 잔털이 있고 작은 탁엽이 있다. 8월에 황백색 꽃이 줄기 끝에 원추꽃차례로 피며, 협과인 열매는 구슬을 꿰어놓은 것 같은 염주형으로 마디가 있고 10월에 익어 벌어진다.

각 부위 생김새

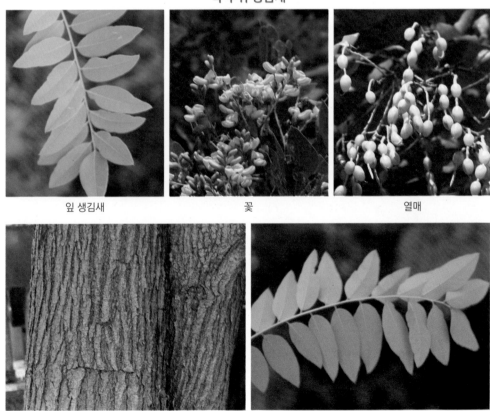

잎 생김새

꽃

열매

수피

잎 뒷면

약효와 효능주치

꽃은 생약명이 괴화(槐花)이고 꽃이 피기 전의 꽃봉오리는 생약명이 괴미(槐米)이며, 진경(鎭痙) 및 항궤양 작용, 혈압 강하 작용이 있고 청열, 양혈(凉血), 지혈의 효능이 있어 장풍(腸風)에 의한 혈변, 치질, 혈뇨, 대하증, 눈의 충혈, 창독, 중풍 등을 치료한다. 수피 및 근피는 생약명이 괴백피(槐白皮)이며 진통, 소종(消腫), 거풍(祛風), 제습(除濕)의 효능이 있고 신체강경(身體强硬: 몸이 굳어짐), 근육마비, 열병구창(熱病口瘡), 장풍하혈(腸風下血), 종기, 치질, 음부 가려움증, 화상 등을 치료한다. 열매는 생약명이 괴각(槐角)이며, 항균 작용이 있고 청열, 윤간(潤肝), 양혈(凉血), 지혈의 효능이 있고 장풍출혈(腸風出血), 치질출혈, 출혈성 하리, 심흉번민(心胸煩悶), 풍현(風眩) 등을 치료한다. 꽃 추출물은 여드름의 예방과 치료, 폐경기 질환 및 피부 노화 예방과 치료, 피부 주름 개선의 효과가 있다. 또한 탈모의 예방 및 개선에도 효과적이다.

약재사용부위

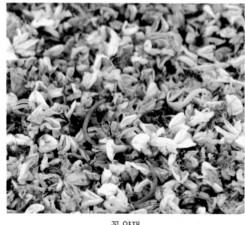

꽃 약재

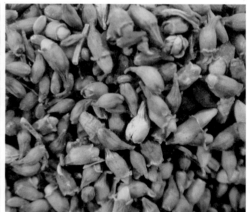

열매 약재

처방 및 용법

꽃 또는 꽃봉오리 1일량 30~40g을 물 1L에 넣고 반으로 달여 2~3회 매 식후 복용한다. 외용할 때는 달인 액을 환부를 씻어준다. 수피 및 근피 1일량 30~50g을 물 1L에 넣고 반으로 달여 2~3회 매 식후 복용한다. 외용할 때는 달인 액으로 양치질하여 씻어준다. 열매 1일량 20~30g을 물 1L에 넣고 반으로 달여 2~3회 매 식후 복용한다. 외용할 때는 볶아서 분말로 만들어 참기름과 섞어서 도포한다.

주의사항 : 비위가 허약한 사람은 사용에 주의한다.

🧠 장기에 미치는 작용부위

간, 심장, 대장 경락으로 작용한다.

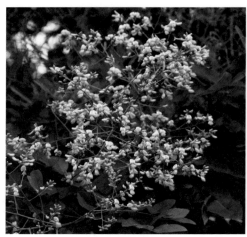

꽃봉우리

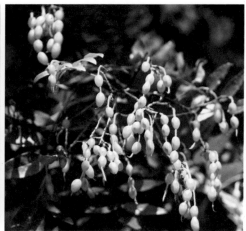

열매

기능성물질 효능에 관한 특허자료

회화나무 꽃 추출물의 누룩 발효물을 함유하는 여드름 개선용 조성물
본 발명은 여드름 피부용 화장료 조성물에 관한 것으로, 보다 상세하게는 회화나무 꽃 추출물을 누룩 발효시켜 제조한 발효물을 함유하여 여드름 증상을 악화시키는 주 원인균인 프로피오니박테리움아크네(Propionibacteriumacnes)의 생육을 억제하는 우수한 여드름 치료 및 예방 효과를 갖는 여드름 피부용 화장료 조성물에 관한 것이다.

〈공개번호 : 10-2011-0105581, 출원인 : (주)롯데〉

강 황

Curcuma longa Linné

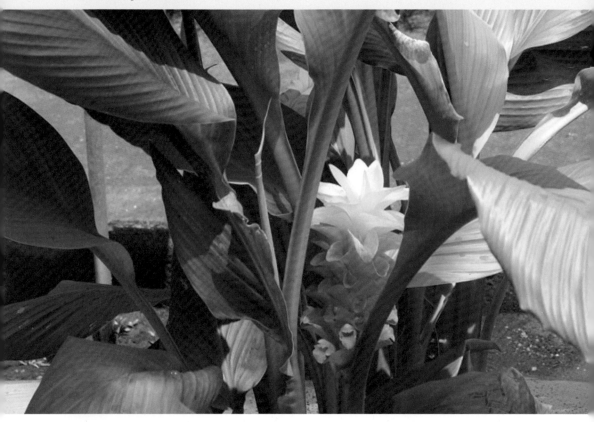

생 약 명 강황(薑黃)

이명 : 심황(深黃), 황강(黃薑), 보정향(寶鼎香)

과명 : 생강과(Zingiberaceae)

개화기 : 5～8월

채취시기 : 첫서리가 내린 후 잎이 시든 뒤에 채취한다.

사용부위 뿌리줄기

성분 : 쿠르민(Curcumin)이 주성분인 황색소 1～3%, 투르메론(Turmerone)이 주성분인 정유 1～5%, 녹말
30～40% 등이 주요 성분이다. 정유 성분인 투르메론은 쉽게 α－투르메론과 γ－투르메론으로 바뀌
며 특이한 냄새를 내는 불안정한 성분이다.

성질과 맛 : 성질이 따뜻하고, 맛은 맵고 쓰다.

생태적특성

인도 원산의 여러해살이풀로, 물 빠짐이 양호하며 유기질이 풍부한 토양에서 잘 자란다. 높이는 90~150cm 정도이고, 지상부의 생김새는 파초와 비슷하며 뿌리는 생강 모양의 뿌리줄기와 덩이뿌리로 구분되어 있다. 잎은 길이 30~90cm, 너비 10~20cm에 긴 타원형으로 잎끝이 뾰족하고 기부는 삼각형이며 잎의 윗면은 푸른색이다. 늦은 봄부터 여름까지(5~8월) 연황색 꽃이 수상꽃차례를 이루며 피는데, 꽃이 삭은 잎보다 먼저 나오고 광난형이며 연한 녹색 포에 싸여 있다. 포편(苞片)은 길이 4~5cm에 난형이며, 화관은 길이 2.5cm 정도에 황색이다.

각 부위 생김새

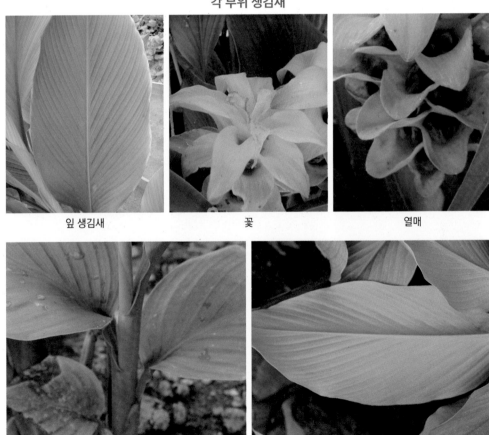

| 잎 생김새 | 꽃 | 열매 |

| 줄기 | 잎 뒷면 |

뿌리는 생강과 비슷하나 생강보다 가늘고 양하(蘘荷)보다는 굵다. 뿌리줄기는 덩어리 모양이고 가로로 절단한 단면은 황색을 띠며 장뇌 같은 방향(芳香)이 있다. 열대 지방 원산으로 따뜻하고 습윤한 기후에서 잘 생육하며 특히 일조량이 풍부하고 통풍이 잘되는 지역에서 재배하는 것이 좋다. 또한 근경은 추위에 약하기 때문에 저장 중 10℃ 이하에서는 부패하므로 온도 관리에 주의하여야 한다. 우리나라에서는 전남 진도가 주산지이며 전남 담양과 경남 산청, 충남 일부에서 재배되고 있다. 《한약채취월령》에 음력 3월에 채취하는 약으로 소개되어 있고, 조선 시대에 심황(深黃)이라 하여 비교적 기후가 따뜻한 남부 지방에서 재배했던 것으로 추정된다.

🧠 약효와 효능주치

담낭의 기운을 돕고 위를 튼튼하게 하며, 기혈의 순환을 원활하게 하고 월경을 잘 통하게 하며 종기를 가라앉히는 등의 효능이 있어서 소화불량, 위염, 간염, 담낭 및 담도염, 황달, 경폐(經閉), 산후 어혈복통, 타박상 등의 치료에 이용한다.

🌿 약재사용부위

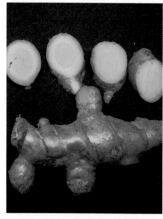
강황

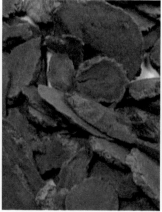
약재

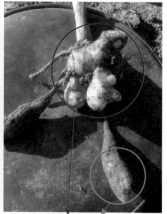
강황과 울금

처방 및 용법

하루 6~12g을 물 1L에 넣고 반으로 달여서 2~3회로 나누어 복용한다. 말린 것을 가루 내어 음식에 넣어 먹기도 한다.

> **주의사항 :** 파혈(破血), 행기(行氣) 작용이 있으므로 혈허(血虛)하면서 기체혈어(氣滯血瘀)가 아닌 경우에는 사용할 수 없다.

장기에 미치는 작용부위

간, 비장 경락으로 작용한다.

비슷한 약초

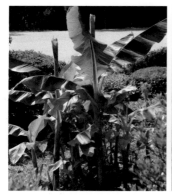
파초 지상부

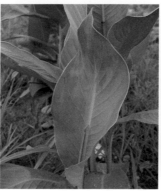
파초 잎 생김새

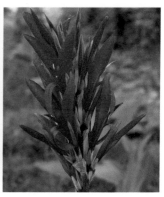
파초 꽃

강황과 울금

강황은 강황(*Curcuma longa* Linné)의 뿌리줄기, 울금은 강황 또는 울금(*Curcuma aromatica*)의 덩이뿌리를 사용한다. 우리나라의 한약 공정서에 따르면 강황과 울금은 그 기원 식물이 생강과에 속하는 여러해살이풀인 강황이다. 〈대한약전 외 한약(생약)규격집〉에 따르면 이 식물의 뿌리줄기를 '강황(薑黃)' 또는 '조강황'으로 기재되어 있으며, 동일 식물의 덩이뿌리를 수확하여 그대로 또는 주피를 제거하고 쪄서 말린 것을 '울금(鬱金)'이라고 수재하고 있다. 그러나 중국에서는 울금을 '*Curcuma aromatica*의 뿌리줄기'로 수재하고 있다.

겨우살이

Viscum album var. *coloratum* (Kom.) Ohwi

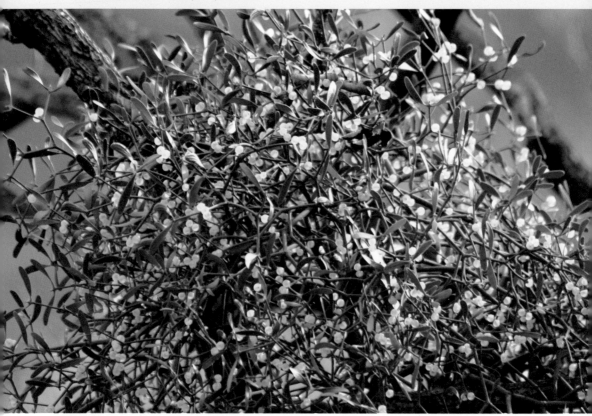

생 약 명 상기생(桑寄生)

이명 : 겨우사리, 붉은열매겨우사리, 동청(凍靑), 기생초(寄生草)

과명 : 겨우살이과(Loranthaceae)

개화기 : 4~5월

채취시기 : 봄부터 겨울에 채취한다.

사용부위 줄기 · 가지 · 잎

성분 : 전목 또는 가지와 잎은 플라보노이드 화합물의 아비쿨라린(avicularin), 퀘르세틴(quercetin), 퀘르시트린(quercitrin), 올레아놀산(oleanolic acid), α-아미린(α-amyrin), 메소-이노시톨(meso-inositol), 플라보노이드, 루페올(lupeol), β-시토스테롤(β-sitosterol), 아글리콘(aglycon) 등을 함유한다.

성질과 맛 : 성질이 평하고, 맛은 달고 쓰다.

생태적특성

중부 · 남부 지방의 높은 산에서 자라는 큰 나무에 기생하는 상록 소저목으로, 참나무, 팽나무, 물오리나무, 밤나무, 자작나무 등의 줄기와 가지에 붙어서 자란다. 높이는 30~60cm 정도이며, 줄기와 가지는 원주상이고 황록색 또는 녹색에 약간 다육질이며 2~3갈래로 갈라지고 가지가 갈라지는 곳이 점차 커져서 마디가 생긴다. 잎은 가지 끝에 마주나고, 잎자루가 없으며 길이 3~6cm, 너비 0.6~1.2cm에 피침형으로 두껍고 황록색의 윤채가 난다. 자웅 이주이며, 4~5월에 미황색 꽃이 가지 끝의 두 잎 사이에서 피는데 꽃자루는 없고 수꽃은 3~5개, 암꽃은 1~3개이다. 열매는 액과이며 둥글고 10~12월에 황색 또는 등황색으로 익는다.

각 부위 생김새

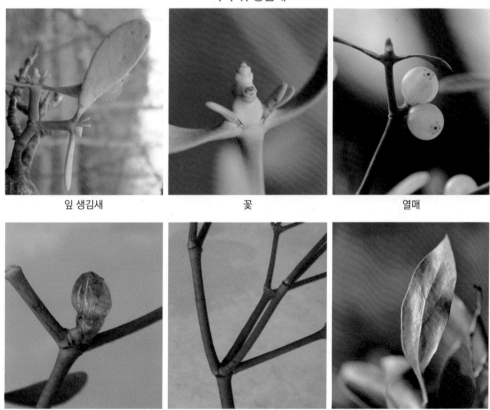

잎 생김새   꽃   열매

완숙 열매   줄기   잎 뒷면

🍃 약효와 효능주치

몸을 튼튼하게 하고 기력을 왕성하게 하며, 통증을 멎게 하고 풍사와 습사를 제거하며, 안태시키고 혈압을 내려주는 등의 효능이 있어서 신경통, 관절통, 근골위약(筋骨痿弱), 풍습비통(風濕痺痛), 임신부의 태동(胎動), 태루(胎漏), 붕루(崩漏), 고혈압, 동맥 경화, 암의 치료에 사용한다. 또는 노화 방지, 항산화 활성, 항비만 등의 작용이 있고 종기, 어혈, 심장 질환, 지방간, 타박상 등의 치료에도 효과적이다.

🍃 약재사용부위

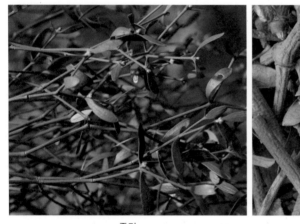

줄기

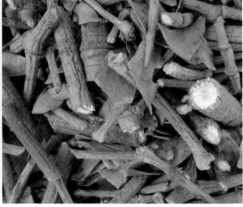

약재

🍃 처방 및 용법

전목 1일량 12~18g을 물 1L에 넣고 반으로 달여 2~3회 매 식후 복용한다. 외용할 때는 전목을 짓찧어서 환부에 도포한다.

🍃 장기에 미치는 작용부위

간, 심장, 신장 경락으로 작용한다.

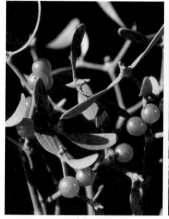

붉은겨우살이

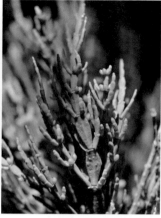

동백겨우살이

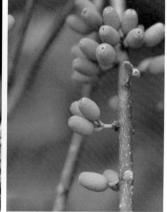

참나무겨우살이

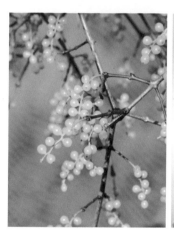

꼬리겨우살이

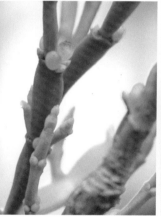

동백겨우살이 꽃

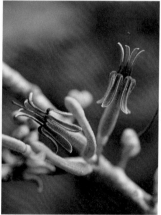

참나무겨우살이 꽃

기능성물질 효능에 관한 특허자료

항노화 활성을 갖는 겨우살이 추출물

본 발명은 항노화 활성을 갖는 겨우살이 추출물에 관한 것으로, 본 발명에 따른 겨우살이 추출물 또는 이를 함유하는 기능성 식품 또는 약제학적 조성물은 생명을 연장시키는 효과가 있으며 전반적인 건강을 향상시키는 효과를 나타내는 바 기능성 식품 또는 의약 분야에서 매우 유용한 발명이다.

〈공개번호 : 10-2010-0102471, 출원인 : ㈜미슬바이오텍〉

남천

Nandina domestica Thunb.

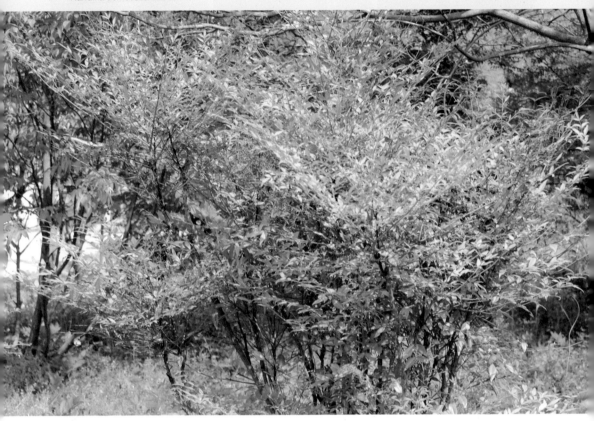

생약명 남천죽자(南天竹子), 남천죽엽(南天竹葉), 남천죽경(南天竹梗), 남천죽근(南天竹根)

이명 : 남천죽, 남천촉(南天燭), 천촉자(天燭子)
과명 : 매자나무과(Berberidaceae)   개화기 : 5~6월
채취시기 : 열매는 가을에 성숙했을 때, 잎과 줄기와 가지는 연중 수시, 뿌리는 9~10월에 채취한다.

사용부위 열매, 잎, 줄기와 가지, 뿌리

성분 : 열매에 알칼로이드가 함유되어 있으며 주성분은 o-메틸도메스티신(o-methyldomesticine)이고 그밖에 프로토핀(protopine), 이소코리딘(isocorydine), 난디닌(nandinine), 도메스티신(domesticine), 칼리스테핀(callistephin)도 함유되어 있다. 잎에는 미량의 마그노플로린(magnoflorine)이 함유되어 있고 새잎에는 비타민 C가 함유되어 있다. 줄기와 가지에는 마그노플로린, 자트로르리진(jatrorrhizine), 도메스티신, 베르베린(berberine), 메니스페린(menisperine), o-메틸도메스티신이 주성분이고 이 외에 난다주린(nandagurine), 이소볼딘(isoboldine) 등이 함유되어 있다. 뿌리에는 알칼로이드가 함유되어 있고 도메스티신, o-메틸도메스티신이 주성분이며 이 외에 난다주린(nandagurine), 베르베린, 자트로르리진이 함유되어 있다.

성질과 맛 : 열매는 성질이 평하고 독성이 조금 있으며, 맛은 시고 달다. 잎 · 줄기 · 가지는 성질이 차고 독이없으며, 맛은 쓰다. 뿌리는 성질이 차고, 맛은 쓰다.

🍃 생태적특성

남부 지방에서 심어 가꾸는 상록활엽관목으로, 높이는 1~2m 내외이고 3m에 달하는 것도 있다. 밑에서 줄기가 많이 갈라지며 겨울철에는 줄기가 붉게 변한다. 잎은 어긋나고 3회 깃꼴겹잎이며 길이 30~50cm 정도에 가죽질이다. 엽축에 마디가 있고, 작은 잎은 잎자루가 없으며 길이 3~10cm 정도에 타원상 피침형으로 잎끝이 점차 뾰족해지고 밑부분은 날카로우며 가장자리에 톱니가 없다. 6~7월에 양성화가 가지 끝에 원추꽃차례로 피는데, 꽃받침 조각은 3개이고 꽃부리는 백색이며 꽃밥은 황색이고 세로로 터진다. 씨방은 1개이며 암술대는 짧고 암술머리는 손바닥모양이다. 열매는 액과로 둥글고 10~11월에 붉은색 또는 선홍색으로 익는다.

각 부위 생김새

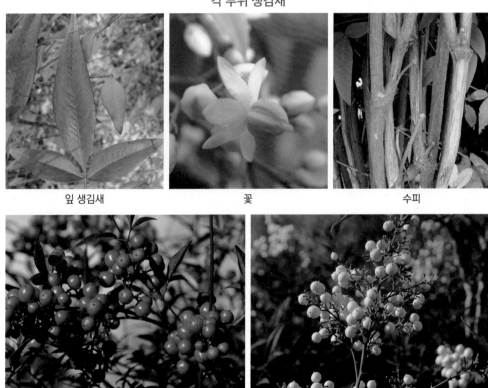

잎 생김새 꽃 수피

남천 열매 노란남천 열매

약효와 효능주치

열매는 생약명이 남천죽자(南天竹子)이며 진해, 청간(淸肝)의 효능이 있고 명목(明目), 천식, 백일해, 말라리아 등을 치료한다. 독성이 있으므로 복용하는 데 주의를 요한다. 잎은 생약명이 남천죽엽(南天竹葉)이며 혈뇨, 말라리아, 타박상 등을 치료한다. 줄기와 가지는 생약명이 남천죽경(南天竹梗)이며, 강장, 거담의 효능이 있고 천식으로 인한 해수를 치료하며 흥분 작용을 한다. 뿌리는 생약명이 남천죽근(南天竹根)이며 거풍(祛風), 청열, 제습(除濕), 화담(化痰)의 효능이 있고 풍열, 두통, 폐열해수, 습열, 황달, 류머티즘, 마비통, 급성 결막염, 구토, 좌골 신경통 등을 치료한다.

 약재사용부위

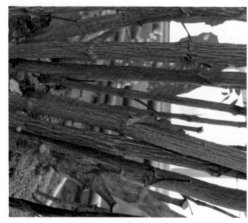
가지

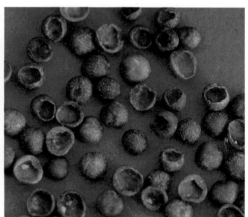
열매껍질

 처방 및 용법

열매 1일량 20~40g을 물 1L에 넣고 반으로 달여 2~3회 매 식후 복용한다. 잎 1일량 30~50g을 물 1L에 넣고 반으로 달여 2~3회 매 식후 복용한다. 외용할 때는 생잎을 짓찧어서 환부에 도포한다. 줄기와 가지 1일량 50~100g을 물 1L에

넣고 반으로 달여 2~3회 매 식후 복용한다. 뿌리 1일량 100~150g을 물 1L에
넣고 반으로 달여 2~3회 매 식후 복용한다.

🍃 장기에 미치는 작용부위

간, 폐 경락으로 작용한다.

비슷한 약초

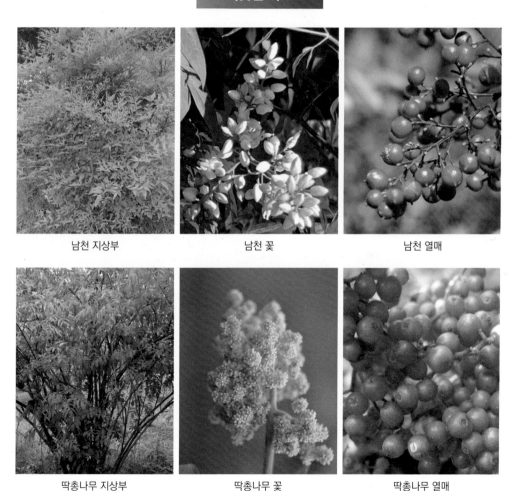

남천 지상부   남천 꽃   남천 열매

딱총나무 지상부   딱총나무 꽃   딱총나무 열매

더 덕

Codonopsis lanceolata (Siebold & Zucc.) Benth. & Hook. f. ex Trautv.

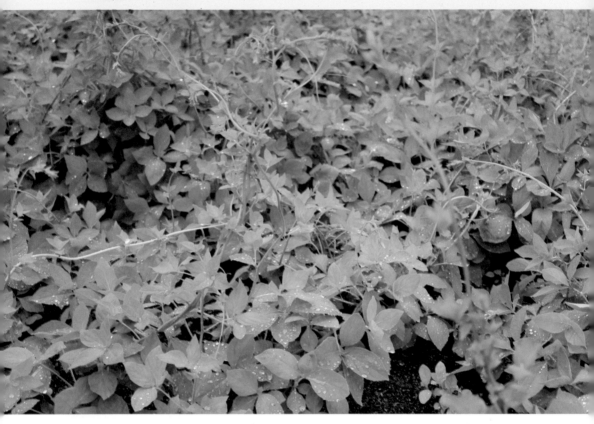

생 약 명 사엽삼(四葉參)

이명 : 참더덕, 노삼(奴蔘), 통유초(通乳草), 사엽삼(四葉蔘)

과명 : 초롱꽃과(Campanulaceae)

개화기 : 8~9월

채취시기 : 가을철에 뿌리를 채취하여 품질별로 정선하고, 식용으로 사용할 것은 저온 저장하며, 약용할 것은 건조하여 저장한다.

사용부위 뿌리

성분 : 전초에 아피게닌(apigenin), 루테올린(luteolin), α-스피나스테롤(α-spinasterol), 스티그마스텐올 (stigmastenol), 올레아놀산(oleanolic acid), 에키노시스트산(echinocystic acid), 알비겐산(albigenic acid) 등이 함유되어 있으며, 뿌리에는 리오이틴(leoithin), 펜토산(pentosane), 피토데린(phytoderin), 사포닌 (saponin)이 함유되어 있다.

성질과 맛 : 성질이 평범하고(약간 따뜻하다고도 함) 맛은 달고 맵다.

🌿 생태적특성

전국 각지에 분포하는 덩굴성 여러해살이풀로, 숲속에서 자생하거나 농가에서 재배하기도 한다. 덩굴은 길이 2m 이상 자라며, 보통 털이 없고 줄기를 자르면 유액(乳液)이 나온다. 잎은 서로 어긋나며 짧은 가지 끝에 3~4개의 잎이 가까이 마주난다. 길이 3~10cm, 너비 1.5~4cm에 피침형 또는 긴 타원형으로 양끝이 좁고 털이 없으며 가장자리가 밋밋하다. 꽃은 8~9월에 피는데, 짧은 가지 끝에서 아래를 향해 종 모양으로 달린다. 꽃받침은 5개로 갈라지고 꽃받침 조각은 난상 긴 타원형이며, 꽃부리는 끝이 5개로 갈라져 뒤로 약간 말리고 겉은 연한 녹색이며 안쪽에 자주색 반점이 있다. 열매는 삭과로 원추형이며 9~10월에 익는다. 뿌리는 비대한 방추형이고 길이 10~20cm, 지름 1~3cm 정도로 자라며 오래될수록 껍질에 우둘투둘한 혹이 많이 달린다.

각 부위 생김새

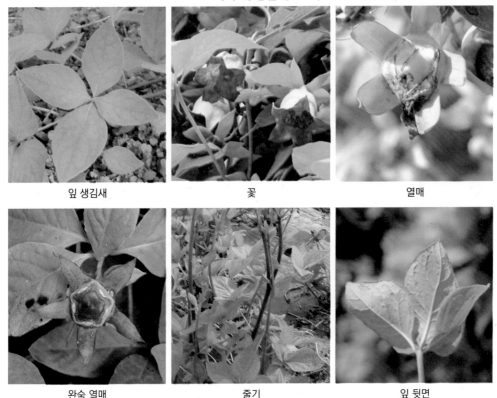

| 잎 생김새 | 꽃 | 열매 |
| 완숙 열매 | 줄기 | 잎 뒷면 |

약효와 효능주치

가래를 제거하고 고름을 배출하며, 몸을 튼튼하게 하고 젖이 잘 나오게 하며, 독을 풀어주고 종기를 가라앉히며 진액을 만들어내는 등의 효능이 있어, 해수, 인후염, 폐농양, 유선염, 장옹(腸癰: 장에 생기는 종창), 옹종(擁腫: 악창과 부스럼), 유즙부족, 사교상(蛇咬傷: 뱀에 물린 상처) 등의 치료에 이용한다.

 약재사용부위

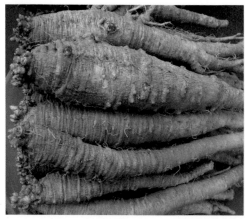
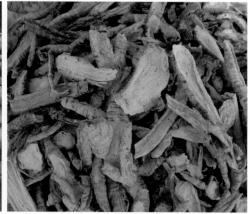

뿌리 약재

 처방 및 용법

말린 약재로 하루에 12~30g 정도를 사용하는데, 보통 뿌리 30g에 물 1,200mL 정도를 붓고 끓기 시작하면 약한 불로 줄여서 200~300mL가 될 때까지 달인 액을 아침저녁 2회로 나누어 복용한다. 가루로 만들어 복용하기도 한다. 외용할 때는 생뿌리를 짓찧어 환부에 붙이거나 달인 물로 환부를 씻는다. 또한 병후에 몸이 허약해졌을 때는 숙지황, 당귀 등을 배합하고, 폐음(肺陰) 부족으로 해수가 있을 때는 백부근(百部根), 자완(紫菀), 백합(百合) 등을 배합하여 사용한다. 출산 후에 몸이 허약해진 경우나 젖이 잘 나오지 않을 때는 동과자(冬瓜子), 율무, 노근

(蘆根), 도라지, 야국(野菊), 금은화(金銀花), 생감초(生甘草) 등을 배합하여 응용한다. 독사에 물렸을 때에는 이 약재를 끓여서 복용하거나 깨끗이 씻어서 짓찧어 환부에 붙이면 효과가 매우 좋다.

> **주의사항 :** 여로(藜蘆)와 함께 사용하지 않는다.

장기에 미치는 작용부위

비장, 폐 경락으로 작용한다.

비슷한 약초

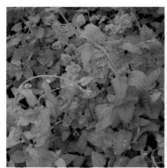

만삼 지상부

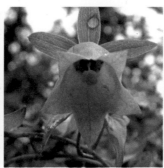

만삼 꽃

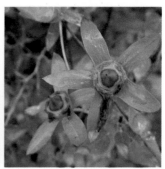

만삼 열매

기능성물질 효능에 관한 특허자료

더덕 추출물을 포함하는 알코올성 간 질환 및 알코올성 고지혈증의 예방 및 치료용 조성물

본 발명은 더덕 추출물을 유효 성분으로 포함하는 알코올성 간 질환 및 알코올성 고지혈증의 예방 및 치료용 조성물에 관한 것이다. 본 발명에 따른 조성물은 알코올의 섭취로 인해 증가된 간 조직 및 혈장의 지질 농도, 지질 과산화물 농도를 감소시키고 간 기능 지표 효소의 활성을 정상화하는 효과가 있으므로 알코올성 간 질환 및 알코올성 고지혈증의 예방, 경감 및 치료의 목적으로 유용하게 사용할 수 있다.

〈공개번호 : 10-0631073-0000, 출원인 : 연세대학교 산학협력단〉

도 라 지

Platycodon grandiflorum (Jacq.) A. DC.

호흡기계 질환
기침, 가래

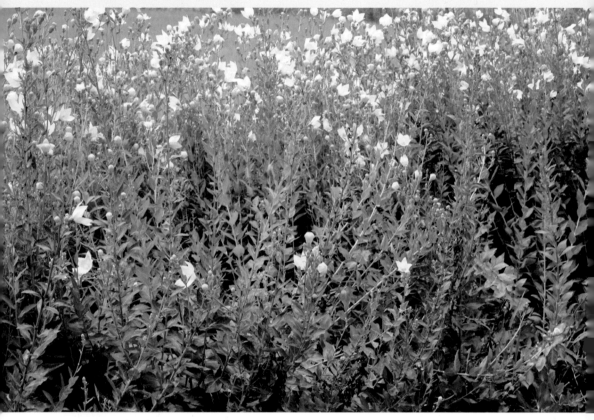

생 약 명　길경(桔梗)

이명 : 약도라지, 고경(苦梗), 고길경(苦桔梗)

과명 : 초롱꽃과(Campanulaceae)

개화기 : 7~8월

채취시기 : 봄과 가을에 뿌리를 채취하여 이물질을 제거하고 잘게 잘라서 건조기에 넣어 말린 후 사용한다.

사용부위　뿌리

성분 : 뿌리에 당질, 철분 등이 함유되어 있으며, 약 2% 정도의 사포닌과 칼슘이 함유되어 있다. 그 밖에 이눌린(inulin), 스테롤(sterol), 베툴린(betulin), α−스피나스테롤(α-spinasterol), 플라티코도닌(platycodonin)이 함유되어 있다. 줄기와 잎에도 사포닌 성분이 함유되어 있으며, 또 뿌리에는 식이섬유가 많아 변비를 예방할 수 있다.

성질과 맛 : 평하고, 맵고 쓰며, 독은 없다.

🌿 생태적특성

전국 각지의 산과 들에서 자생하는 여러해살이풀로, 특히 경북 봉화, 충북 단양, 전북 순창과 진안 등지에서 많이 재배된다. 높이는 40~100cm에 이르고, 줄기가 곧게 서며 줄기를 자르면 백색 유액이 나온다. 잎은 마주나거나 돌려나고 어긋나기도 하며, 길이 4~7cm, 너비 1.5~4cm에 장난형 또는 넓은 피침형으로 잎끝이 뾰족하고 가장자리에 예리한 톱니가 있다. 7~8월에 보라색 또는 흰색 꽃이 원줄기 끝에 1개 또는 여러 개가 위를 향해 달려 끝이 퍼진 종 모양으로 피고, 열매는 도란형에 삭과이며 포간으로 갈라진다. 뿌리는 길이는 7~20cm, 지름 1~1.5cm에 원주형 또는 약간 방추형으로 다육성이며 하부는 차츰 가늘어지고 분지된 것도 있다. 뿌리의 표면은 백색 또는 엷은 황백색이며 가로로 긴 구멍과 곁뿌리의 흔적이 있다. 정단(頂端)에는 짧은 뿌리줄기가 있으며 상부에는 가로주름이 있고 비틀린 세로주름이 있다.

각 부위 생김새

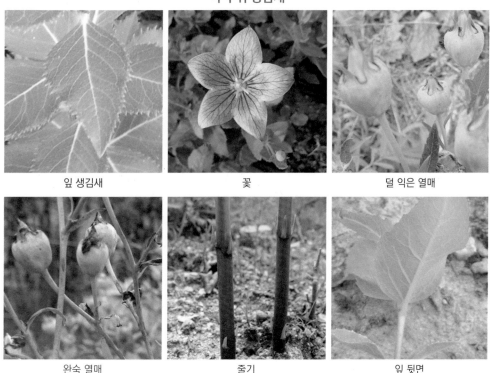

| 잎 생김새 | 꽃 | 덜 익은 열매 |

| 완숙 열매 | 줄기 | 잎 뒷면 |

🍂 약효와 효능주치

폐의 기운을 이롭게 하고 인후부에 도움을 주며 담과 농을 배출하는 효능이 있어, 해수와 담이 많은 데, 가슴이 답답하고 꽉 막힌 데, 인후부의 통증, 폐에 옹저가 있거나 농을 토하는 증상 등을 치료하는 데 효과적이다.

🍂 약재사용부위

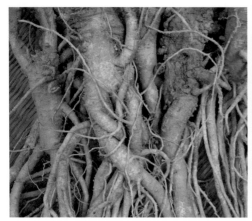

뿌리

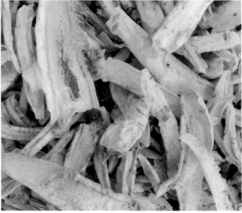

약재

🍂 처방 및 용법

말린 것으로 하루에 4~12g을 사용하는데, 도라지는 이용 방법이 매우 다양하다. 껍질을 벗긴 후 물에 담가 쓴맛을 우려내고 나물로 무쳐 먹기도 하고, 튀김이나 구이로 먹기도 하며, 말린 도라지를 물에 끓여서 차로 마시기도 한다. 기관지염이나 가래가 많을 때 애용한다. 특히 가래를 묽게 하여 밖으로 배출하는 데 아주 요긴한 약재이다. 다만 쓴맛이 강하므로 말린 도라지를 끓일 때는 지나치게 많이 넣지 않도록 주의한다.

주의사항 : 맛이 매운 약재이므로 진액을 소모하는 작용이 있어 음허(陰虛)로 오래된 해수, 기침에 피가 나오는 해혈(咳血)이 있는 경우에는 사용할 수 없고, 위궤양이 있는 경우에는 신중하게 사용하여야 한다. 또 내복하는 경우 많은 양을 사용하면 오심구토(惡心嘔吐)를 일으킬 수 있으므로 주의한다.

 ## 장기에 미치는 작용부위

위장, 폐 경락으로 작용한다.

비슷한 약초

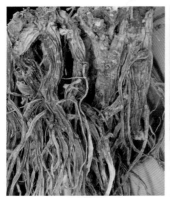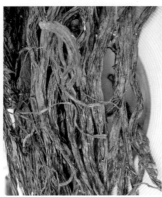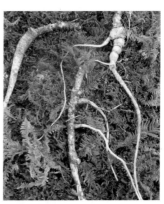

| 홍도라지 | 흙도라지 | 자연산도라지 |

기능성물질 효능에 관한 특허자료

도라지 추출물을 함유하는 전립선암 예방 및 치료용 조성물

도라지를 열수 추출한 추출물이 요산의 히스톤 아세틸 전이 효소를 저해하고 남성 호르몬인 안드로젠 수용체 매개 전립선암 세포주에서 월등한 항암 효과를 나타냄으로써 의약품 및 건강식품의 소재로서 유용하게 사용될 수 있는 도라지 추출물의 새로운 의약 용도에 관한 것이다.

〈공개번호 : 10-0830236-0000, 출원인 : 연세대학교 산학협력단〉

둥 굴 레

Polygonatum odoratum var. *pluriflorum* (Miq.) Ohwi

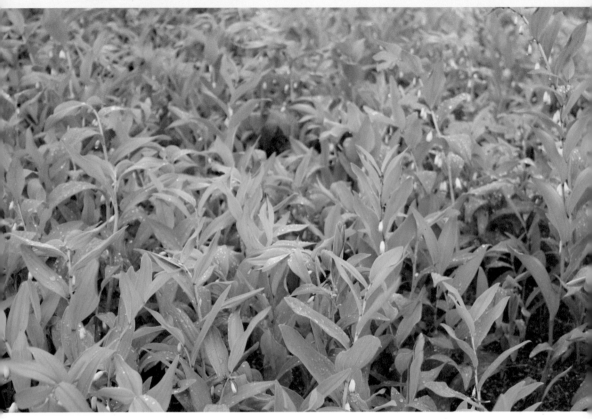

생 약 명   옥죽(玉竹)

이명 : 맥도둥굴레, 애기둥굴레, 좀둥굴레, 여위(女萎)

과명 : 백합과(Liliaceae)

개화기 : 6~7월

채취시기 : 가을에 지상부 잎과 줄기가 고사한 후부터 이른 봄 싹이 나기 전까지 뿌리줄기를 채취하며 줄기와 수염뿌리를 제거한 후 수증기로 쪄서 말린다.

사용부위   뿌리줄기

성분 : 콘발라마린(convallamarin), 콘발라린(convallarin), 켈리돈산(chelidonic acid), 아제티딘-2-카본산(azetidine-2-carbonic acid), 켐페롤-글루코시드(kaempferol-glucoside), 퀘르시톨-글리코시드(quercitol-glycoside) 등이 함유되어 있다.

성질과 맛 : 성질이 평하고, 맛은 달다.

🌿 생태적특성

전국 각지의 산지에서 자생하는 여러해살이풀로, 농가에서 많이 재배되며 특히 충청, 전라, 경상 지역에서 많이 생산된다. 높이는 30~60cm 정도이며, 줄기가 곧게 서는데 위로 가면서 약간 구부러지고 모가 지며 가지는 없다. 근경(根莖: 뿌리줄기)은 대나무처럼 옆으로 뻗으며 굵은 육질에 6개의 능각이 있고 끝은 비스듬히 처진다. 잎은 서로 어긋나고 한쪽으로 치우쳐 퍼지며, 길이 5~10cm, 너비 2~5cm에 난형 또는 긴 타원형으로 잎자루가 없다. 꽃은 6~7월에 줄기 중간 부분부터 1~2송이씩 잎겨드랑이에 달리는데, 길이 1.5~2cm에 통 모양으로 밑부분은 흰색, 윗부분은 녹색이며 작은 꽃자루가 밑부분에서 합쳐져 꽃대로 된다. 열매는 둥근 장과이며 9~10월에 검게 익는다.

각 부위 생김새

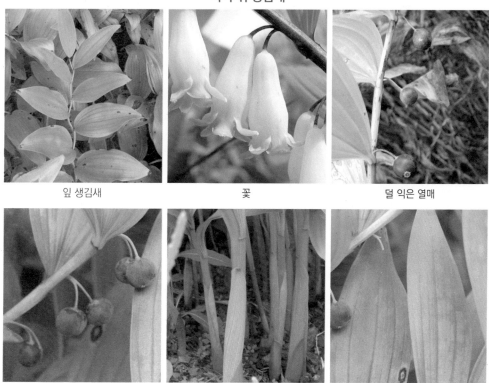

| 잎 생김새 | 꽃 | 덜 익은 열매 |

| 완숙 열매 | 줄기 | 잎 뒷면 |

🌿 약효와 효능주치

몸 안의 양기를 길러주고 폐의 기운을 윤활하게 하며, 갈증을 멈추게 하고 진액을 생성하는 등의 효능이 있어서 허약 체질을 개선하고 폐결핵, 마른기침, 가슴이 답답하고 갈증이 나는 증상, 당뇨병, 심장 쇠약, 협심통, 소변이 자주 마려운 증상 등을 치료한다.

🌿 약재사용부위

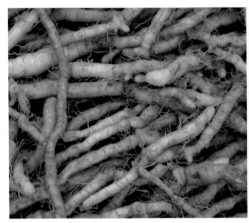

뿌리

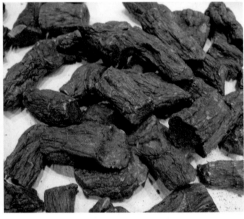

약재

🌰 처방 및 용법

말린 것으로 하루에 12~18g을 사용하는데, 보통 뿌리 10~15g에 물 1L 정도를 붓고 끓기 시작하면 약한 불로 줄여서 200~300mL로 달인 액을 아침저녁 2회로 나누어 복용한다. 둥굴레를 볶거나 팽화(튀김)하여 차로 마시면 잘 우러나오고 향도 좋다.

> **주의사항** : 달고 평한 성미가 있으므로 습사(濕邪)가 쌓여서 기혈의 운행을 막는 담습(痰濕)이나 기가 울체된 경우에는 사용을 피하고, 비허(脾虛)로 인하여 진흙 같은 변을 누는 사람은 신중하게 사용하여야 한다. 민간에서 사용할 때, 흔히 황정(黃精)과 혼동하는 경향이 있으나 황정은 층층갈고리둥굴레, 진황정 등의 뿌리줄기로서 보중익기(補中益氣: 소화 기능을 담당하는 중초의 기운을 돕고 기를 더함)와 강근골(強筋骨: 근육과 뼈를 튼튼하게 함)의 효능이 강한 보기(補氣) 약재인 반면 둥굴레(옥죽)는 보음(補陰) 약재로서 자양(滋養), 윤폐(潤肺)의 효능이 있으므로 구분해서 사용해야 한다.

장기에 미치는 작용부위

위장, 폐, 신장 경락으로 작용한다.

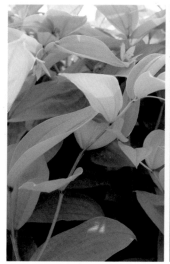

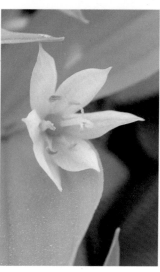

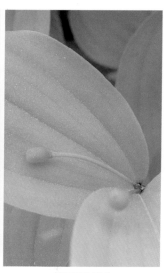

용둥굴레 지상부   용둥굴레 꽃   용둥굴레 열매

기능성물질 효능에 관한 특허자료

둥굴레 추출물과 그를 함유한 혈장 지질 및 혈당 강하용 조성물

본 발명은 둥굴레 추출물과 그를 함유한 혈장 지질 및 혈당 강하용 조성물에 관한 것으로, 둥굴레 추출물은 동물 체내의 혈장 지질 및 혈당 강하 효과 등의 좋은 생리 활성도를 유의적으로 나타내고, 부작용이나 급성 독성 등의 면에서 안전하여 심혈관계 질환인 고지혈증 및 당뇨병의 예방, 치료를 위한 약학적 조성물 또는 기능성 식품 등의 유효성분으로 이용할 수 있는 매우 뛰어난 효과가 있다. 〈공개번호 : 10-2002-0030687, 출원인 : 신동수〉

모 시 대

Adenophora remotiflora (Siebold & Zucc.) Miq.

호흡기계 질환

기침, 가래

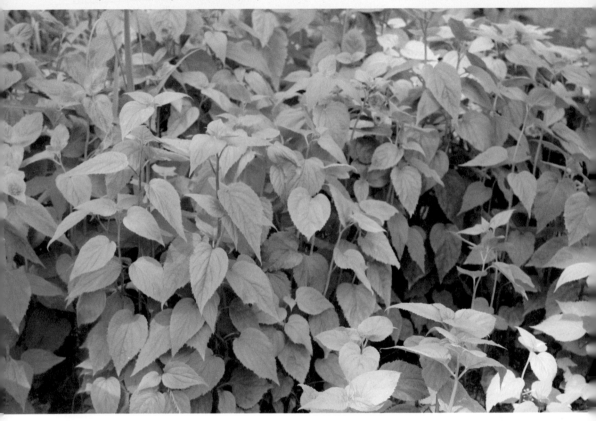

생 약 명 제니(薺苨)

이명 : 모시때, 모싯대, 첨길경, 백면근, 기니(芪苨), 매삼(梅蔘), 행삼(杏蔘)

과명 : 초롱꽃과(Campanulaceae)

개화기 : 8~9월

채취시기 : 가을에 지상부 줄기나 잎이 고사한 후부터 이른 봄 대사 작용이 시작되기 전에 채취하여 햇볕
에 말리거나 생것을 그대로 사용한다.

사용부위 뿌리

성분 : 뿌리에 사포닌이 함유되어 있다.

성질과 맛 : 성질이 차고, 맛은 달다.

🦪 생태적특성

전국 각지에 분포하는 여러해살이풀로, 깊은 산속 나무 아래나 산기슭의 약간 그늘지고 습한 곳에서 군락을 이루어 자생한다. 높이는 50~100cm 정도이고, 줄기가 곧게 자라며 줄기를 자르면 흰색 유즙(乳汁)이 나온다. 뿌리는 굵은 편이다. 잎은 어긋나고, 길이 5~20cm, 너비 3~8cm에 난상 심장형 또는 넓은 피침형으로 잎끝이 뾰족하고 가장자리에 예리한 톱니가 있다. 8~9월에 푸른빛을 띠는 자색 꽃이 원줄기 끝에서 밑을 향해 원추꽃차례로 피고, 열매는 타원형 삭과이며 10월에 익는다. 뿌리를 채취하여 나물로 식용하는데, 전북 순창 지역에서 많이 재배하고 있다.

각 부위 생김새

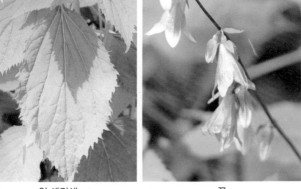

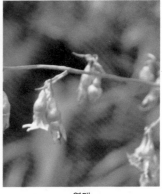

잎 생김새   꽃   열매

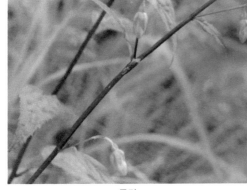

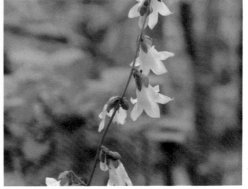

줄기   꽃 뒷면

약효와 효능주치

열을 내리고 가래를 제거하며, 독을 풀어주고 종기를 가라앉히는 등의 효능이 있어서, 기관지염, 인후염, 해수, 폐결핵, 옹종(癰腫), 창독(瘡毒), 약물중독 등을 치료한다. 《명의별록(名醫別錄)》에 '해백약독(解百藥毒)'이라 하여 모든 약물의 독을 풀어준다고 하였으며, 중국 동진 시대의 의학자 갈홍(葛洪)은 '제니 단미(單味)로서 여러 가지 독을 아울러 해독하려 할 경우에는 제니 농축액 2되(3.6L)를 복용하거나 가루로 만들어 복용하여도 좋다.'고 하였다.

 약재사용부위

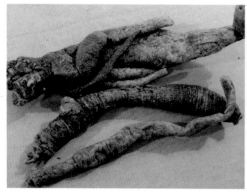

뿌리

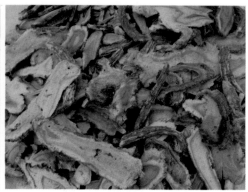

약재

처방 및 용법

말린 것으로 하루에 6~12g을 사용하는데, 보통 약재 10g에 물 1L를 붓고 끓기 시작하면 불을 약하게 줄여서 200~300mL 정도로 달여 아침저녁 2회로 나누어 복용한다. 환을 만들어 복용하기도 한다. 또한 급만성 기관지염을 치료하는 데는 겉껍질을 대충 벗긴 신선한 뿌리 40g(건조한 것은 10g)에 털을 제거한 비파엽(枇杷葉) 15g을 더하여 물 1,200mL 정도를 붓고 1/3 정도로 달여서 하루 2회로 나누어 복용한다.

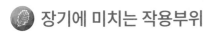

장기에 미치는 작용부위

심장, 비장, 폐 경락에 작용한다.

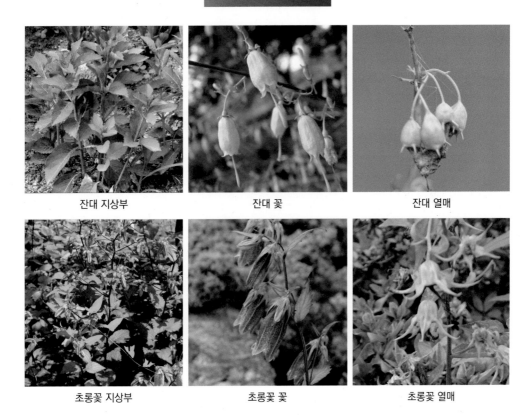

비슷한 약초

잔대 지상부	잔대 꽃	잔대 열매
초롱꽃 지상부	초롱꽃 꽃	초롱꽃 열매

기능성물질 효능에 관한 특허자료

모시대 추출물과 그를 함유한 혈당 강하용 조성물
본 발명은 모시대 추출물과 그를 함유한 혈당 강하용 조성물에 관한 것으로, 모시대의 잎, 뿌리, 줄기 등으로부터 물 또는 유기 용매로 추출한 모시대 추출물은 알파글루코시다제 및 알파아밀라제 효소 활성을 억제하여 식후 혈중 포도 당 농도의 급격한 상승을 억제하여 인체나 동물의 당뇨병 예방 및 치료에 이용할 수 있는 매우 뛰어난 효과가 있다.

〈공개번호 : 10-2002-0035230, 출원인 : 손건호, 장동재, 권정숙, 김정상〉

목련

Magnolia kobus DC.

비염, 고혈압, 축농증, 치통

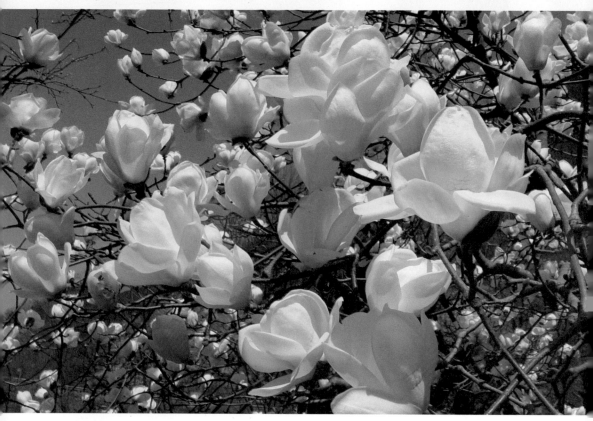

생약명 신이(辛夷)

이명 : 생정(生庭), 목필화(木筆花), 영춘(迎春), 방목(房木)

과명 : 목련과(Magnoliaceae)

개화기 : 2~3월

채취시기 : 꽃이 피기 전 꽃봉오리는 2~3월, 꽃은 피기 시작할 때 채취한다.

사용부위 꽃봉오리

성분 : 꽃봉오리에는 정유가 함유되어 있으며 그 속에는 시트랄(citral), 오이게놀(eugenol), 1, 8-시네올(1, 8-cineol)이 함유되어 있다. 뿌리에는 마그노플로린(magnoflorine)이 함유되어 있고, 잎과 열매에는 페오니딘(peonidin)의 배당체가 함유되어 있으며 꽃에는 마그놀롤(magnolol), 호노키올(honokiol) 등이 함유되어 있다.

성질과 맛 : 성질이 시원하고, 맛은 맵다.

🍃 생태적특성

제주도 및 남부 지방에서 자생하거나 심어 가꾸는 낙엽활엽교목으로, 높이 10m 내외로 자란다.

수피는 회백색으로 조밀하게 갈라지며 작은 가지는 녹색이다. 잎눈에는 털이 없으나 꽃눈의 포에는 털이 밀생한다. 잎은 길이 5~15cm, 너비 3~6cm에 광난형 또는 도란상 타원형으로 표면은 털이 없고 뒷면은 털이 없거나 잔털이 약간 있으며, 잎끝이 급히 뾰족해지고 가장자리는 파상이다. 2~3월에 백색 꽃이 잎보다 먼저 피는데, 지름이 10cm 정도이며 향기가 있다. 열매는 원추형의 골돌과로 9~10월에 익는다.

각 부위 생김새

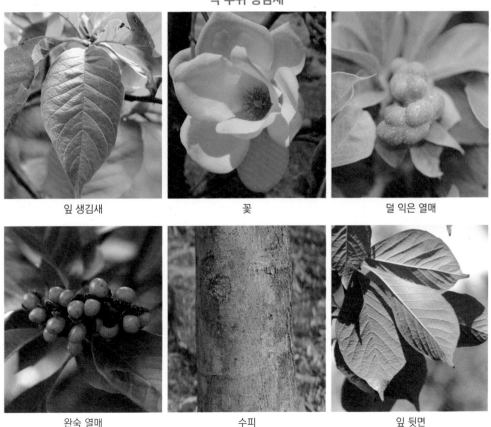

| 잎 생김새 | 꽃 | 덜 익은 열매 |
| 완숙 열매 | 수피 | 잎 뒷면 |

🦪 약효와 효능주치

꽃봉오리는 생약명이 신이(辛夷)라이며, 항진균 작용과 거풍, 소담(消痰)의 효능이 있고 고혈압, 두통, 축농증, 비염, 비색(鼻塞), 치통 등을 치료한다. 꽃은 생약명이 옥란화(玉蘭花)이며, 꽃이 피기 시작할 때 채취한 것으로 생리통, 불임증을 치료한다. 목련 추출물은 퇴행성 중추 신경계 질환 증상의 개선, 골질환의 예방 및 치료, 췌장암, 천식 등의 치료에 효과가 있다는 연구결과가 나왔다.

🦪 약재사용부위

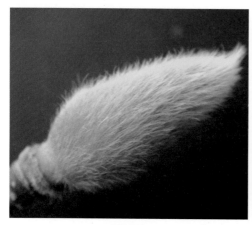
꽃봉우리

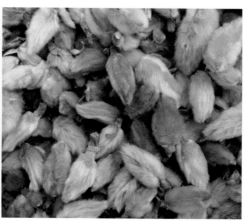
꽃봉우리 약재

🦪 처방 및 용법

꽃봉오리 1일량 20~30g을 물 1L에 넣고 반으로 달여 2~3회 매 식후 복용한다. 외용할 때는 분말로 만들어 코 안에 넣거나 살포한다.
꽃이 피기 시작할 때 채취한 꽃 1일량 15~30g을 물 1L에 넣고 반으로 달여 2~3회 매 식전 복용한다.

> **주의사항 :** 창포(菖蒲), 황연(黃連), 석고(石膏) 등은 목련 꽃봉오리와 배합 금기이다.

장기에 미치는 작용부위

위장, 폐 경락으로 작용한다.

비슷한 약초

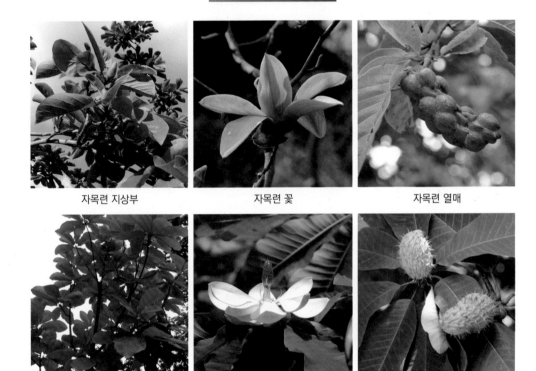

자목련 지상부

자목련 꽃

자목련 열매

일본목련 지상부

일본목련 꽃

일본목련 열매

기능성물질 효능에 관한 특허자료

퇴행성 중추 신경계 질환 증상의 개선을 위한 목련 추출물을 함유하는 기능성 식품

본 발명은 목련 추출물 또는 목련으로부터 단리된 에피유데스민(Epieudesmin)을 함유함을 특징으로 하는 퇴행성 중추
신경계 질환 증상의 개선을 위한 기능성 식품에 관한 것이다.

〈공개번호 : 10-2005-0111257, 출원인 : 충북대학교 산학협력단〉

박새

Veratrum oxysepalum Turcz.

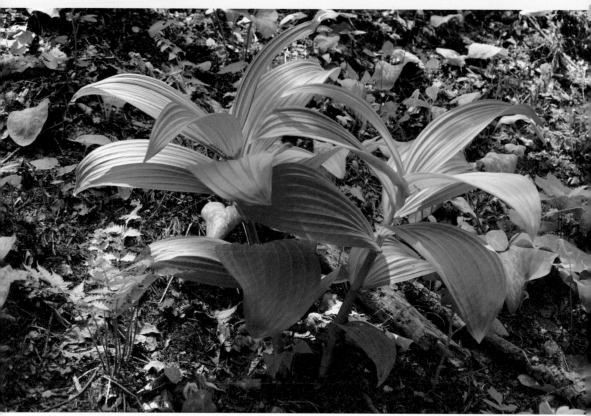

생약명 여로(藜蘆)

이명 : 묏박새, 넓은잎박새, 꽃박새

과명 : 백합과(Liliaceae)

개화기 : 6~7월

채취시기 : 이른 봄, 꽃대가 출현하기 전과 가을에 줄기가 시든 후에 뿌리를 채취하여 햇볕에 말리거나 끓는물에 데친 후 햇볕에 말린다.

사용부위 뿌리와 뿌리줄기

성분 : 뿌리에 제르빈(jervine), 슈도제르빈(pseudojervine), 루비제르빈(rubijervine), 콜히친(colchicine), 게르메린(germerine), 베라트로일-지가데닌(veratroyl-zygadenine) 등의 알칼로이드(alkaloid), β-시토스테롤(β-sitosterol) 등을 함유한다.

성질과 맛 : 성질이 차고, 맛은 쓰고 맵다. 독이 있다.

432

🌿 생태적특성

전국 각지에 분포하는 여러해살이풀로, 깊은 산지의 반그늘 습기가 많은 곳에서 자란다. 높이는 1.5m가량이며, 줄기는 곧게 서고 속이 비어 있는 원주형이다. 뿌리줄기는 짧고 굵으며 밑부분에 굵고 긴 수염뿌리를 많이 난다. 잎은 어긋나며, 밑부분에 난 것은 원줄기를 둘러싸고 중앙부의 것은 광타원형으로 나란히 맥이 있으며 세로로 주름이 지고 뒷면에 짧은 털이 있다. 꽃은 6~7월에 원추꽃차례를 이루며 밀생하여 피는데, 지름은 2.5cm가량이고 안쪽은 연한 황백색, 뒤쪽은 황록색이다. 열매는 9~10월경에 익는데 난상 타원형의 삭과이며 길이는 2cm 정도이고 윗부분이 3개로 갈라진다. 뿌리를 여로(藜蘆)라 하며 약으로 사용한다. 『대한약전외한약(생약)규격집』에는 여로의 기원을 '참여로(V. nigrum L. var. usuriense Loes. fil) 또는 박새의 뿌리줄기와 뿌리'라고 수재하고 있다.

각 부위 생김새

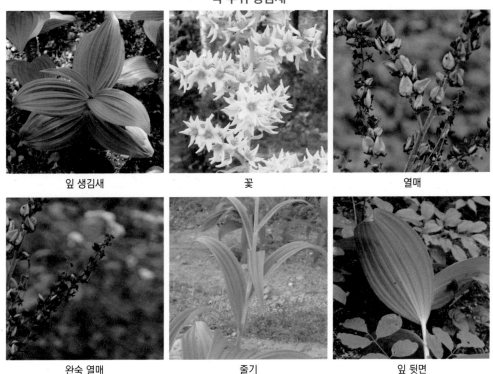

| 잎 생김새 | 꽃 | 열매 |
| 완숙 열매 | 줄기 | 잎 뒷면 |

약효와 효능주치

풍담(風痰: 풍증을 일으키는 담병 또는 풍으로 생기는 담병)을 토하게 하고, 충독(蟲毒)을 제거하는 효능이 있어서 가래가 목에 낀 듯하고 목구멍이 붓고 아픈 인후염, 간질, 오래된 말라리아, 황달, 피부 질환을 치료하며 살충제의 원료로도 이용된다.

약재사용부위

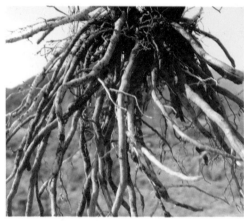

전초

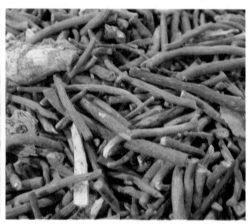

약재

처방 및 용법

하루 0.3~0.6g을 환 또는 가루로 만들어 복용한다. 피부 질환에는 가루를 기름에 섞어 환부에 바른다. 민간에서는 이가 아픈 데 박새 뿌리를 넣어 진통제로서 사용하는 경우가 있으나 독이 있어 위험하다.

> **주의사항** : 독성이 있으므로 신중하게 사용해야 한다.

장기에 미치는 작용부위

간, 폐 경락으로 작용한다.

박쥐나무

Alangium platanifolium var. *macrophylum* (S. et Z.) Wanger.

근골격계 질환
거풍, 어혈, 진통, 요통

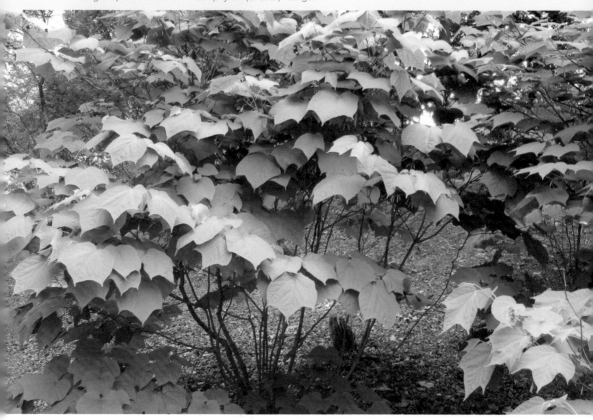

생약명 팔각풍(八角楓)

이명 : 누른대나무, 털박쥐나무, 팔각풍근(八角楓根), 대엽과목(大葉瓜木), 압각판수(鴨脚板樹), 과목근(瓜木根)

과명 : 박쥐나무과(Alangiaceae)

개화기 : 6~8월

채취시기 : 뿌리, 수염뿌리, 근피를 연중 수시 채취하여 햇볕에 말린다.

사용부위 뿌리 · 수염뿌리

성분 : 수염뿌리와 근피에는 알칼로이드, 페놀류, 아미노산, 유기산, 수지가 함유되어 있고 수염뿌리에는 주로 알칼로이드의 dl-아나바신(dl-anabashine), 글루코시드(glucoside), 강심 배당체 등이 함유되어 있다.

성질과 맛 : 성질이 따뜻하고 독성이 있으며, 맛은 맵다.

생태적특성

남부 지방의 숲속이나 산기슭에 자생하는 낙엽활엽관목으로, 높이는 3m 내외로
자란다. 수피는 회색이며 작은 가지에 털이 있으나 곧 없어진다. 잎은 어긋나고,
길이 7~20cm, 너비 7~20cm에 사각상 심원형 또는 원형으로 잎끝이 3~5개로
얕게 갈라지며 열편은 삼각형에 끝부분이 꼬리처럼 길게 뾰족하다. 잎의 표면은
황록색으로 짧은 털이 약간 있으며 뒷면은 잔털이 드문드문 나 있고 가장자리에
는 톱니가 없다. 6~8월에 연한 황색 꽃이 잎겨드랑이에 2~3개 취산꽃차례로 피
고, 열매는 난상 원형의 핵과이며 9~10월에 붉은빛이 도는 검은색으로 익는다.

각 부위 생김새

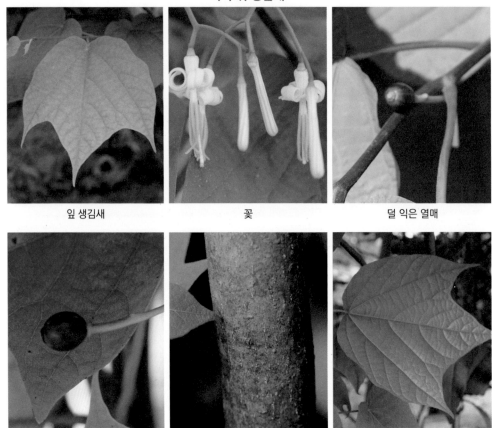

잎 생김새	꽃	덜 익은 열매
완숙 열매	수피	잎 뒷면

약효와 효능주치

수염뿌리와 근피는 생약명이 팔각풍근(八角楓根)이다. 뿌리는 진통 작용과 마취 및 근육의 이완 작용이 있고, 풍사를 제거하며 어혈, 류머티즘에 의한 동통, 반신불수, 요통, 타박상 등을 치료한다.

약재사용부위

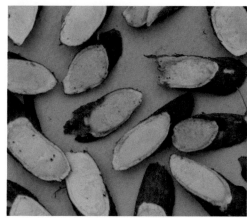
목질부 약재

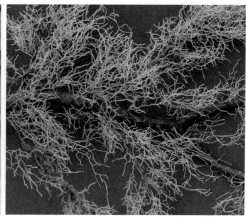
뿌리

처방 및 용법

수염뿌리 1일량 5~10g을 물 1L에 넣고 반으로 달여 2~3회 매 식후 복용한다. 뿌리 1일량 10~20g을 물 1L에 넣고 반으로 달여 2~3회 매 식후 복용한다. 외용할 때는 뿌리나 수염뿌리를 짓찧어서 환부에 붙인다.

> **주의사항 :** 뿌리는 독성이 있기 때문에 용법과 용량을 지켜 복용해야 한다.

장기에 미치는 작용부위

간, 심장 경락으로 작용한다.

생 강
Zingiber officinale Roscoe

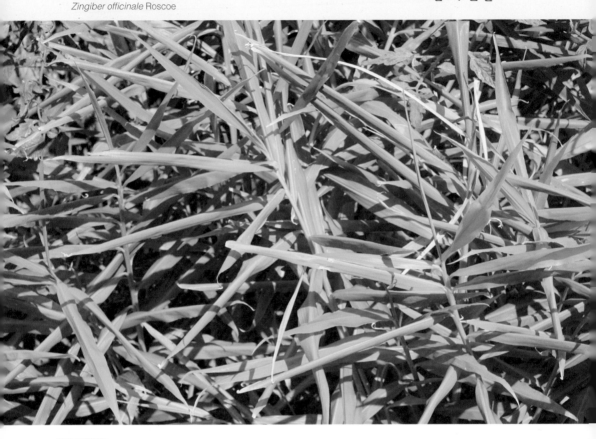

생약명 건강(乾薑)

이명 : 새앙

과명 : 생강과(Zingiberaceae)

개화기 : 8~9월

채취시기 : 8~9월에 채취하여 지상부와 수염뿌리를 제거하고 보관한다. 껍질을 벗기고 말린 것을 건강(乾薑)이라 한다.

사용부위 뿌리줄기

성분 : 정유로서 방향 성분인 진지베롤(zingiberol), 진지베렌(zingiberene), 펠란드렌(phellandrene) 등이 함유되어 있고 신미 성분(辛味成分)으로서 진지베론(zingiberone), 쇼가올(shogaol), 진저론(zingerone) 등의 불휘발성 물질이 포함되어 있다.

성질과 맛 : 성질이 덥고 맛은 매우며 독은 없다.

438

🌿 생태적특성

열대 아시아 원산의 여러해살이풀로, 따뜻하고 습기가 적당한 곳에서 자란다. 세계 각국에서 재배되고 있으며, 우리나라에서도 전국적으로 재배되고 있으나 주로 따뜻한 남쪽 해안 지방이 적당하다. 뿌리줄기가 옆으로 자라며, 연한 황색에 덩어리 모양의 굵은 육질이고 특유의 방향(芳香)이 있다. 뿌리줄기의 마디에서 난 엽초로 형성된 가경(假莖)이 곧게 자라 높이 30~50cm에 달하며, 윗부분에 잎이 2줄로 배열된다. 잎은 어긋나며, 대나무의 잎 같은 선상 피침형에 양끝이 좁고 밑부분이 긴 엽초로 된다. 8~9월에 황록색 꽃이 수상꽃차례로 피는데, 엽초로 싸인 길이 20cm 정도의 꽃대가 자라서 그 끝에 꽃이삭이 달린다.

각 부위 생김새

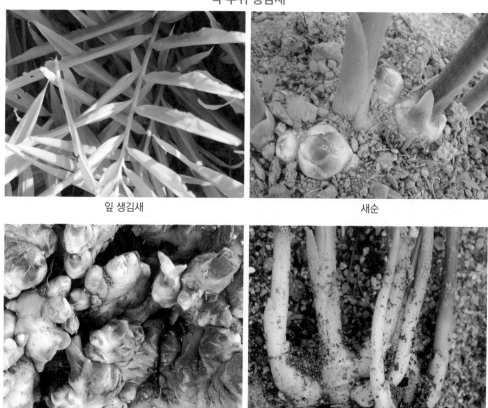

잎 생김새

새순

종경(번식뿌리)

줄기

뿌리줄기를 찌거나 삶아서 건조한 것을 건강(乾薑)이라 하고, 불에 구워 말린 것을 흑강(黑薑)이라 한다. 생강의 방향 신미 성분(芳香辛味成分)은 위 점막을 자극하여 위액 분비를 증가시키고 소화를 촉진하는 작용이 있으며 혈액순환을 원활하게 하고 체온을 높여 흥분시키므로 방향성 건위약(健胃藥) 및 교미(矯味), 교취약(矯臭藥)으로 쓴다. 또 위한(胃寒), 구토, 설사, 해수, 천식, 혈행파행(血行破行), 감기풍한(感氣風寒) 등의 치료에도 응용하고 있다.

🌿 약효와 효능주치

위를 튼튼하게 하고 표사(表邪)를 발산시키며 한사(寒邪)를 흩어지게 하고, 구토를 멎게 하며 신진 대사 기능을 항진시키는 등의 효능이 있어서 소화불량, 위한(胃寒), 궐냉(厥冷), 창만(脹滿), 감기, 해천(咳喘: 해수와 천식), 풍습비통(風濕痺痛: 풍습사로 인하여 결리고 아픈 통증), 설사, 구토 등의 치료에 이용한다. 한방에서는 진해거담, 발한 해열의 약으로 쓰고 있으며 복통, 설사, 곽란 등에 달여서 먹으면 효과가 좋다.

🌿 약재사용부위

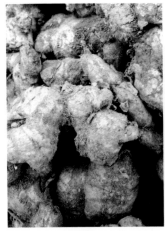
뿌리

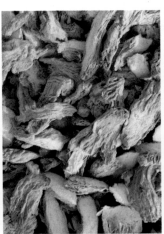
뿌리 절편

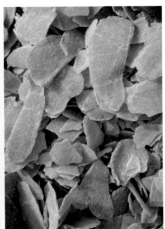
뿌리속 절편

처방 및 용법

《동의보감(東醫寶鑑)》에는 건강(乾薑)이 외풍을 몰아내는 온성으로 소화제로서 심기를 통하고 양기를 북돋우며 오장육부의 냉기를 제거하는 데 쓰인다고 기록되어 있다. 또한 생강은 담을 없애고 기(氣)를 내리며 구토를 그치게 하고 풍한(風寒)과 습기를 제거함과 동시에 천식을 다스린다고 하였다. 《본초비요(本草備要)》에는 생강은 맵고 온(溫)하며 한(寒)을 물리치고 폐기(肺氣)를 돕고 위장를 고르게 하며 상한(傷寒)과 두통, 오풍(惡風), 비색(鼻塞), 해역(咳逆), 구토 등을 다스린다고 하였다. 특히 중풍, 중서, 중독 등에 생강즙을 내어 어린이의 오줌과 혼합하여 마시면 효과가 있다는 민간요법이 전해지고 있다. 생강의 탕액은 반하(半夏), 남성(南星), 후박(厚朴) 등의 생약을 제독시켜 주며 감기에 의한 구토와 위경련을 치료하고 건위 소화제로서의 성약(聖藥)이다. 정유(精油)의 방향 성분과 신미 성분으로 인하여 독특한 향기가 있고 매운맛이 강하기 때문에 생강주나 생강차를 만들어 음용하기도 한다.

장기에 미치는 작용부위

비장, 위장, 폐 경락으로 작용한다.

비슷한 약초

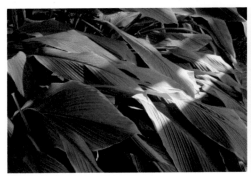

울금 지상부

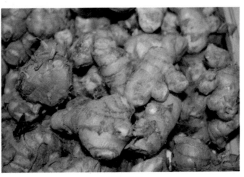

울금 뿌리

소 나 무

Pinus densiflora Siebold & Zucc.

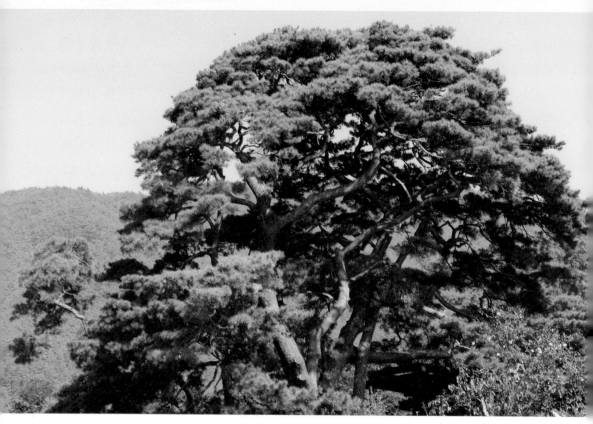

생 약 명 송구(松毬), 송근(松根), 송엽(松葉), 송지(松脂)

이명 : 적송, 육송, 여송, 솔나무

과명 : 소나무과(Pinaceae)

개화기 : 4~5월

채취시기 : 열매는 가을·겨울, 뿌리와 잎은 연중 수시 채취한다.

사용부위 열매, 뿌리, 잎, 송진

성분 : 열매에는 단백질, 지방, 탄수화물 등이 함유되어 있다. 뿌리에는 수지, 정유, 타닌, 퀘르세틴 (quercetin) 등이 함유되어 있다. 잎에는 정유가 함유되어 있으며, 주성분은 α-피넨(α-pinene), β-피 넨, 캄펜(camphene) 등이고 플라보노이드 중에는 퀘르세틴, 켐페롤(kaempferol) 등이 있으며 그 외 타닌, 수지, 아비에트산(abietic acid), 색소 등도 함유되어 있다.

성질과 맛 : 성질이 따뜻하고 독이 없으며, 맛은 쓰다.

🌿 생태적특성

전국 각지에 분포하는 상록침엽교목으로, 높이는 30m 정도이다. 가지가 많이 갈라지고 수피는 적갈색이며, 노목의 수피는 흑갈색으로 거칠고 두껍다. 잎은 2개씩 속생하고 바늘 모양이며, 가장자리에 작은 톱니가 있고 앞뒤 양면에 기공선(氣孔線)이 있다. 자웅동주이며, 4~5월에 황색, 황록색 꽃이 피는데, 수꽃차례는 새가지 밑부분에 달리고 암꽃차례는 새가지 끝에 2~3개가 돌려난다. 열매는 구과(毬果)로 난형이고 다음 해 9~10월에 익는다. 종자는 타원형에 자갈색 또는 갈색을 띠며 날개가 붙어 있다.

각 부위 생김새

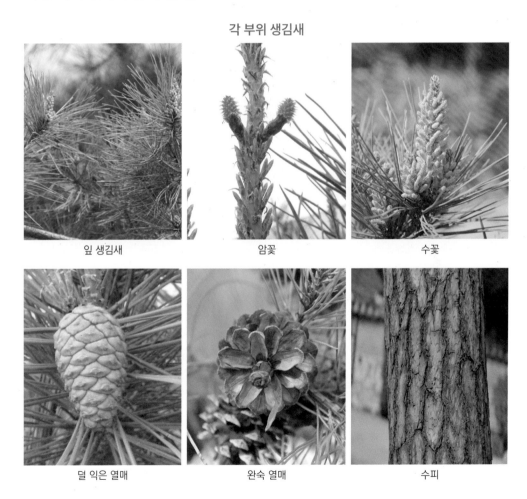

잎 생김새   암꽃   수꽃

덜 익은 열매   완숙 열매   수피

약효와 효능주치

열매는 생약명을 송구(松毬)라고 하며 보기(補氣), 치질(痔疾), 풍비(風痺) 등을 치료한다. 뿌리는 생약명을 송근(松根)이라고 하여 근골통 류머티즘, 타박상, 종통을 치료한다.

잎은 생약명을 송엽(松葉)이라고 하여 거풍, 살충, 타박상, 가려움증, 부종, 습진 등을 치료한다. 소나무의 추출물은 콜레스테롤의 개선과 피부노화방지, 주름개선, 탈모방지, 발모촉진 등의 효과를 가지고 있다.

 약재사용부위

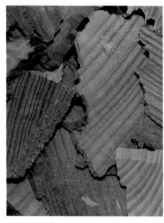

목질부(송절)

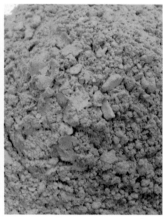
송화가루

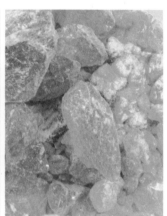
송진

 처방 및 용법

열매 1일량 10~20g을 물 1L에 넣고 반으로 달여 2~3회 매 식후 복용한다. 뿌리 1일량 20~30g을 물 1L에 넣고 반으로 달여 2~3회 매 식후 복용한다. 잎 1일량 30~40g을 물 1L에 넣고 반으로 달여 2~3회 매 식후 복용한다. 외용할 때는 열탕에 달인 액을 환부에 바르거나 씻어준다.

장기에 미치는 작용부위

송엽(松葉)은 심장, 비장, 방광 경락에, 송향(松香)은 간, 비장 경락에 작용한다.

비슷한 약초

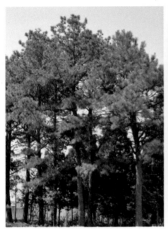

리기다소나무 지상부

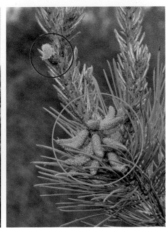

리기다소나무 암·수꽃

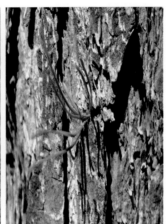

리기다소나무 수피

기능성물질 효능에 관한 특허자료

소나무 추출물을 유효 성분으로 포함하는 고콜레스테롤증 개선 또는 예방용 조성물

본 발명은 소나무 추출물을 유효 성분으로 포함하는 콜레스테롤 과다 섭취로 인한 질환의 개선 또는 예방용 조성물에 관한 것으로서, 보다 상세하게는 적송 잎에 대하여 아임계 추출 과정을 수행하여 얻은 추출물을 유효 성분으로 포함하는 콜레스테롤 과다 섭취로 인한 질환의 개선 또는 예방용 조성물에 관한 것이다. 본 발명의 추출 방법에 의해 수득한 소나무 추출물은 단순 소나무 열수 추출물에 비하여 혈행 개선능 및 간 보호능이 우수하여, 과다 콜레스테롤 섭취로 인한 혈액 유동성 저하를 개선하고, 혈액순환을 원활하게 할 뿐만 아니라, 과다 콜레스테롤 섭취에 따른 간 손상을 예방하고 개선할 수 있으므로 콜레스테롤 과다 섭취와 관련된 다양한 질환의 개선, 치료 또는 예방과 관련된 용도 특허, 건강 기능성 식품 등과 관련된 다양한 산업에 폭넓게 이용될 수 있다.

〈공개번호 : 10-2012-0031191, 출원인 : 신라대학교 산학협력단〉

소태나무

소화기계 질환

건위, 간암, 항알레르기

Picrasma quassioides (D.Don) Benn. = [*Picrasma ailanthoides* (Bunge) Planch.]

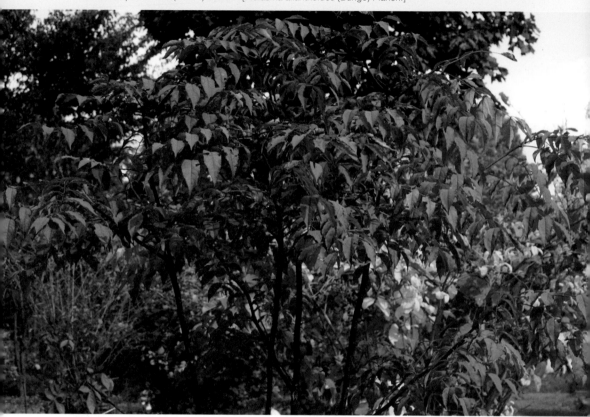

생 약 명 고목(苦木)

이명 : 쇠태, 고수피(苦樹皮), 고피(苦皮)

과명 : 소태나무과(Simaroubaceae)

개화기 : 5~6월

채취시기 : 심재를 연중 수시 채취한다.

사용부위 심재(속나무)

성분 : 총 알칼로이드 중 쿠무지안(kumujian)이라는 7종의 알칼로이드(alkaloid)가 분리되고 그중 쿠무
지안 D는 메틸니가키논(methyl nigakinone)이라고도 한다. 특이한 고미질로 콰신(quassin), 피
크라신-A(picrasin-A), 니가키락톤-A(nigakilactone-A), 니가키논(nigakinone), 메틸니가키논
(methylnigakinone), 하르만(harmane) 등이 있다.

성질과 맛 : 성질이 차고 독성이 있으며, 맛은 쓰다.

생태적특성

전국의 각지의 산기슭, 골짜기, 인가 근처 등에 자생하는 낙엽활엽소교목으로, 높이 7~10m 정도로 자란다. 줄기가 곧게 서고 가지가 층을 형성하여 수평을 이루며, 수피는 회흑색이고 어린가지는 회녹색에 털이 없으며 선명한 황색의 피목이 있다. 잎은 어긋나고 홀수깃꼴겹잎이며, 보통 가지 끝에 모여 달려 있다. 작은 잎은 11~12개이며 난상 피침형 또는 광난형으로 잎끝이 날카롭고 밑부분은 둥글며 가장자리에 고르지 않은 파상 톱니가 있다. 잎은 가을에 황색으로 된다. 자웅 이주이며, 5~6월에 청록색의 작은 꽃이 잎겨드랑이에 6~8개씩 달리고, 열매는 도란형 핵과에 다육질이며 8~9월에 붉은색으로 익는다.

각 부위 생김새

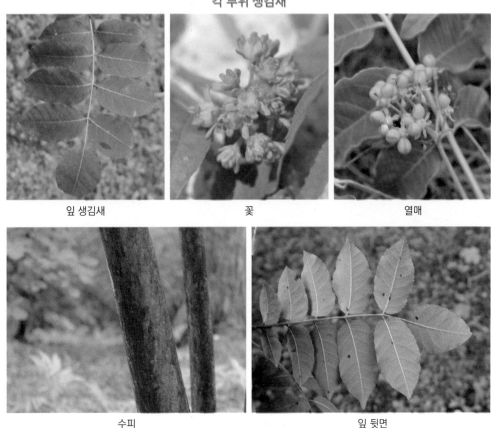

잎 생김새   꽃   열매

수피   잎 뒷면

🍃 약효와 효능주치

위를 튼튼하게 하고 습사(濕邪)를 말리며 균을 없애는 등의 효능이 있어서 소화불량, 위장염, 담도염, 폐결핵, 설사, 옹종, 습진, 개선(疥癬: 옴) 등을 치료한다. 성분 중에 콰신(quassin)의 쓴맛이 건위제가 되어 식욕을 증진시키는데 과용하면 구토를 일으키기도 한다. 또한 청열조습(淸熱燥濕)의 효능이 있고, 편도염, 인후염, 습진, 화상 등을 치료한다. 소태나무의 총 알칼로이드는 항균, 소염 작용이 있으며 소태나무 추출물은 간암, 간경화, 지방간, 아토피 피부염, 알레르기 질환 등의 치료에 탁월한 효과가 있다.

🍃 약재사용부위

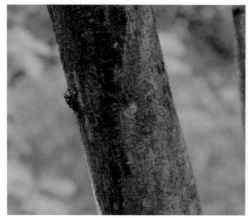

목질부

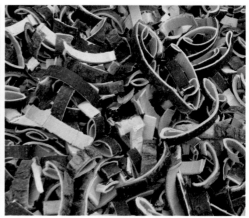

껍질약재

🍃 처방 및 용법

수피, 근피 또는 목부 1일량 10~30g을 물 1L에 넣고 반으로 달여 2~3회 매 식후 복용한다. 외용할 때는 달인 액으로 씻거나 가루 내어 환부에 발라준다. 또는 즙을 내어 환부를 씻어주기도 한다.

주의사항 : 임산부는 사용을 금지한다.

장기에 미치는 작용부위

담낭, 위장, 폐, 대장 경락으로 작용한다.

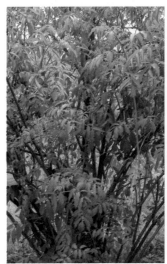
딱총나무 지상부

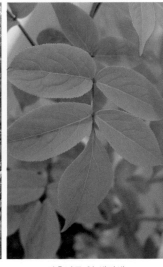
딱총나무 잎 생김새

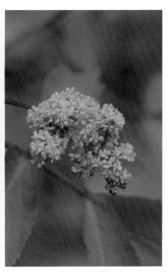
딱총나무 꽃

기능성물질 효능에 관한 특허자료

소태나무 추출액을 이용한 간암과 간경화 및 지방간 치료 제품 및 그 제조 방법

본 발명은 간암, 간경화, 지방간 등에 효과가 있는 서목태, 구연산 및 버섯 추출물을 함유한 제품에 관한 것이다. 본 발명의 주첨가물로서 간암, 간경화, 지방간에 효과가 있는 서목태 분말, 구연산, 소태나무, 산뽕나무(구찌뽕), 벌나무(산청목) 추출물과 운지버섯, 상황버섯 추출로 이루어진 군으로 인체 내 노폐물을 배설하는 추출물과 보조 첨가물로서 간 질환과 관련된 성인병을 예방하고 체력을 증진시켜주는 순수 천연 재료를 이용한 제조 방법이다. 본 발명의 제품은 인체 내 노폐물을 배설하여 체력을 활성화시켜 간암, 간경화, 지방간에 탁월한 효능이 있는 것이다.

〈공개번호 : 10-2008-0055771, 출원인 : 권호철〉

종려나무

Trachycarpus wagnerianus Hort. ex Becc.

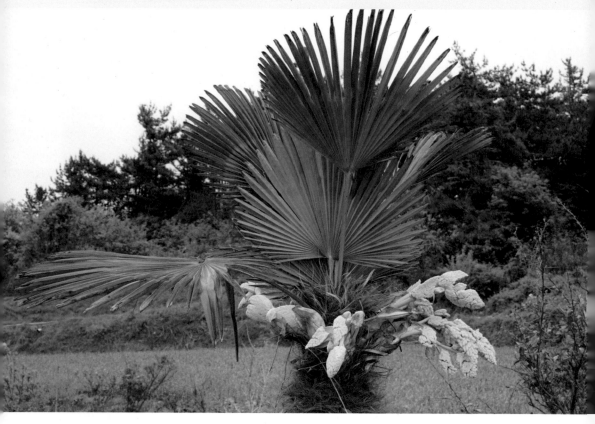

생약명 종려근(棕櫚根), 종려엽(棕櫚葉), 종려화(棕櫚花), 종려피(棕櫚皮), 종려자(棕櫚子)

이명 : 병려목(栟櫚木), 종모(棕毛)
과명 : 야자나무과(Palmae)
개화기 : 4~5월
채취시기 : 뿌리・잎은 연중 수시, 꽃은 4~5월, 수피는 연중 수시 또는 9~10월, 열매는 11~12월에 과
피가 청흑색일 때 채취한다.

사용부위 뿌리, 잎, 꽃, 수피, 열매

성분 : 뿌리, 꽃, 잎, 수피, 열매 등에 타닌이 많이 함유되어 있다. 열매에는 류코안토시아닌(leucoantho-
cyanin)이 함유되어 있다.
성질과 맛 : 수피・뿌리는 성질이 평하고, 독이 없으며, 맛은 쓰고 떫다. 꽃・잎은 성질이 평하고, 맛은 쓰
고 떫다. 열매는 성질이 평하고, 맛은 쓰다.

🍃 생태적특성

중국 원산의 상록교목으로, 우리나라에서는 제주도 및 남부 지방에 자란다. 높이는 15m 정도이고, 줄기는 단생에 원주형이며 가지가 갈라지지 않는다. 잎은 줄기 끝 부분에 모여나고, 길이 약 70cm에 둥근 부챗살 모양으로 중간 부분에서 깊게 갈라진다. 줄기를 싸고 있는 잎집이 분열하여 다갈색의 섬유상 모로 되어 잎집은 탈락하고 그 흔적은 줄기에 둥근 모양의 마디로 남아 있다. 꽃은 자웅 이주 단성화이며, 4~5월에 작은 담황색 꽃이 미상꽃차례를 이루며 많이 달린다. 핵과인 열매는 구형 또는 심장형으로 11~12월에 익고, 종자는 1개이며 편구형 또는 심장형으로 암회색 또는 담흑색이다. 일본 원산의 Trachycarpus excelsa와 비슷하나, 꼭대기의 손바닥 모양 잎이 약간 더 크고 잎자루가 짧으며 잎끝이 늘어지지 않는 점이 다르다.

각 부위 생김새

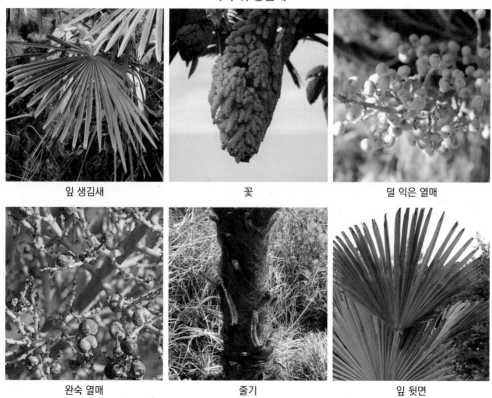

잎 생김새	꽃	덜 익은 열매
완숙 열매	줄기	잎 뒷면

약효와 효능주치

뿌리는 생약명이 종려근(棕櫚根)이며, 습사(濕邪)를 제거하고 출혈을 멎게 하며, 독을 풀어주고 종기를 가라앉히는 등의 효능이 있어 토혈, 혈변, 이질, 관절염, 수종, 타박상 등을 치료한다. 꽃은 생약명이 종려화(棕櫚花)이며, 장풍, 설사, 대하를 치료한다. 잎은 생약명이 종려엽(棕櫚葉)이며, 기를 거두어들이고 출혈을 멎게 하는 효능이 있어 피로 회복, 중풍의 예방 및 치료에 사용한다. 수피(종려나무의 줄기에 붙어 있는 잎집의 섬유)는 생약명이 종려피(棕櫚皮)이며, 수렴과 지혈의 효능이 있어 토혈, 혈변, 혈뇨, 대하, 개선 등을 치료한다. 열매는 생약명이 종려자(棕櫚子)이며, 기를 거두어들이고 설사, 장풍, 대하증을 치료한다.

약재사용부위

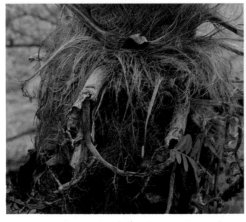

수피

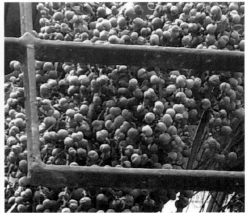

열매

처방 및 용법

뿌리 1일량 30~50g을 물 1L에 넣고 반으로 달여 매 식후 복용한다. 외용할 때는 달인 액으로 환부를 씻어준다. 꽃 1일량 10~30g을 물 1L에 넣고 반으로 달여 매 식후 복용한다. 외용할 때는 달인 액으로 환부를 씻어준다. 잎 1일량 20~30g을 물 1L에 넣고 반으로 달여 매 식후 복용한다. 수피 1일량 30~50g을 물 1L에 넣고 반으로 달여 매 식후 복용하거나 1일량 15~25g을 가루 내어 매 식후 복용한다. 열매 1일량 30~50g을 물 1L에 넣고 반으로 달여 매 식후 복용한다.

🍃 장기에 미치는 작용부위

간, 심장, 신장 경락으로 작용한다.

비슷한 약초

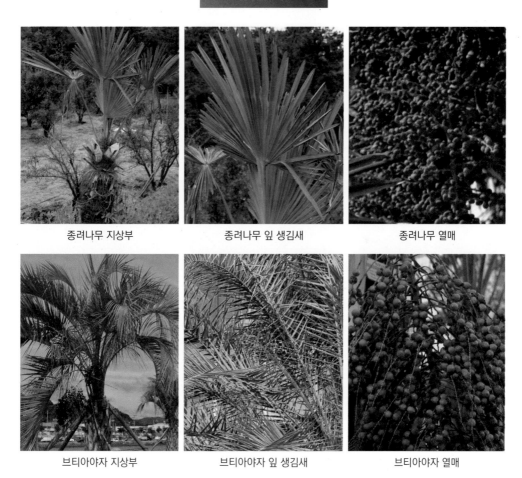

종려나무 지상부

종려나무 잎 생김새

종려나무 열매

브티아야자 지상부

브티아야자 잎 생김새

브티아야자 열매

지 치

Lithospermum erythrorhizon Siebold & Zucc.

순환기계 질환
해열, 활혈, 강심, 해독

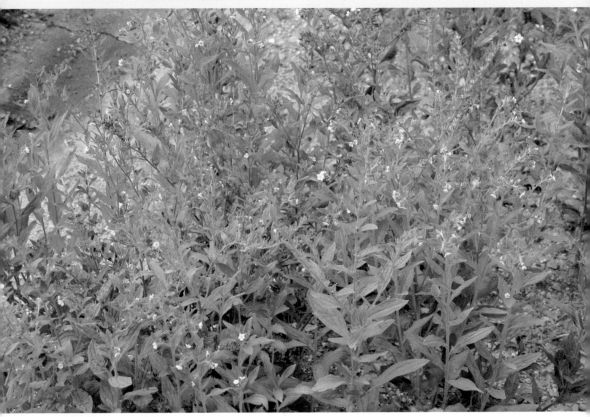

생약명 자근(紫根)

이명 : 지초, 지추, 자초(紫草), 자초근(紫草根), 자단(紫丹), 자초용(紫草茸)

과명 : 지치과(Boraginaceae) 개화기 : 5~6월

채취시기 : 가을에서 이듬해 봄 사이에 뿌리를 채취하여 이물질을 제거하고 건조하며, 절단하여 사용한다.

사용부위 뿌리

성분 : 뿌리에 시코닌(shikonin), 아세틸시코닌(acetylshikonin), 알카닌(alkanin), 이소바이틸시코닌 (isobytylshikonin), β,β-디메틸아크릴-시코닌(β,β-dimethylacryl-shikonin), β-히드록시이소발레릴시코 닌(β-hydroxyisovalerylshikonin), 테트라아크릴시코닌(tetraacrylshikonin) 등을 함유하며, 주성분인 시코 닌, 아세틸시코닌은 항염증, 창상 치유, 항종양 작용 등이 있어 고약으로 만들어 화상, 피부 염증, 항균 작용 등에 이용한다.

성질과 맛 : 성질이 차고, 맛은 달고 짜며 독성은 없다.

🌿 생태적특성

전국 각지에 분포하거나 재배하는 여러해살이풀로, 높이는 30~70cm 정도이며 줄기가 곧게 자라고 전체에 털이 있다. 잎은 어긋나고 잎자루가 없으며, 두터운 피침형으로 양끝이 뾰족하고 밑부분이 좁아져서 잎자루처럼 된다. 5~6월에 흰색 꽃이 줄기와 가지 끝에 총상꽃차례를 이루며 달리고 잎 모양의 포가 있다. 뿌리는 길이 7~14cm, 지름 1~2cm에 비후하며 원추형으로 비틀려 구부러졌고 땅속으로 깊이 들어간다. 이 뿌리를 자근(紫根)이라하며 약용하는데, 약재 표면은 자홍색 또는 자흑색으로 거칠고 주름이 있으며, 껍질부는 얇아 쉽게 탈락한다. 질은 단단하면서도 부스러지기 쉽고, 단면은 고르지 않으며, 목부는 비교적 작고 황백색 또는 황색이다.

각 부위 생김새

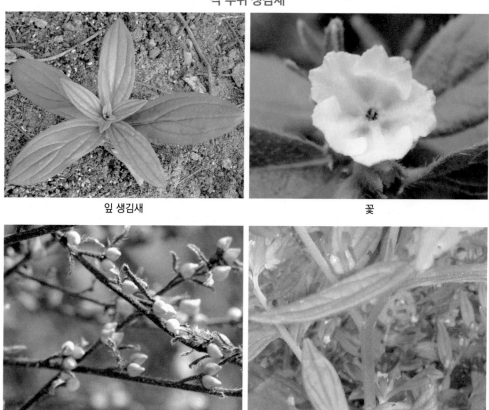

잎 생김새

꽃

열매

줄기

🍃 약효와 효능주치

열을 내려주고 혈액순환을 원활하게 하며, 심장의 기능을 강화하고 독을 풀어주며 종기를 가라앉히는 등의 효능이 있어서 간염, 습열황달(濕熱黃疸), 열결변비(熱結便秘), 토혈, 코피, 요혈(尿血), 자반병, 단독(丹毒), 동상, 화상, 습진 등을 치료하는 데 이용한다.

🍃 약재사용부위

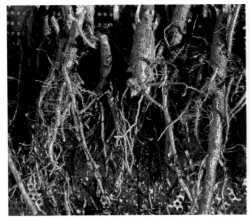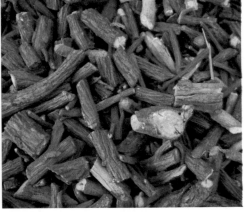

| 뿌리 | 약재 |

🍃 처방 및 용법

말린 것으로 하루에 4~12g 정도를 사용하는데, 물을 붓고 달여서 복용하거나 가루 내어 복용한다. 말린 지치 뿌리 10g에 물 1L 정도를 붓고 끓기 시작하면 불을 약하게 줄여서 200~300mL 정도로 달여 아침저녁 2회에 나누어 복용한다. 외용할 때는 고약으로 만들어 환부에 바른다. 민간에서는 황백(황벽나무 껍질)과 지치를 3:1로 섞어서 가루 내어 참기름에 개어서 연고처럼 만들어 습진에 사용하는데, 자기 전에 손을 깨끗이 씻고 이 연고를 바르고 자면 효과가 매우 좋다. 그 밖에도 증류주를 내릴 때 소줏고리를 통과한 술을 지치를 통과하게 하여 붉은 색소와 약효를 동시에 얻기도 하고(진도 홍주), 공업적으로는 자줏빛 염료로 활용하기도 하는데 그 빛깔이 고와 예로부터 민간에서 애용되어 왔다.

> **주의사항 :** 성질이 차고 활설(滑泄)하므로 비장 기능이 약해 변이 무른 사람은 신중하게 사용하여야 한다.

장기에 미치는 작용부위

간, 심장 경락으로 작용한다.

비슷한 약초

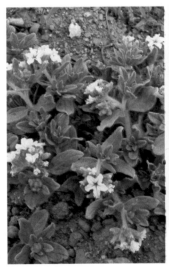

반디지치 지상부

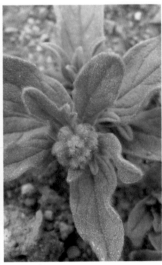

반디지치 잎 생김새

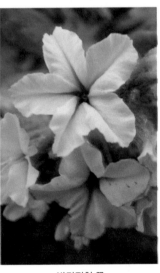

반디지치 꽃

기능성물질 효능에 관한 특허자료

지치 추출물을 유효 성분으로 하는 지방간 개선용 식품 조성물
본 발명은 지방간 개선용 식품 조성물에 관한 것으로서, 구체적으로는 지치 추출물을 유효 성분으로 하는 지방간 개선용 식품 조성물에 관한 것이다. 〈공개번호 : 10-2011-0059572, 출원인 : 남종현〉

진범

Aconitum pseudolaeve Nakai

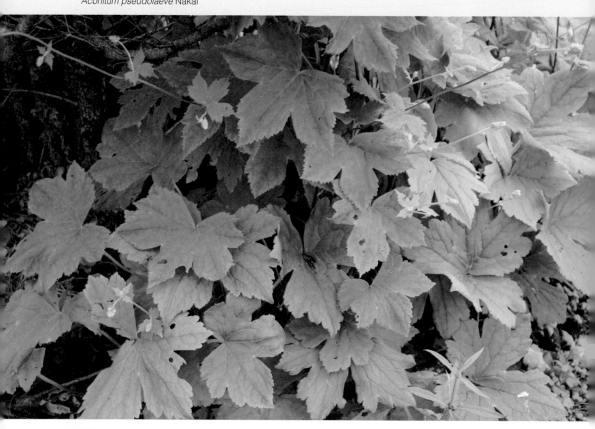

생약명 진교(秦艽)

이명 : 진교, 줄오독도기, 줄바꽃

과명 : 미나리아재비과(Ranunculaceae)

개화기 : 8월

채취시기 : 가을에서 이른 봄까지 뿌리를 채취하여 햇볕에 말린다.

사용부위 뿌리

성분 : 리카코니틴(lycaconitine), 미오스틴(myostine), 아바다리딘(avadharidine), 셉텐트리오딘(septentriodine) 등을 함유한다.

성질과 맛 : 성질이 평하고, 맛은 쓰고 맵다.

🌱 생태적특성

전국 각지에 분포하는 여러해살이풀로, 흔히 '진교'라고 불리며 물 빠짐이 좋은 반그늘이나 양지의 토양이 비옥한 곳에서 자란다. 높이는 약 1m이고, 줄기는 곧게 서거나 약간 비스듬히 자라며, 자줏빛이 돌고 밑부분에 능각이 있으며 윗부분에 짧은 털이 밀생한다. 밑부분의 잎은 3~7개로 갈라지고 윗부분의 잎은 3~5개로 갈라지며, 열편의 가장자리는 깊이 패어 들어간 모양에 끝이 뾰족한 결각 또는 톱니가 있으며 전체적으로 털이 없다. 8월에 연한 자주색 꽃이 원줄기 끝과 윗부분의 잎겨드랑이에 총상꽃차례로 달리는데, 꽃받침 조각은 5개로 꽃잎 모양이고 뒤쪽의 것은 투구 같으며, 2개의 꽃잎은 길어져 끝부분이 밀선처럼 되고 뒤쪽의 원통형 꽃받침 속으로 들어간다. 열매는 10~11월경에 삼각형 모양으로 익는다.

각 부위 생김새

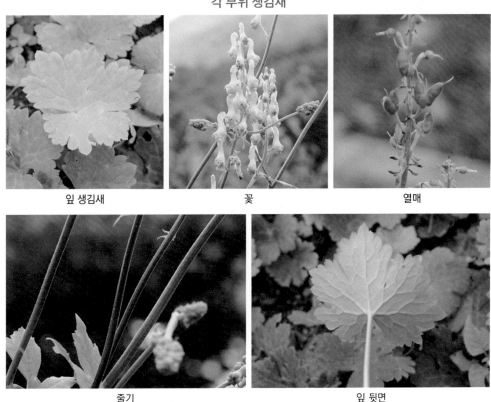

잎 생김새 　　　　　 꽃 　　　　　 열매

줄기 　　　　　 잎 뒷면

약효와 효능주치

통증을 멎게 하고 경련을 진정시키며, 굳어진 근육을 풀어주고 소변을 원활하게 하며 풍사(風邪)와 습사(濕邪)를 제거하는 효능이 있어서 풍습(風濕)으로 인하여 팔다리가 저리고 아픈 병증, 관절염, 근골의 경련, 황달, 소변불리(小便不利)를 치료하는 데 이용한다.

 약재사용부위

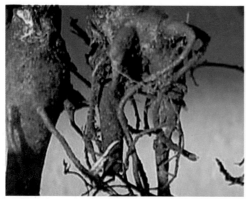 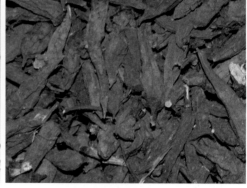

뿌리   약재

 처방 및 용법

하루에 6~12g을 사용하는데 물 1L 정도를 붓고 달여서 2~3회에 나누어 복용하거나 환으로 만들어 복용하기도 한다. 보통 단일 약재로 사용하기보다는 다른 처방에 합방하여 사용한다.

> **주의사항** : 유독성 식물이므로 전문가의 지도와 처방을 받아야 한다.

 장기에 미치는 작용부위

간, 심장, 위장, 방광 경락으로 작용한다.

찔레꽃

Rosa multiflora Thunb.

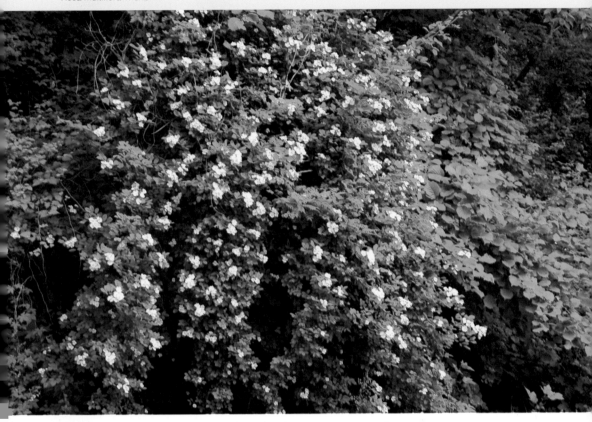

생약명 영실(營實)

이명 : 찔레나무, 설널네나무, 새버나무, 질꾸나무, 들장미, 가시나무, 질누나무, 자매화(刺梅花), 자매장미화(刺梅薔薇花), 장미근(薔薇根), 장미화(薔薇花)

과명 : 장미과(Rosaceae)　　　　　　**개화기 :** 5~6월

채취시기 : 꽃은 5~6월, 뿌리는 연중 수시, 열매는 익기 전인 9~10월에 채취한다.

사용부위 열매

성분 : 꽃에는 아스트라갈린(astragalin)과 정유가, 뿌리에는 토르멘트산(tormentic acid)이 함유되어 있고 뿌리의 껍질에는 타닌이, 생잎에는 비타민 C가 함유되어 있다. 열매에는 멀티플로린(multiflorin)과 루틴(rutin), 지방유가 함유되어 있으며 지방유에는 팔미트산(palmitic acid), 리놀산(linolic acid), 리놀렌산, 스테아르산(stearic acid) 등이 들어있다. 과피에는 리코펜(licopene), α-카로틴(α-carotene)이 함유되어 있다.

성질과 맛 : 열매는 성질이 시원하고, 맛은 달고 시다.

생태적특성

전국 각지에 분포하는 낙엽활엽관목으로, 높이는 2m 정도로 자란다. 가지가 덩굴처럼 밑으로 늘어져 서로 엉켜 있으며, 줄기와 가지에는 길이 2~7mm의 억센 가시가 많이 나 있다.

잎은 어긋나고 홀수깃꼴겹잎이며, 작은 잎은 보통 9개인데 길이 2~3cm에 양끝이 좁은 타원형 또는 도란형으로 잎끝이 둥글거나 날카롭고 가장자리에 잔톱니가 있다. 5~6월에 백색 꽃이 원추꽃차례로 한데 모여서 피고 방향성의 향기를 풍긴다. 열매는 둥근 수과이며 10~11월에 붉은색으로 익는다.

각 부위 생김새

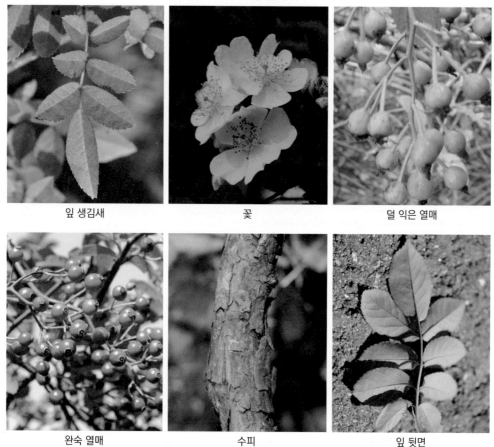

잎 생김새	꽃	덜 익은 열매
완숙 열매	수피	잎 뒷면

약효와 효능주치

열매는 생약명이 영실(營實)이며, 열을 내려주고 혈액순환을 원활하게 하며, 독을 풀어주고 소변이 잘 나가게 하는 등의 효능이 있어서 설사, 수종(水腫), 소변불리(小便不利), 각기, 창개옹종(瘡疥癰腫), 월경복통, 신장염, 변비, 신장염 등을 치료한다. 민간에서 꽃을 약용하는데 생약명이 장미화(薔薇花)이며, 성질이 시원하고 맛은 달콤하며 독성이 없다. 각종 출혈에 지혈의 효과가 있으며 여름철에 더위를 타서 지쳤을 때나 당뇨로 입이 마를 때, 위가 불편할 때 치료 효과가 있다. 또 뿌리는 생약명이 장미근(薔薇根)이며, 열을 내리고 혈액순환을 원활하게 하며 풍사를 제거하는 효능이 있고 신염, 부종, 각기, 창개옹종, 월경복통을 치료한다. 찔레나무의 추출물은 항산화작용이 있어 노화 방지와 성인병의 치료에 효과가 있다.

 약재사용부위

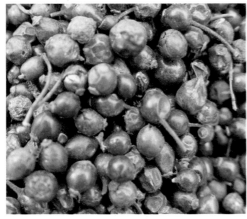
열매 약재(영실)

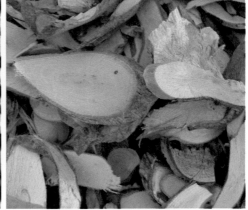
목질부 약재

 처방 및 용법

열매 1일량 20~30g을 물 1L에 넣고 반으로 달여 2~3회 매 식후 복용한다. 외용할 때는 짓찧어서 환부에 붙이거나 달인 액으로 씻는다. 꽃 1일량 10~20g을 물 1L에 넣고 반으로 달여 2~3회 매 식후 복용한다. 외용할 때는 가루 내어 환부에 뿌리거나 바른다. 뿌리 1일량 30~50g을 물 1L에 넣고 반으로 달여 매 식후 복용한다. 외용할 때는 짓찧어서 환부에 붙인다.

🧠 장기에 미치는 작용부위

심장, 신장 경락으로 작용한다.

비슷한 약초

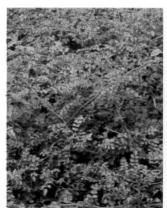

돌가시나무 지상부

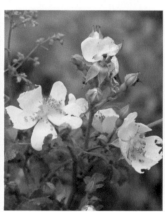

돌가시나무 꽃

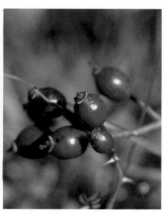

돌가시나무 열매

기능성물질 효능에 관한 특허자료

항산화 활성을 가지는 찔레꽃 추출물을 포함하는 식품 조성물

본 발명은 항산화 활성을 가지는 찔레꽃 추출물을 포함하는 식품 조성물에 관한 것이다. 구체적으로 본 발명은 프로시아니딘 B3(procyanidin B3)를 함유하며 항산화 활성을 가지는 찔레꽃 추출물을 포함하는 식품 조성물에 관한 것이다. 본 발명에 따른 찔레꽃 추출물 및 이를 포함하는 조성물은 활성 산소에 의해 유발되는 질병의 치료 또는 예방, 식품의 품질 유지 및 피부의 산화에 의한 손상을 방지하는 데 매우 유용하게 사용될 수 있다.

〈공개번호 : 10-2005-0040123, 특허권자 : (주)이롬〉

치자나무

Gardenia jasminoides J.Ellis = [*Gardenia jasminoides* for. *grandiflora* Makino.]

신경정신계 질환

진정, 타박상, 황달

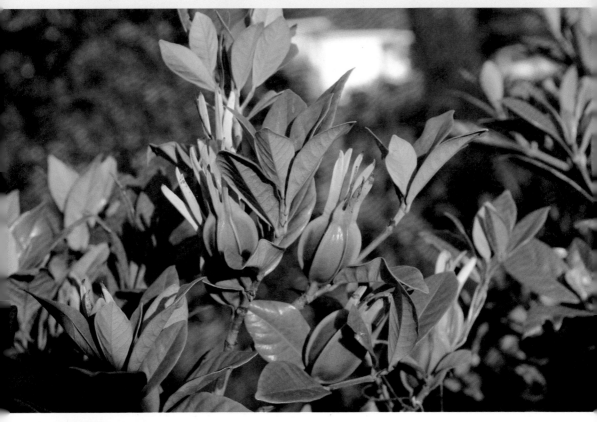

생약명 치자(梔子), 치자화근(梔子花根)

이명 : 치자, 좀치자, 겹치자나무, 산치자(山梔子), 황치화(黃梔花), 치자수(梔子樹), 산치(山梔), 치자화(梔子花), 황치자(黃梔子)

과명 : 꼭두서니과(Rubiaceae)　　　　　　　　**개화기** : 6~7월

채취시기 : 가을(10~11월)에 잘 익은 열매를 채취하여 솥에 넣고 황금색이 되도록 덖어서 사용한다. 뿌리는 연중 수시 채취한다.

사용부위 열매, 뿌리

성분 : 열매에는 플라보노이드(flavonoid)의 가르데닌(gardenin), 펙틴(pectin), 타닌, 크로신(crocin), 크로세틴(crocetin), d-만니톨(d-mannitol), 노나코산(nonacosane), β-시토스테롤(β-sitosterol) 이외에 여러 종류의 이리도이드(iridoid) 골격의 배당체, 즉 가르데노시드(gardenoside), 게니포시드(geniposide)와 소량의 산지시드(shanzhiside)가 함유되어 있고 또 가르도시드(gardoside), 스칸도시드 메틸 에스테르(scandoside methyl ester), 콜린(choline) 및 우르솔산(ursolic acid)이 함유되어 있다. 뿌리에는 가르데노시드가 함유되어 있다.

성질과 맛 : 열매는 성질이 차고 독이 없으며, 맛은 쓰다.

🌀 생태적특성

제주도를 비롯한 남부 지방에서 자생하거나 심어 가꾸는 상록활엽관목으로, 높이가 1~2m 정도로 자라고 어린가지에는 잔털이 나 있다. 잎은 마주나거나 3개가 돌려나고 잎자루가 짧으며, 가죽질에 긴 타원형 또는 장타원상 피침형으로 잎끝이 급하게 뾰족해지고 가장자리는 밋밋하다. 6~7월에 흰색 꽃이 가지 끝이나 잎겨드랑이에 1개씩 달리며 독특한 향기가 난다. 열매는 도란형 또는 긴 타원형이고 날개 모양의 능각이 6~7개 있으며, 10~11월에 성숙하면 황색이 되고 열매 끝에 꽃받침이 남아 있다.

각 부위 생김새

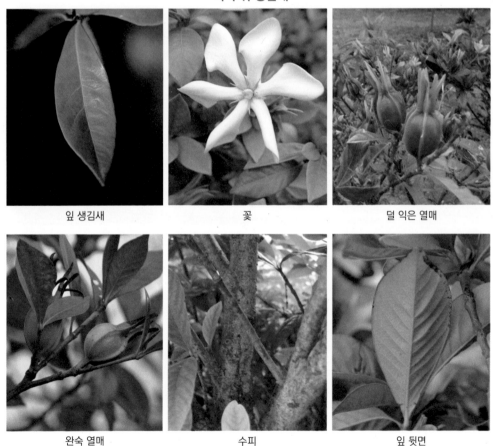

| 잎 생김새 | 꽃 | 덜 익은 열매 |
| 완숙 열매 | 수피 | 잎 뒷면 |

약효와 효능주치

열매는 생약명이 치자(梔子)이며, 열을 내리고 출혈을 멎게 하며, 독을 풀어주며 진정, 혈압 강하, 이담 작용이 있고 황달, 불면, 소갈, 결막염, 임병, 열독, 창양, 좌상통, 타박상을 치료한다. 뿌리는 생약명이 치자화근(梔子花根)이며, 열을 내리고 독을 풀어주며 혈액을 맑게 하는 효능이 있어, 감기고열, 황달형 간염, 토혈, 비출혈, 이질, 임병(淋病), 신염수종(腎炎水腫), 종독(腫毒) 등을 치료한다. 치자의 추출물은 알레르기 질환과 우울증의 예방 및 치료에 사용할 수 있다.

 약재사용부위

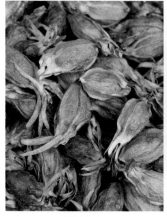 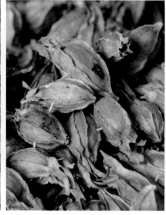 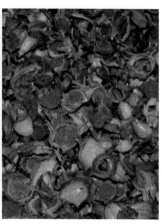

| 열매 말린 것 | 약재 전형 | 약재 |

 처방 및 용법

열매 1일량 30~50g을 물 1L에 넣고 반으로 달여 2~3회 매 식후 복용한다. 외용할 때는 가루 내어 기름에 섞어서 환부에 붙인다. 뿌리 1일량 50~100g을 물 1L에 넣고 반으로 달여 2~3회 매 식후 복용한다. 외용할 때는 생뿌리를 짓찧어서 환부에 도포한다.

장기에 미치는 작용부위

담낭, 심장, 폐 경락으로 작용한다.

비슷한 약초

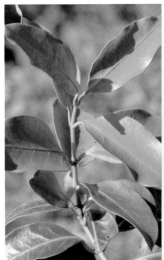

영주치자 지상부

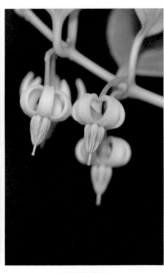

영주치자 꽃

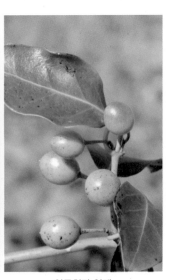

영주치자 열매

기능성물질 효능에 관한 특허자료

치자 추출물의 분획물을 유효 성분으로 함유하는 알레르기 질환의 예방 또는 치료용 조성물

본 발명은 치자 추출물의 분획물을 유효 성분으로 함유하는 알레르기 질환의 예방 또는 치료용 조성물에 관한 것으로서, 구체적으로 치자 추출물로부터 분획한 치자 분획물은 비만 세포에서 히스타민의 분비량을 낮추고, 알레르기성 아토피 피부염 질환 모델에서 피부염 및 귀 부종을 감소시키고, 혈청 중 IgE 농도를 감소시키므로, 알레르기 질환의 예방, 개선 또는 치료에 유용하게 사용될 수 있다.

〈공개번호 : 10-2011-0136387, 출원인 : 한국한의학연구원〉

칡

Pueraria lobata (Willd.) Ohwi =
[*Pueraria thunbergiana* (Sieb. et Zucc.) Benth.]

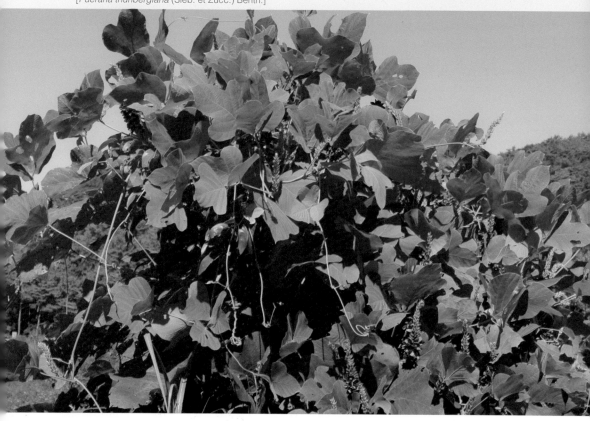

생약명 **갈근(葛根), 갈화(葛花)**

이명 : 칙, 칙덤불, 칡덩굴, 칡넝굴, 갈등(葛藤), 갈마(葛麻), 갈자(葛子), 갈화(葛花)

과명 : 콩과(Leguminosae)

개화기 : 7~8월

채취시기 : 뿌리는 봄·가을, 꽃은 7~8월 꽃이 만개하기 전에 채취한다.

사용부위 **뿌리, 꽃**

성분 : 뿌리에는 이소플라본(isoflavone) 성분의 푸에라린(puerarin), 푸에라린 자일로시드(puerarin xyloside), 다이제인(daidzein), β−시토스테롤(β-sitosterol), 아라크산(arachic acid), 전분 등이 함유되어 있다. 잎에는 로비닌(robinin)이 함유되어 있다.

성질과 맛 : 뿌리는 성질이 평하고, 맛은 달고 맵다. 꽃은 성질이 시원하고, 맛은 달다.

생태적특성

전국 각지에 분포하는 낙엽 활엽 덩굴성 목본으로, 산지, 계곡, 초원의 음습지 등에 자생한다. 덩굴의 길이는 약 10m 내외로 뻗어 나가며, 오래된 것은 줄기의 지름이 10cm에 이르고 지면이나 다른 나무를 왼쪽으로 감아 올라간다. 줄기의 아랫부분은 목질화하여 잘 갈라진다. 잎은 3출엽으로 잎자루가 길고 서로 어긋나며, 작은 잎은 능상 원형이고 가장자리는 밋밋하거나 얕게 3개로 갈라진다. 7~8월에 홍자색 또는 홍색 꽃이 잎겨드랑이에 총상꽃차례로 달리며 핀다. 열매는 협과로 길고 편평한 광선형(廣線形)에 황갈색이며 딱딱한 털이 밀생하고 9~10월에 익는다.

각 부위 생김새

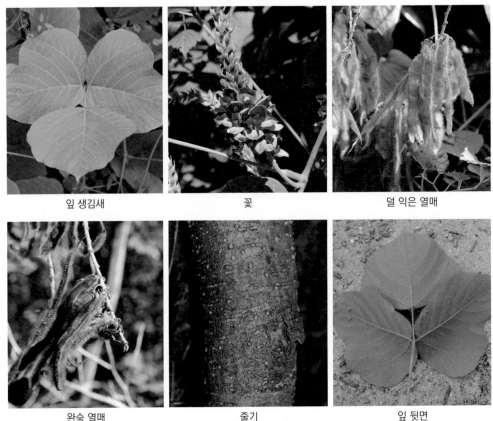

잎 생김새	꽃	덜 익은 열매
완숙 열매	줄기	잎 뒷면

약효와 효능주치

뿌리는 생약명이 갈근(葛根)이며, 열을 내려주고 경련을 진정시키며, 독을 풀어주고 갈증과 설사를 멎게 하는 효능이 있어 두통, 발한, 감기, 이질, 고혈압, 협심증, 난청(難聽) 등을 치료한다.

꽃은 생약명이 갈화(葛花)이며, 주독을 풀어주고 속쓰림과 오심, 구토, 식욕 부진 등을 치료하며 치질의 내치(內痔) 및 장풍하혈(腸風下血), 토혈 등의 치료에 효과적이다. 칡 추출물은 암의 예방 및 치료와 폐경기 질환의 예방 및 치료, 골다공증의 예방 및 치료에 사용할 수 있다.

 약재사용부위

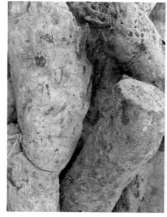

뿌리

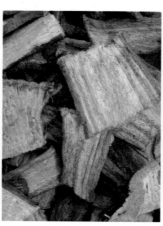

약재

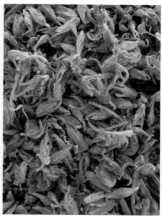

꽃 약재

 처방 및 용법

뿌리 1일량 20~30g을 물 1L에 넣고 반으로 달여 2~3회 매 식후 복용하거나 짓찧어 즙을 내어 복용한다.

외용할 때는 짓찧어서 환부에 붙인다. 꽃 1일량 20~30g을 물 1L에 넣고 반으로 달여 2~3회 매 식후 복용한다.

장기에 미치는 작용부위

비장, 위장, 폐 경락에 작용한다.

약초 사용 부위

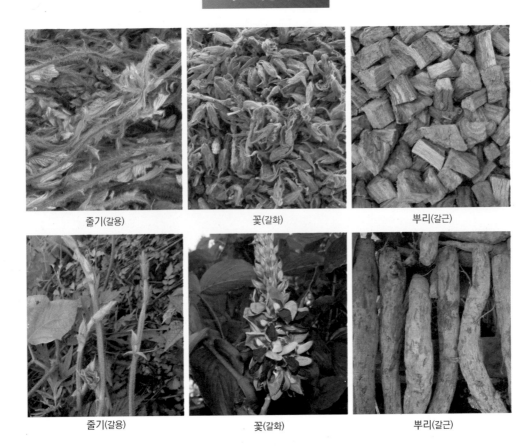

| 줄기(갈용) | 꽃(갈화) | 뿌리(갈근) |

줄기(갈용)　　　　　　꽃(갈화)　　　　　　뿌리(갈근)

기능성물질 효능에 관한 특허자료

골다공증 예방 및 치료에 효과를 갖는 갈근 추출물

본 발명은 골다공증 예방 및 치료에 효과를 갖는 갈근(칡 뿌리) 추출물에 관한 것으로서, 구체적으로 갈근 추출물에는 다이제인, 제니스테인, 포름오노네틴 등의 식물 에스트로겐이 다량 포함되어 있으므로, 본 발명에 의한 갈근 추출물은 골다공증 치료제 또는 예방제로서 유용하게 사용될 수 있을 뿐만 아니라 건강식품으로도 응용될 수 있다.

〈공개번호 : 10-2002-0002353, 출원인 : 한국한의학연구원〉

팔손이

Fatsia japonica (Thunb.) Decne. & Planch.

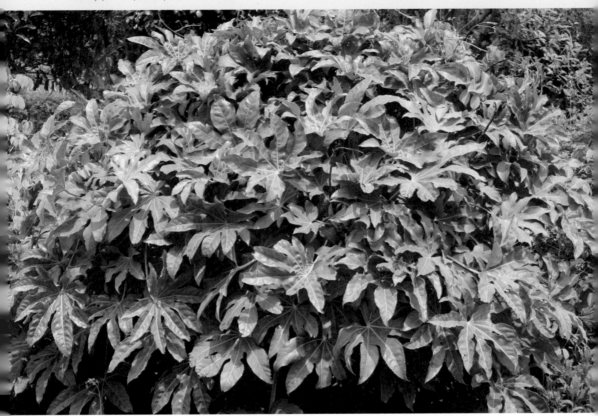

생 약 명　팔각금반(八角金盤)

이명 : 팔손이나무, 팔각금반

과명 : 두릅나무과(Araliaceae)

개화기 : 10~11월

채취시기 : 잎을 연중 수시 채취한다.

사용부위　잎

성분 : 잎에는 5종의 트리테르페노이드사포닌(triterpenoid saponin), 올레아놀산(oleanolic acid) 등이 함유되어 있다.

성질과 맛 : 성질이 따뜻하고, 맛은 약간 쓰다.

🐚 생태적특성

경남 남해의 섬과 거제도 등지에 분포하는 상록활엽관목으로, 산기슭이나 골짜기의 반그늘에 자생한다. 높이는 2~4m이고 작은 가지는 굵으며 털이 없다. 가지에 잎이 떨어진 자국이 크게 남아 있다. 잎은 어긋나고 손바닥 모양으로 7~9개로 갈라지며 잎자루는 30cm 이상으로 매우 길다. 열편은 난상 피침형이고 끝이 뾰족하며 가장자리에 톱니가 있다. 10~11월에 흰색 꽃이 가지 끝에 산형상의 원추꽃차례를 이루며 핀다. 열매는 둥근 장과이며 다음 해 4~5월에 검은색으로 익는다.

각 부위 생김새

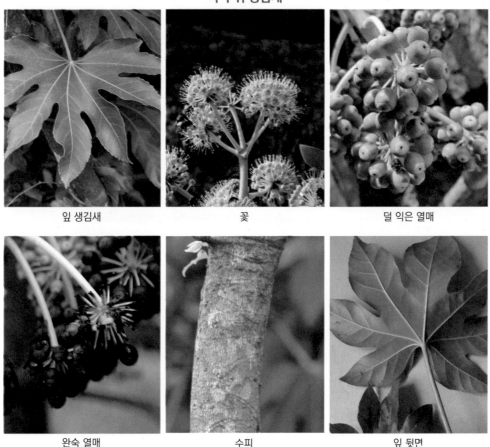

잎 생김새	꽃	덜 익은 열매
완숙 열매	수피	잎 뒷면

약효와 효능주치

잎은 생약명이 팔각금반(八角金盤)이며, 열을 내려주고 통증을 멎게 하는 효능이 있어 감기 몸살, 신경통, 관절통 등의 치료에 효과가 있고 청열화담, 거풍이습, 감기해수, 천식, 풍습성 관절염 등을 치료한다. 최근 팔손이 근피의 에탄올 추출물과 물 추출물의 생리 활성 비교 실험을 실시한 결과, 팔손이의 각 부위 중에서 근피가 가장 높은 면역 활성을 보이는 것으로 밝혀졌으며, 면역 기능 증진 최적화를 위하여 에탄올 추출 방법을 이용한 활용이 기대되는, 팔손이의 기능성 및 효능에 관한 특허 자료도 나와 있다.

 약재사용부위

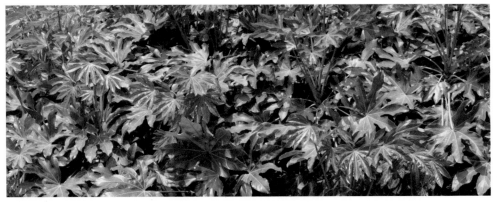

잎

 처방 및 용법

잎 1일량 10~15g을 물 1L에 넣고 반으로 달여 2~3회 매 식후 복용한다.

장기에 미치는 작용부위

간, 폐 경락으로 작용한다.

비슷한 약초

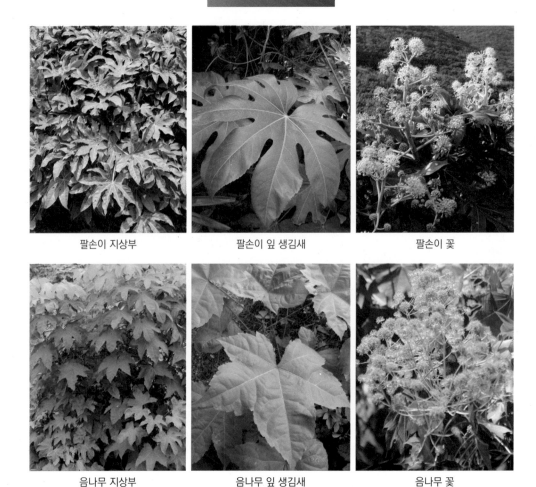

팔손이 지상부

팔손이 잎 생김새

팔손이 꽃

음나무 지상부

음나무 잎 생김새

음나무 꽃

기능성물질 효능에 관한 특허자료

세포 투과성 융합 단백질의 세포 투과율을 향상시키는 팔손이 화합물

본 발명은 세포 투과성 융합 단백질의 세포 투과율을 향상시키는 화합물에 관한 것으로, 좀 더 자세히는 팔손이로부터 분리된 화합물 3-O-[β-D-글루코피라노실(1→4)-α-L-아라비노피라노실]-헤데라제닌이 Tat-SOD 융합 단백질의 세포 및 조직 내 침투 효율을 증가시킴을 확인하였다. 따라서, 본 발명은 상기 화합물을 Tat-SOD 등의 세포 투과성 융합 단백질의 침투 효율을 증가시키는 보조제, 약제, 화장료 및 다양한 질환 치료 분야에 이용될 가능성을 제시해준다. 〈공개번호 : 10-2009-0026838, 출원인 : 재단법인 춘천바이오산업진흥원 · 한림대학교산학협력단〉

476

하수오

Fallopia multiflora (Thunb.) Haraldson

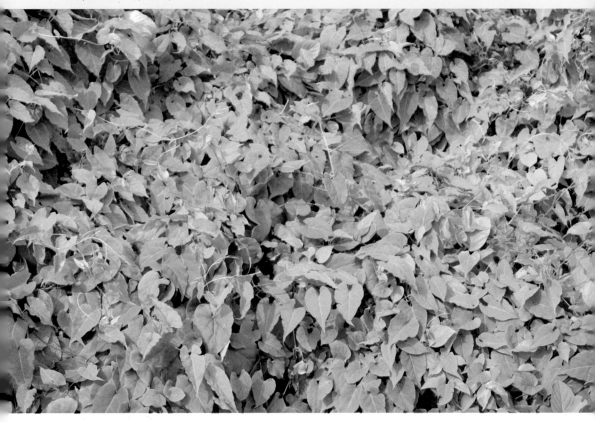

생약명 하수오(何首烏)

이명 : 지정(地精), 진지백(陳知白), 마간석(馬肝石), 수오(首烏)
과명 : 마디풀과(Polygonaceae)　　　　　　　　　　**개화기** : 8~9월
채취시기 : 가을과 겨울에 덩이뿌리를 채취하여 이물질을 제거하고 절편하여 사용하는데, 독성이 있으므로 반드시 포제하여 사용하는 것이 좋다. 포제하고자 하는 무게의 10~15% 정도에 해당하는 검은콩을 2~3회 삶아서 물을 모으고, 준비된 덩이뿌리에 이 물을 흡수시킨 다음 시루에 넣고 쪄서 이를 햇볕에 건조시키고, 단면이 흑갈색으로 변할 때까지 똑같은 과정을 반복하면 독성이 제거되면서 좋은 하수오가 된다.

사용부위 덩이뿌리

성분 : 덩이뿌리에는 안트라퀴논(anthraquinone)계 성분인 크리소파놀(chrysophanol), 에모딘(emodin), 레인(rhein), 피스치온(physcione) 등이 함유되어 있으며, 줄기에도 유사한 성분들이 함유되어 있다. 덩이뿌리에는 전분과 지방도 함유되어 있다.
성질과 맛 : 성질이 따뜻하고, 맛은 쓰고 달며 건조하고 덟다. 독은 없다.

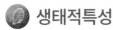 **생태적특성**

전국 각지에 자생하며 중남부지방에서 재배되고 있는 덩굴성 여러해살이풀로, 덩굴이 2~3m 정도로 자란다. 줄기가 가늘고 전체에 털이 있으며 줄기 밑부분은 목질화되어 있다. 뿌리는 가늘고 길며 그 끝에 비대한 덩이뿌리가 달리는데, 덩이뿌리는 여러 개의 가는 줄기로 연결되며 겉껍질은 적갈색에 질은 견실하고 단단하다.

잎은 어긋나고 잎자루가 있으며, 길이 3~6cm, 너비 2.5~4.5cm에 좁은 심장형으로 잎끝이 뾰족하고 가장자리가 밋밋하다. 8~9월에 흰색의 작은 꽃이 가지 끝에 원추꽃차례를 이루며 많이 달린다. 꽃받침은 5개로 깊게 갈라지고 꽃잎이 없으며, 수술은 8개, 암술대는 3개이고 씨방은 난형이다. 열매는 수과(瘦果)이며 길이 2.5mm가량에 세모진 난형으로 3개의 날개가 있다.

하수오와 현재 농가에서 많이 재배하고 있는 박주가리과의 큰조롱[Cynanchum wilfordii (Maxim.) Hemsl.]은 다른 종이므로 혼동해서는 안 된다. 한방에서는 큰조롱의 덩이뿌리를 '백수오(白首烏)'라 하며 약재로 사용한다. 그런데 일반인들 사이에서 큰조롱을 흔히 '백하수오'라고 부르면서, 마디풀과의 약용 식물인 하수오와 혼동하는 경우를 자주 볼 수 있다.

붉은빛이 도는 하수오의 덩이뿌리를 '적하수오'라고 하면서 큰조롱의 덩이뿌리를 '백하수오'라고 잘못 부른 데에서 비롯한 오류인 것으로 추측된다. 두 식물 모두 덩이뿌리를 약용하지만 동일한 약재는 아니므로 구분해서 사용해야 한다. 하수오와 혼동하는 큰조롱은 연한 황록색 꽃이 산형꽃차례로 피고, 박주가리(나마)는 연한 자줏빛 꽃이 총상꽃차례로 핀다. 천장각 또는 나마로 쓰이는 박주가리 열매는 표주박 모양의 골돌과이며, 큰조롱의 열매는 피침형 골돌과이므로 구분이 가능하다. 〈대한약전외 한약(생약)규격집〉에는 하수오의 학명을 'Polygonum multiflorum Thunberg'라고 수재하고 있으나 이 책에서는 국립수목원의 '국가생물종지식정보시스템'에 따라 'Fallopia multiflora (Thunb.) Haraldson'으로 정리하였다.

각 부위 생김새

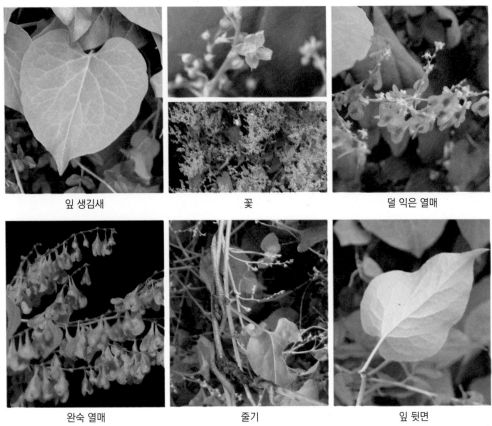

잎 생김새   꽃   덜 익은 열매

완숙 열매   줄기   잎 뒷면

🌿 약효와 효능주치

간을 보하고 신장의 기운을 북돋우며, 혈액을 자양하고 풍사를 제거하며, 몸을 튼튼하게 하고 기력을 왕성하게 하며 정력을 강하게 하는 등의 효능이 있어서 간과 신장의 음기가 훼손된 것을 낫게 하며, 머리카락이 일찍 세는 증세, 혈이 허하여 머리가 어지러운 증세, 허리와 무릎이 연약해진 증세, 근골이 시리고 아픈 병증, 유정(遺精), 붕루대하(崩漏帶下), 오래된 설사 등을 치료한다. 그 밖에도 만성 간염, 옹종(癰腫), 나력(瘰癧), 치질 등의 치료에 이용한다. 민간요법으로 간과 신장 기능의 허약을 치료하며, 해독 작용과 거풍(祛風), 변비, 불면증, 피부 가려움증, 백일해 등의 치료에 이용한다.

약재사용부위

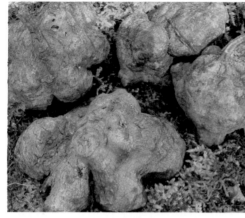

덩이뿌리

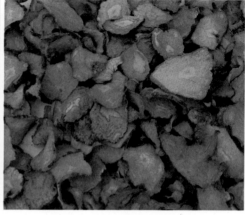

약재

처방 및 용법

말린 것으로 하루에 8~25g을 사용하는데, 보통 말린 덩이뿌리 15g에 물 700mL 정도를 붓고 끓기 시작하면 불을 약하게 줄여서 200~300mL 정도로 달여 아침 저녁 2회로 나누어 복용한다. 가루 또는 환을 만들거나 술에 담가서 복용하기도 한다.

> **주의사항 :** 윤장통변(潤腸通便) 및 수렴하는 작용이 있으므로 대변당설(大便溏泄: 대변이 진흙처럼 나오는 증) 또는 습담 (濕痰: 비脾의 운화運化하는 기운이 장애되어 수습水濕이 한곳에 오래 몰려 있어 생기는 담증)의 경우에는 부적당하고, 무 씨를 함 께 사용할 수 없다.

장기에 미치는 작용부위

간, 심장, 신장 경락으로 작용한다.

비슷한 약초

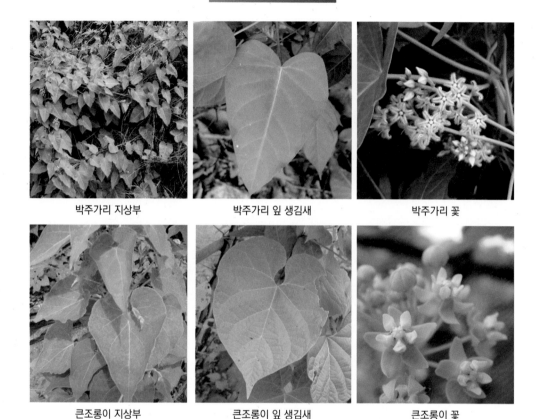

박주가리 지상부

박주가리 잎 생김새

박주가리 꽃

큰조롱이 지상부

큰조롱이 잎 생김새

큰조롱이 꽃

기능성물질 효능에 관한 특허자료

하수오 추출물의 제조 방법과 그 추출물을 함유한 당뇨병 관련 질환 치료용 의약 조성물

본 발명은 하수오 추출물의 제조 방법과 그 추출물을 함유한 당뇨병 관련 질환 치료용 의약 조성물에 관한 것으로, 하수오를 물, 극성 유기 용매 또는 이들의 혼합 용매로 추출하는 단계, 상기 추출액으로부터 고형분을 제거하는 단계 및 상기 추출액으로부터 추출 용매를 제거하여 하수오 추출물을 얻는 단계를 통해 혈당 강하 효과가 있는 하수오 추출물을 얻고, 이를 함유시켜 당뇨병 관련 치료용 조성물을 제조함으로써, 우수한 혈당 강하 효과를 갖는 하수오 추출물과 그 추출물을 함유한 당뇨병 관련 질환 치료용 의약 조성물에 관한 것이다.

〈공개번호 : 10-2004-0063291, 출원인 : 에스케이케미칼(주)〉

황칠나무

Dendropanax morbifera Lev.

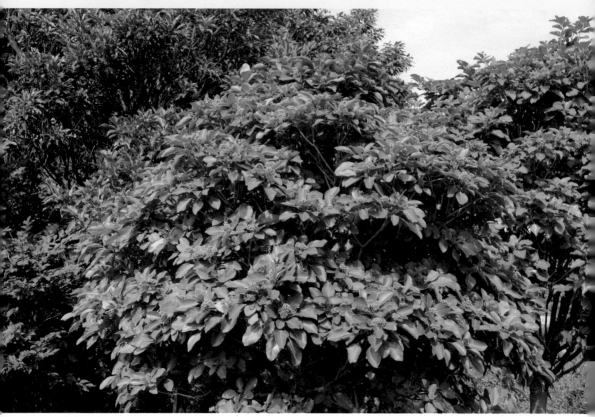

생 약 명 풍하이(楓荷梨), 황칠(黃漆)

이명 : 황제목(黃帝木), 수삼(樹參), 압각목(鴨脚木), 압장시(鴨掌柴), 노란옻나무, 황칠목(黃漆木), 금계지(金鷄趾)

과명 : 두릅나무과(Araliaceae)　　　**개화기 :** 6월경

채취시기 : 뿌리줄기 · 잎 · 수지를 가을 · 겨울에 채취한다.

사용부위 뿌리줄기, 잎, 수지

성분 : 뿌리줄기, 잎, 수지 등에는 정유가 함유되어 있고 정유 중에는 β-엘레멘(β-elemene), β-셀리넨(β-selinene), 게르마크렌 D(germacrene D), 카디넨(cadinene), β-쿠베벤(β-cubebene)이 함유되어 있다. 트리테르페노이드(triterpenoid)의 α-아미린(α-amyrin), β-아미린, 올레이폴리오시드(oleifolioside) A, B가 함유되어 있고 폴리아세틸렌과 스테로이드 중에는 β-시토스테롤(β-sitosterol)이 함유되어 있으며 카로티노이드, 리그난(lignan), 지방산, 글루코오스(glucose), 프룩토오스(fructose), 자일로스(xylose), 아미노산에는 아르기닌(arginine), 글루탐산(glutamic acid), 그외 단백질, 비타민 C, 타닌, 칼슘, 칼륨 등 다양한 성분이 함유되어 있다.

성질과 맛 : 성질이 따뜻하고, 맛은 달다.

482

🌿 생태적특성

제주도를 비롯한 경남, 전남 등지의 해변과 섬에 분포하는 상록활엽교목으로, 산기슭, 숲속에 자생하거나 재배하는 방향성 식물이다. 높이는 15m 내외로 자라고, 어린가지는 녹색이며 털이 없고 윤채가 난다. 잎은 어긋나고, 길이 10~20cm에 난형 또는 타원형으로 잎끝이 뾰족하며 양면에 털이 없고 가장자리에는 톱니가 없거나 3~5개로 갈라진다. 6월경에 녹황색 꽃이 가지 끝에 1개씩 산형꽃차례로 달리고, 열매는 타원형의 핵과이며 10월에 검은색으로 익는다. 우리나라 특산종이다.

각 부위 생김새

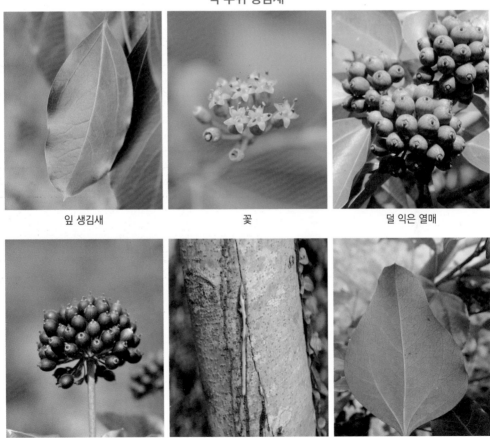

잎 생김새	꽃	덜 익은 열매
완숙 열매	수피	잎 뒷면

🌿 약효와 효능주치

뿌리줄기는 항산화 작용이 있어 성인병의 예방 및 치료에 특별한 효과가 있다. 항염, 항균, 항암 등의 작용과 자양 강장, 피로 회복, 간 기능 개선, 지방간 해독, 콜레스테롤 저하 등의 효능이 있고, 혈액순환을 원활하게 하며 위를 튼튼하게 하고, 열을 내려주며 통증과 출혈을 멎게 하고 면역력을 높이며, 정력을 강하게 하고 진정시키며, 당뇨, 고혈압, 우울증, 위장 질환, 구토, 설사, 월경불순, 신경통, 관절염, 말라리아를 치료한다.

황칠나무의 추출물은 간염, 간경화, 황달, 지방간 등과 같은 간질환의 예방 및 치료에 효과가 있다. 또한 황칠나무의 잎 추출물은 장운동을 촉진하며 변비를 치료한다.

🌿 약재사용부위

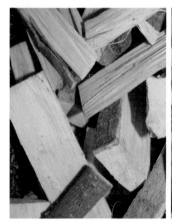 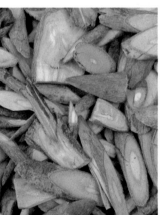 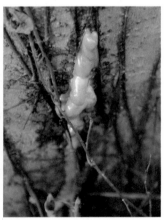

| 목질부 | 줄기 | 수지 |

🌿 처방 및 용법

뿌리줄기 1일량 30~60g을 물 1L에 넣고 반으로 달여 2~3회 매 식후 복용한다.

주의사항 : 임산부는 복용을 금한다.

장기에 미치는 작용부위

간, 심장, 소장, 대장, 신장 경락으로 작용한다.

한그루 잎의 변이

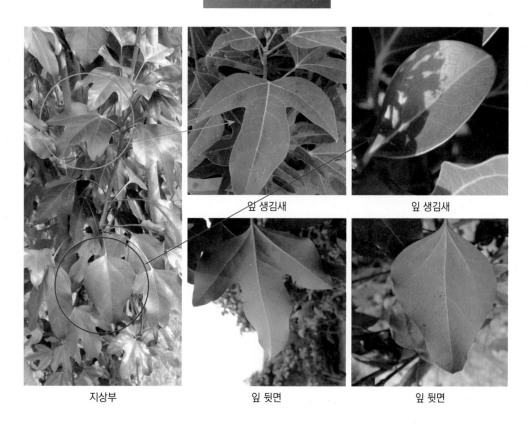

잎 생김새

잎 생김새

지상부

잎 뒷면

잎 뒷면

기능성물질 효능에 관한 특허자료

황칠나무 추출물을 포함하는 간 질환 치료용 약학조성물

본 발명은 황칠 추출물을 포함하는 간 질환 치료용 또는 예방용 약학 조성물에 관한 것으로서, 보다 구체적으로는 지방간, 간염, 간경화 등과 같은 간 질환을 예방 및 치료할 수 있는 약학 조성물에 관한 것이다. 본 발명의 황칠나무의 가지 및 잎의 유기 용매 추출물을 포함하는 조성물은 천연물에서 유래한 것으로 부작용이 없으며 간암 세포를 현저하게 억제하므로 간암 치료제 및 관련 질환의 치료용 약학 조성물의 성분으로 이용할 수 있다.

〈공개번호 : 10-2012-0012172, 특허권자 : 박소현〉

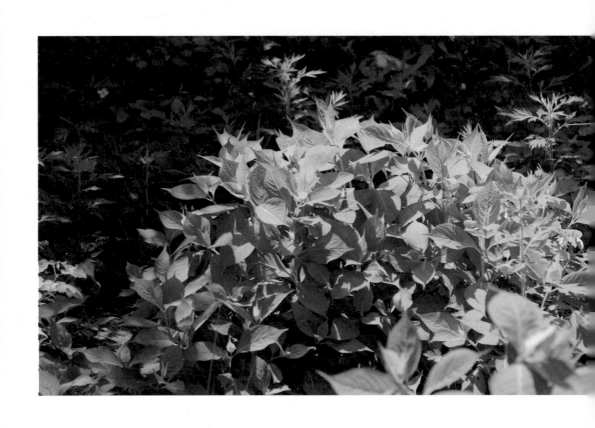

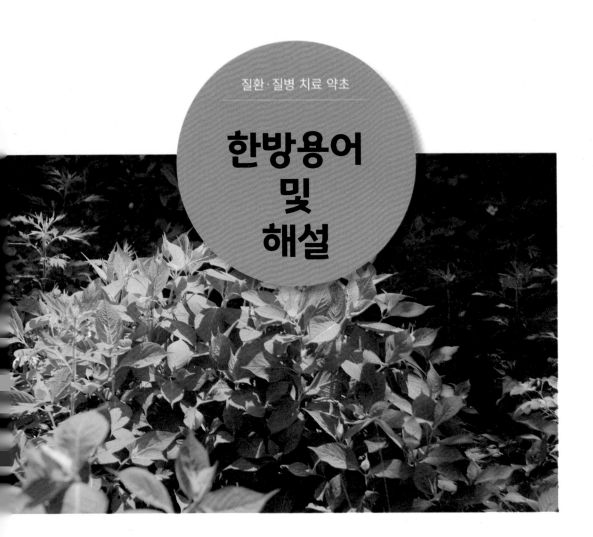

질환·질병 치료 약초

한방용어
및
해설

각기병 비타민 B1 부족증, 팔과 다리의 신경과 근육이 약해지고 붓는 병

간경화(肝硬化) 간이 단단하게 굳어지는 병

간기 신경 기능을 조절하는 역할을 말하며, 간기가 안정되지 않으면 히스테리, 신경증, 울컥
화가 나는 증상이 나타남

간울 우울하고 신경증이나 히스테리가 생기는 상태

간질(간전), 간풍 머리가 어지럽고 눈꺼풀이 떨리며, 정신적으로 불안 초조한 상태

간헐열(間歇熱) 주기적으로 갑자기 오르내리는 신열(身熱). 말라리아, 재귀열(再歸熱),
서교증(鼠咬症) 등의 원인

강심 심장을 튼튼하게 하고 작용을 강하게 함, 강한 마음

강장 장을 튼튼하게 함, 몸이 건강하고 혈기가 왕성함

개선 옴

객혈(喀血) 결핵, 폐암 따위로 인해 폐나 기관지 점막에서 피를 토함

거담 가래를 멎게 할 때

거풍 몸의 바람을 없앨 때

건위 위를 튼튼하게 함, 정체된 비위장의 운동이나 기능을 조정하거나 촉진

건초염 힘줄염증

견비통 어깨에서 팔까지 저리고 아픈 통증

견통 어깨 아픔, 어깨 아픈 통증

결각 잎의 가장자리가 깊이 팸

경락(經絡) 인체 내의 경맥과 낙맥을 아울러 이르는 말

경련 경풍, 이유 없이 갑자기 근육이 수축하거나 떨림

경풍 경련을 일으킴

고 바르는 약을 말하는데, 외용약(자운고)과 내복약(진액) 두 종류가 있음

고름 세균감염으로 희고 누르스름하고 끈끈한 액체나 파괴된 백혈구, 염증을 일으켰을 때에
피부나 조직이 썩어 생긴 물질이나 파괴된 백혈구

고미건위제(苦味健胃劑) 용담과 같이 배당체(配糖體), 고미질, 알칼로이드 등 소화제가 포함
된 고미성(苦味性) 물질

고창 배가 탱탱하게 불러 있는 상태

곤봉형 곤장 몽둥이. 밑 부분은 굵고 위로 가면서 가늘게 다듬은 몽둥이

골돌 씨방 안에 1개나 여러 개의 종자가 있음

골수염 혈류를 통한 세균 감염 때문에 골수에 생기는 염증

곽란 음식이 체하여 토하고 설사를 하는 급성 위장병

관모 갓 모양의 작은 털

괴경 땅속덩이줄기, 덩이 모양의 땅속줄기

교미 마시기 어려운 약을 당분이 없는 감미료, 박하, 계피 등을 교정해 마시기 좋게 하는 약

교창 동물에게 물린 상처

구갈 욕지기와 갈증

구경 양분을 저장하는 땅속줄기, 식물의 양분을 저장하기 위한 땅속줄기

구고(口苦) 입안이 쓰고 불쾌감을 느끼는 몸 상태

구과 목질(木質)의 비늘 조각이 여러 겹으로 포개진 둥근 방울열매

구급 근육이 땅기고 죄어지는 것

구내염 입안의 염증

구어혈 생리적 기능을 잃어버린 묵은 피를 제거하는 것

구창 입안에 나는 부스럼

구충 해충이나 기생충 따위를 없앰

구취 입안 냄새

구풍 몸속으로 들어온 외풍습을 몰아내는 것, 위장에 가스가 참

군총 식물의 작은 집단

궤양 점막 세포조직이 손상되어 생기는 증상

근경 뿌리줄기

근골산통 근육과 뼈가 시큰거리고 아픈 것

근골통 발꿈치를 이루는 짧은 뼈 통증

근생엽 뿌리나 땅속줄기에서 돋아 땅 위로 나온 잎

근염(節炎) 근육에 생기는 종창(腫張), 동통(疼痛), 발열 따위의 염증을 통틀어 이르는 말

기관지천식(氣管支喘息) 기관지가 과민하여 수축되고 점막이 부으며, 점액의 분비와 호흡 곤란이 오고 기침, 가래가 나며 숨쉬기가 매우 곤란해지는 병

기면　불면의 반대로 낮이나 밤이나 졸려서 못 견디는 상태

기수 우상복엽　엽추의 좌우에 작은 잎이 짝을 이루어 달린 홀수 깃모양 겹잎

기역　기가 상충하여 화가 나면서 호흡이 거칠어지고 숨이 가빠지는 현상

기외수축(期外收縮)　심장이 예정보다 빨리 수축하는 부정맥의 하나로 심장이 갑자기 멎거나
　　맥이 건너뛰는 현상

길경　도라지뿌리

ㄴ

난상 피침형　가늘고 긴 달걀 모양

난상구형　달걀 모양

난소암(卵巢癌)　연령에 관계없이 난소에 생기는 암

난원형(卵圓形)　달걀처럼 한쪽이 갸름하게 둥근 모양

냉약　소염, 진정 효과가 있는 약물

녹내장(綠內障)　안구(眼球)의 압력이 높아져서 잘 볼 수 없게 되는 병

뇌막염　뇌척수막의 염증

뇌척수막염(腦脊髓膜炎)　열이 나며 뇌척수액의 압력이 올라 심한 두통 및 구역질과 목이
　　뻣뻣해지는 뇌척수막의 염증, 뇌막염

능각　뾰족한 모서리

ㄷ

다육질　살이 많은 성질

단모(短毛)　길이가 짧은 털

단성(單性)　생물이 암수 어느 한쪽의 생식기관만 가지고 있는 것. 홑성, 홀성

담병(痰病)　몸의 분비액이 큰 열(熱)을 받아서 생기는 병의 증상을 통틀어 이르는 말

담석증　쓸개관이나 쓸개주머니에 돌처럼 단단한 물질이 생기는 병

담음　수독의 하나. 체액이 위장에 쌓여 있는 상태인데 위내정수가 진행된 상태, 위하수, 위확
　　장, 위 무력증일 때 나타나는 증상

담증　몸의 분비액이 큰 열(熱)을 받아서 생기는 병 증상

당질　당분이 들어 있는 물질, 당분이 들어 있는 탄수화물의 총칭

대생 2개씩 서로 마주보고 있음

대하증 여성의 질에서 흘러나오는 여러 가지 점액성 물질

도란형 달걀을 거꾸로 세운 모양

도한 식은땀을 흘리며 자다가 잠을 깨면 땀이 나지 않는 것

독감 유행성 인플루엔자

동공산대 정상인보다 동공이 커짐

동맥경화(動脈硬化) 동맥의 벽이 두꺼워지고 굳어져서 탄력을 잃는 질환

ㄹ

류머티즘 관절이 붓고 쑤시며 열이 나는 관절염

림프육종 임파육종, 림프에 생긴 악성종양

ㅁ

모현 머릿속이 흐리멍덩하면서 어지러운 상태

목현 현기증

무좀 백선균이나 효모균의 침입으로 생기는 전염성 피부병

문둥병 한센병(Hansen's disease, 나병[leprosy]). 나균 감염에 의하여 발생하는 만성 전염병

ㅂ

반난원형 달걀처럼 한쪽이 갸름한 둥근 모양의 반쪽

반표반리 어지러움, 입맛이 씀, 목이 마름, 기침, 가슴이 답답함, 심장 아래가 결림, 흉협고
　　만, 구토, 식욕부진, 마음속의 큰 고민, 불면, 오한의 반복이 나타나는 증상

발모 털이 남

발진(發疹) 열(熱)로 피부에 작은 좁쌀 같은 것이 돋는 일, 꽃돋이

발표 발한시켜 표증(몸의 표면에 나타나는 증상)을 해소하는 것

발한 식은땀, 다한, 땀을 흘리게 해 열을 내리거나 부기를 내리게 함

방추형 끝이 뾰족한 원기둥 모양

방향제 좋은 향을 가지고 있는 약제

백대 흰 대하. 양이 많으면 병일 가능성이 있음

백일해 백날기침. 경련성의 기침을 일으키는 어린이의 급성 전염병

백전풍 심상성 백반 버짐. 백선균에 의하여 살갗에 일어나는 피부병

번갈 심한 목마름

번열 흉부에 뜨겁고 불쾌한 열감이 있어서 가슴에 불이 나는 것

번조 가슴 속에 불처럼 뜨겁게 화끈거림, 특히 손발을 떨며 쓰러져 괴로워하는 상태

보약 허증의 체력을 증강시키기 위해 조혈, 보혈을 촉진, 혈압을 상승시키는 효과가 있는 약.
　　인삼, 백출, 대조 등의 생약이 있음

보익 보태고 늘려서 유익하게 함

보폐 폐단을 바로잡음

복만 복부가 팽창하는 것

복산형화서 겹산형꽃차례

복수 배에 액체가 찬 것

복엽 한 잎자루에 여러 개의 잎이 붙어 겹을 이룬 잎

복창 배가 팽창하는 것(소화불량)

복총상화서 겹총상꽃차례

부인병(婦人病) 여성 생식기의 질환이나 여성 호르몬 이상으로 인한 병

부종 붓기, 혈액순환 장애로 몸이 붓는 병

비색(鼻塞) 죽은 사람의 마지막 코마개

비염(鼻炎) 콧속 점막에 생기는 염증을 통틀어 이르는 말

비장근 넓적다리뼈 아래 끝 장딴지 근육

빈혈 혈액 속의 적혈구나 혈색소가 감소하여 철분이나 비타민의 결핍현상

ㅅ

사교창(蛇咬創) 뱀에게 물린 상처

사독 뱀독이나 나쁜 기운이 있는 독

사지급통연급 팔다리가 갑자기 몹시 아프며 경련이 일어나고 쥐가 남

사지신경통 온몸 말초신경 자극으로 오는 통증

사하약 실증 타입인 사람이 과잉 에너지로 인해 장애가 있는 경우에 사용하여 신열, 산결,
　　진정, 대사 촉진, 소염, 혈압 강하 효과가 있는 생약을 말한다. 시호, 대황, 지실 등이 있다.

삭과 과실의 껍질이 말라 터지는 여러 개의 씨

산 안중산, 평안산처럼 생약을 갈아 만든 가루약, 散은 '흩뿌린다'는 의미가 있듯이 급한
  병을 퇴산시킬 때 주로 쓰임

산경 우산 모양의 곧은줄기

산방화서(房花序) 고사리처럼 총상꽃차례와 산형꽃차례의 중간형이 되는 꽃차례

산치자 산에서 자라는 치자나무의 열매

산통(疝痛) 배가 간격을 두고 팍팍 쑤시는 듯이 심하게 아픈 증상

산형화서 산형꽃차례

산후두통 출산 후 머리 아픈 증세

산후부종 출산 후 붓기

산후풍 아이 낳은 뒤에 한기(寒氣)가 들어 떨고 식은땀을 흘리며 앓는 병

삼릉형(三陵形) 세모기둥의 모양

삼출복엽 겹꽃잎으로 삼출

상박신경통 위팔 부위, 즉 팔꿈치, 어깨 부위의 신경통

상백피 뽕나무 가지 껍질

상약 무독 무해한 양생약, 대량으로 장기간에 걸쳐 먹어도 좋음

생리불순 생리 주기나 양이 순조롭지 않은 부인병

생목 제대로 소화되지 아니하여 위에서 입으로 올라오는 음식물이나 위액

생약 약이 되는 자연의 산물. 식물, 동물, 광물 등의 일부를 건조 가공한 것

석출 화합물을 분석하여 어떤 물질을 분리해 내는 일

선병(腺病) 결핵성 전신병(全身病), 림프샘 종창·습진·수포성 결막염· 만성 비염 따위로
  허약체질의 어린아이가 잘 걸리는 병

선상 피침형 가늘고 긴 줄 모양

선혈(鮮血) 선지처럼 쏟아져 나오는 피

선형(扇形) 부채꼴 모양

소갈(증) 목이 말라 물을 자꾸 먹는 병증

소산경 작은 우산 모양의 곧은줄기

소산병 밀집된 작은 잎자루

소아혈뇨 피 섞인 어린이 오줌

소염　염증을 멎게 할 때 염증을 가라앉히고 부종을 빼주는 것

소종　부은 종기

소탁엽　잎꼭지 밑에 난 작은 잎

수과　과피가 말라서 목질이 되어도 속에 터지지 않는 씨. 대뇌 피질의 기능이 이상 항진되었을 때 완화할 목적으로 쓰는 약물

수근경직　목덜미가 굳어서 뻣뻣하게 되는 것

수렴　물집이나 점액이 고이거나 흘러나옴, 조직세포를 죄어주는 것

수상화서(穗狀花序)　1개의 긴 꽃대에 여러 개의 꽃이 이삭 모양으로 피는 꽃차례

수종　점액이 괴여 부어오름

습　수독 또는 습기

습비　습기가 원인으로 관절이 저리고 쑤시며 마비되는 증상

습진　개선충 등이 매개로 살갗에 생기는 염증. 살갗에 생기는 진물이 나오는 염증

습포　염증을 가라앉히기 위하여 헝겊에 냉수나 더운물 또는 약물을 축임

식적　먹은 음식이 소화되지 않고 위장에 머물러 있는 상태로 숙체, 숙식, 상식이라고도 함

식중독　상한 음식이나 유독 물질의 섭취로 생기는 급성 질환

식체　먹은 것이 잘 내려가지 아니하는 병

신경통　말초신경이 자극을 받아 일어나는 통증

신열　몸 전체에 열이 차 있는 듯한 느낌

신장결핵　콩팥 결핵

신장염　콩팥에 생기는 염증

신허증　콩팥의 기능이 약해지면서 당뇨, 허리 아래의 노곤함, 정력 감퇴 및 시력 감퇴 등의 증상이 나타남

실열　체력이 있으면서 열이 나는 것

심계항진　가슴 두근거리기, 심장 박동이 빨라지며 몹시 두근거리는 상태

심장통(心臟痛)　가슴뼈 아래 심장 부위에서 신경성 이상 감각으로 일어나는 통증

심하　심장 아래, 즉 명치를 가리킴

심하견만　명치 부분이 꽉 막혀서 답답함을 느끼고 아주 딱딱해진 상태

심하계　명치 부분에 두근거림이 있는 상태

심하만　명치가 충만한 느낌이 드는 것

심하비   명치 부분이 꽉 막혀서 답답함을 느끼는 자각증상

심하비경   명치가 돌처럼 딱딱해지고 당김

심하지결   심하비경이 급박한 상태

십이지장궤양   유문 근접 점막 세포조직이 손상되어 생기는 증상

ㅇ

악창(惡瘡)   고치기 힘든 부스럼

알칼리중독   양잿물 중독

액과   과피에 수분이 많은 액질의 열매

액생   싹이나 꽃이 잎 붙어 있는 자리에서 남

액취증   암내, 아포크린샘 기능항진으로 겨드랑이 땀이 풍기는 냄새

양위(養胃)   허약해진 위장과 십이지장을 튼튼하게 해 주는 일

양혈(養血)   약을 써서 피를 맑게 하거나 보호함

어열   열이 몸 밖으로 발산되지 못하고 몸속에 머물러 있는 것을 말함. 피가 뭉친 것, 타박상 따위로 살 속에 피가 맺힘. 멍, 혈액이 머물러 있으면서 체내에 여러 가지 변조를 일으키는 것

어한(禦寒)   추위에 언 몸을 녹임

열독(熱毒)   더위 때문에 생기는 발진(發疹)

열약   열약은 온약보다 신진대사를 촉진하는 힘이 강하며, 부자, 오두 등이 속한다.

열편   찢어진 조각

염좌   힘줄이 상한 것

염증   신체 부위가 붉게 붓고 아픈 증상

염증성열   염증으로 생기는 열

엽병   잎자루

엽액   잎겨드랑이 눈

영고   망진할 때 환자의 몸에서 나오는 광채를 보는데, 광채가 있는 것을 영이라 하고 광채가 없는 것을 고라고 한다.

오심   위장 내 수분이나 담으로 인해 메슥거리거나 구역질이 나는 것

오열   오풍, 오한에 반대되는 말로서 열이 나는 것

오풍   바람이 없으면 아무렇지도 않고, 바람을 쐬면 한기가 든다.

오한 찬바람을 쐬기 않았어도 오싹오싹 한기가 드는 것

오한발열 오싹오싹한 한기와 열이 나는 것

오행 동양 의학에서 말하는 자연계를 구성하고 있는 다섯 물질(식물, 열, 토양, 광물, 액체)을 목, 화, 토, 금, 수라는 문자로 나타내고 상호 관계에 의해 모든 현상을 판단하는 것

옹 빨갛게 부어오르고 열과 아픔이 있으며 고름이 들어 있는 종기. 몸 바깥에 생기는 것을 외옹, 장부에 생기는 것을 내옹이라 함. 종기 가운데 약 3cm 이상인 것을 옹이라 하거나 절이 악화된 것을 가리켜 옹이라고 하는 경우도 있음

옹종 작은 종기, 조그마한 부스럼

완하 변을 묽게 하여 변통을 촉진

완화제 대변을 무르게 하거나 배변을 시키는 약

외감풍한 감기

요도염 요도점막의 염증

요통 허리 아픔, 허리가 아픈 증상

요폐증 오줌을 못 누는 것

용혈 피를 녹임

우상 새의 깃 모양

우상복엽 새의 깃 모양 겹잎

우울증 기분이 언짢아 명랑하지 아니한 허무 관념 상태

우장통증 천연두의 통증

울혈 국소의 정맥이 확장하여 정맥혈이 막히어 충혈이 일어나는 증세

원추화서 원뿔 모양의 꽃차례

월경불순 월경의 주기나 양 등이 순조롭지 않은 부인병

월경통 월경 때 하복부나 자궁에 생기는 통증

위경련 가슴앓이, 위 근육이 수축하거나 떨림

위과(僞果) 사과나 배 같이 꽃대의 부분이 씨방과 함께 비대해져서 된 과실, 헛열매

위궤양 위 점막 세포조직이 손상되어 생기는 증상

위기 위의 기능을 작용시키려는 원기. 좁은 뜻으로 소화 기능을 의미함

위내정수 위가 있는 부분을 두드리면 출렁거리며 물이 흔들리는 소리가 들리는 증상

위장염 위와 장의 염증

위하수(胃下垂) 개복 수술과 출산에 따른 복강압(腹腔壓) 저하 등으로 위가 정상 위치보다 처지는 병증

위허 위가 약해진 상태, 일반적으로 소화불량, 구토 등의 증상이 나타남

유뇨증 저절로 나오는 오줌

유방염 화농균 침입으로 생긴 유선염증, 젖꼭지 상처로 화농균이 침입하여 일어나는 유선(乳腺) 염증

육부 담, 소장, 위, 대장, 방광, 삼초

육수화서 꽃대가 곤봉이나 회초리 모양으로 발달한 꽃차례

육장 간, 심장, 비장(지라), 폐(허파), 신장(콩), 심포(심장막)

윤생 줄기 하나에 3개 이상의 잎이 돌아가며 핌

음 색이 엷고 맑은 것을 음이라고 해서 담과 구별함, 담(가래)은 끈끈하고 탁한 분비물을 말하며, 담음이라 할 때는 넓은 의미로 수독을 총칭한다. 위내정수가 원인이 되어 발생함

음양 동양 의학에서는 자연계의 모든 사물의 현상을 음과 양으로 나누는데, 인간의 신체 역시 자연계의 일부이므로 동일하다고 본다. 병의 증상을 음양으로 나눌 경우, 양증(실증)은 병의 초반을 말하는데 체력이 충분하고 발열과 오한이 있는 상태이다. 음증(허증)은 병의 후반으로서 체력이 쇠약하고 열은 없으나 오한이 있는 상태이다.

음위증 발기불능

응체(凝體) 피가 엉기어 굳은 물체

이 몸의 내부, 특히 흉부의 복부를 가리킨다. 이증에는 목이 마르고 복부팽만, 복통, 설사, 변비, 비뇨 이상의 증상이 있음

이가화 암수가 각각 다른 방에 피는 꽃, 암수 서로 다른 꽃

이급후중(裏急後重) 소위 무지근한 배를 말함. 배변할 때 복통이 있고 잘 나오지 않으며 배변 후에도 금방 변의를 느끼는 증상

이뇨 오줌내기 약, 오줌이 잘 나오게 하고 부종을 제거

이담 담낭의 활동을 좋게 하는 것

이수 장에서 물 같은 액체를 배출할 때

이질 흰 곱 똥이 섞여 나오며 뒤가 잦은 증상을 보이는 법정 전염병

익정 몸에 필요한 영양분을 늘리는 것

인경(鱗莖) 마늘과 같이 두껍게 된 잎이 많이 겹쳐져 양분을 저장하는 비늘줄기

인후염(咽喉炎) 감기 따위로 인하여 인후 점막에 생기는 염증

일사병(日射病) 강한 태양의 직사광선을 받아 심한 두통, 현기증이 나고 숨이 가쁘며 인사불
성이 되어 졸도하는 병

일산화탄소중독 연탄가스 중독

일음 한방 4음의 하나, 체액이 사지에 머물러 있어 몸이나 손발의 관절이 뻐근하게 저리고
붓는 병증

임상 환자를 진료하거나 의학을 연구하는 병상

임신오조 입덧

임질 임균에 의해 일어나는 요도점막의 염증

ㅈ

자궁암(子宮癌) 자궁 경부에서 자궁체 사이에 생기는 악성 종양

자궁지혈 자궁에서 흐르는 피를 멎게 함

자반병 출혈성빈혈

자양강장제 몸에 영양을 좋게 하고 장을 튼튼하게 하는 약

자웅이가(雌雄異家) 암술과 수술이 서로 다른 꽃에 있어서 암꽃과 수꽃이 구별된 꽃

자웅일가 한 꽃봉오리에 암수한꽃

자원 말린 개미취 전초

자한 열도 없고 아무 일도 없는데 괜히 땀이 나는 것

장과 과육 즙액이 많은 살찐 열매, 과육과 액즙이 많고 속에 씨가 들어 있는 과실

장염 창자의 점막이나 근질에 생기는 염증

적리 붉은 배앓이. 적리(붉은 배앓이)와 설사

전석지(轉石池) 암반에서 떨어져 나와 물에 오래 씻긴 땅

전신통 온몸이 쑤시고 아픈 통증

절 종기 가운데 약 3cm 이상인 것을 옹이라 하고, 그 이하인 것을 절이라 함

절상 가위나 칼 등으로 베이거나 잘려서 생긴 상처

정생 줄기의 끝이나 꼭대기

정혈 묵은 피를 제거하고 혈액을 맑게 함

조시 열 때문에 건조하여 단단해진 편

조열 조수의 간만처럼 매일 거의 일정한 시각에 열이 나는 것

종기 피부가 곪으면서 생기는 큰 부스럼

종문 세로무늬

종양 세포가 병적으로 증식한 무의미한 조직

종창 염증이나 부스럼으로 부어오름

종통 종기의 아픈 통증

중독(中毒) 음식물이나 약물의 독성에 의해 기능 장애를 일으키는 일

중서(中暑) 더위를 먹어서 생기는 병으로, 몸에 열이 나고 속이 메스꺼우며 맥이 가늘고 빨라
지고, 심하면 어지러워 졸도함

중약 병의 예방, 체력 보강에 사용하지만 쓰기에 따라 독도 되고 약도 되는 약물

중풍 뇌졸중, 뇌출혈

증 몸에 나타나는 여러 가지 증상, 사람마다 갖고 있는 체질 등

지갈 갈증을 해소시킴

지음 흉부나 심하부에 수독이 머물러 일어나는 증상. 수분이 많아서 기침이 심하고 숨쉬기가
어려운 상태. 심장부종이 있는 사람을 지음가라고 함

지한 땀을 멎게 하는 것

지혈 피를 멈추게 하는 작용

진경약 경련을 진정시키는 약

진균 곰팡이에 의해 생기는 균

진토제 곽란이나 두통 등으로 오는 구역질이나 구토를 멎게 함

진해 기침이 그치지 않고 심할 때, 몸을 떨며 놀람, 기침을 진정시킴

ㅊ

치아상 이와 같은 모양

창독 부스럼 독기

창종 피부에 생기는 온갖 부스럼

천명 기침이 나고 숨을 쉴 때 목에서 가르랑가르랑하는 소리가 나는 것. 소위 가래 끓는 소리
를 말함

천식 기관지에 경련이 일어나는 병

청량제(淸凉齊) 은단처럼 맛이 산뜻하고 시원하여 복용하면 기분이 상쾌해지는 약

청열 해열과는 조금 다른 것으로 내열 증상을 완화시킨다는 의미

청혈 피를 맑게 함

총상화서 총상꽃차례

총포 잎이 변하여 꽃대의 끝에서 꽃의 밑동을 싸고 있는 비늘 모양의 조각

최면 잠이 오게 함

최토 구토가 나게 함

축농증 부비강 점막의 염증, 상악동염

충독 벌레 등의 독기

취산화서 꽃이 꼭대기에 한 송이 피고 아래에 여러 개 흩어져 핌

치유(治癒) 치료하여 병을 낫게 함

치조 치아의 틀을 말함

치질 항문 안팎에 생기는 외과적 질병

탁엽 턱잎, 잎꼭지 밑에 난 작은 잎(총포), 탁엽은 침형 또는 가시형임

탈구 뼈가 어긋난 것

탈황 직장이 항문 밖으로 빠짐

탕액 갈근탕, 마황탕처럼 달여 먹는 약을 말하며, 큰 병을 소탕한다는 뜻인 '탕'의 의미를 갖고 있음

태동 모태 안에서의 태아의 움직임

태선(苔癬) 작은 구진(丘疹)이 빽빽하게 돋아서 오랫동안 같은 상태가 계속되는 피부병

토사곽란 위로는 토하고 아래로는 설사하면서 배가 결리고 아픈 병

토하 구토와 설사. 토사라고도 함

토혈 위나 식도 질환으로 피를 토함

통경 월경 전후에 하복부와 허리에 생기는 통증

통풍 팔다리 관절에 심한 염증. 요산의 배설이 원활치 않아서 체내에 축적되어 통증을 유발하는 것

트라코마 가시눈. 가시든 것 같이 눈이 아픔

특발성 괴저   피 멈춤

ㅍ

파상풍   파상풍균의 독소로 일어나는 전염병. 파상풍균에 감염된 것

편도선염   편도선 주위에 생긴 염증

편두통   갑자기 일어나는 발작성 두통

편원형   넓고 평평한 원 모양. 편평한 삼릉형(세모기둥의 모양), 폐출혈(폐에서 피가 밖으로 나옴)과 혈담(피가 섞여 나오는 가래)

폐허증   폐의 기능이 약해져서 나타나는 증상. 숨 막힘, 숨 가쁨 등

표   몸의 표면, 병의 시작은 우선 이 표 부분에서 증상이 나타난다. 표증에는 두통, 목과 어깨 결림, 사지 관절의 통증, 오한, 발한, 발열 등이 있음

표저   생손앓이

풍비   의식에는 이상이 없고 아프지도 않으나 한쪽 수족을 사용할 수 없는 병

풍습   풍사(風邪)와 습사(濕邪)가 겹쳐 뼈마디가 쑤시고 켕기는 증상

풍열   감기로 열이 나는 것

풍온(風溫)   봄철 풍사(風邪)로 생기는 급성열병으로 기침을 하며 가슴이 답답하고 목이 마름

풍온두통   봄철 풍사(風邪)로 생기는 급성열병으로 오는 머리 아픔

풍한   감기나 몸살

풍한두통   감기나 몸살로 오는 머리통증

풍한습비   감기로 뼈가 저리고 쑤시는 증상

피침형   뾰족한 바늘 모양, 가는 바늘 모양

ㅎ

하리   장관의 운동이 촉진되어 설사하는 것

하약   병의 치료를 위해 쓰지만 독이 많은 약물이므로 장기간 복용함을 피한다. 부자, 마황 등

하혈   항문이나 하문으로 피를 쏟음

학슬풍   무릎마디가 붓고 아픈 것

학질   말라리아, 학질모기 매개 전염병

한   몸의 대사가 쇠약해 안색이 창백하고 손발이 찬 한랭 상태를 말함

한열(寒熱)　한기와 열이 번갈아 일어나는 증상

한열왕래　오한과 발열 증상이 교대로 나타나는 것

항균　세균성 오염에 대한 저항성

항암제　암세포의 분열과 증식을 막거나 암세포를 사멸시키는 작용을 하는 약제

항염증　염증을 치료하고 방지하는 작용

해독　독성 물질의 작용을 없앰, 독풀이

해소천식　기관지에 경련이 일어나는 병과 가래 삭힘 작용. 해수(기침), 풍열감기(風熱感氣: 열이 나는 감기)

해역(咳逆)　기침을 하면서 기운이 치밀어 올라 숨이 차는 증상

행혈　피가 잘 돌게 하는 일

현훈　어지럼증, 현기증

혈담(血痰)　기관지 확장증, 폐암, 폐결핵, 폐렴 따위로 피가 섞여 나오는 가래

혈소판　혈액의 고형(固形) 성분

혈압　심장에서 혈액을 밀어낼 때 혈관 내에 생기는 압력

혈전　혈관 속에서 굳은 핏덩이

협과　콩과 식물 같은 꼬투리열매

협심증(狹心症)　심장부에 갑자기 일어나는 심한 동통(疼痛)이나 발작 증상으로 심장 근육에 흘러드는 혈액이 줄어들어 일어나는 병

호생　어긋나기

화경　꽃이 달리는 짧은 가지, 꽃자루

화관　꽃부리, 꽃의 가장 좋은 부위

활혈　혈액순환이 잘 되게 함

황달　담즙 불균형으로 눈과 온몸이 누렇게 되는 병

후두염　후두에 생기는 염증

흉통　가슴 아픔

참고문헌

강병수, 김영판 (1996) 임상배합본초학. 도서출판 영림사

김길춘 (2008) 약선본초학. (도)의성당

김영상 외 6인 (1990) 한국의 자생식물. 농촌진흥청

김재길 (1992) 원색천연약물대사전 상,하. 남산당

김종덕 (2008) 한의학에서 바라본 농산물(Ⅰ, Ⅱ). 부경대학교한약재개발연구소

김창민 외 (1998) 완역 중약대사전(전 11권). 도서출판정담

김태정 (1996) 한국의 자원식물. 서울대

문관심(과학백과사전출판사편) (1984) 약초의 성분과 이용. 일월서각

신길구 (1988) 신씨본초학 각론. 수문사

신민교 (2010) 정화임상본초. 도서출판 영림사

신민교, 박호, 맹웅재 공역 (1998) 국역 향약집성방(상, 중, 하). (도)영림사

신전휘, 신용욱 (2006) 향약집성방의 향약본초. 계명대학교출판국

양 승 (2010) 약선식품동의보감. 세계중탕약선연구소

원도희 외 (1997) 약용식물도감. 옥천약용식물재배시험장

이순동 역 (1994) 동의보감(전 6권). 여강출판사

이영노 (1996) 원색한국식물도감. 교학사

이창복 (1980) 대한식물도감. 향문사.

임록재 (1999) 조선약용식물지(Ⅰ, Ⅱ, Ⅲ). 한국문화사

임진석 (2000) 황제내경개론. 법인문화사

장영선 외 5인 (1996) 구황식물도감. 호남농업시험장

전재우 (1997) 한방음식요법. 여강출판사

조무연 (1989) 한국수목도감. 도서출판아카데미서적

중국의학과학원 (1994) 중국본초도감. 여강출판사

陳存仁 (1984) 圖設 漢方醫學大事典〈中國藥學大典〉

최성규 (2006) 한약생산학각론. 신광출판사

허준(동의학연구소 역) (1994). 동의보감.(전 5권). 여강출판사

황도연원저(신민교편역) (2002) 신증방약합편. 도서출판 영림사

동의보감 질환질병 치료 약초백과 ❷

초판 1쇄 인쇄 2021년 06월 18일
초판 1쇄 발행 2021년 06월 24일

공저자 곽준수 · 성환길
펴낸이 김호석
펴낸곳 도서출판 대가
편집부 박은주
교정교열 권순현
마케팅 오중환
경영관리 박미경
영업관리 김경혜 · 김소영

등록 311-47호
주소 경기도 고양시 일산동구 장항동 776-1 로데오메탈릭타워 405호
전화 02) 305-0210
팩스 031) 905-0221
전자우편 dga1023@hanmail.net
홈페이지 www.bookdaega.com

ISBN 978-89-6285-278-3 (13510)